ORTHOPEDIC SURGERY

# 別冊 整形外科

No. 87

# 脊柱変形 up-to-date

- 監修　「整形外科」編集委員
- 編集　竹下克志

2025
南江堂

《表紙説明》

| 左 | | 薗　　隆 | 論文 | （156 頁の図 2f, g 左） |
| 左・中上段 | | 井上雅俊 | 論文 | （129 頁の図 4） |
| 右　上　段 | | 岩沢太司 | 論文 | （ 24 頁の図 1c 右） |
| 下　　　段 | | 山田勝崇 | 論文 | （ 46 頁の図 2 下） |

# 序

　本号特集「脊柱変形 up-to-date」に多くの貴重な研究成果を投稿いただきました．ありがとうございました．Early onset scoliosis では，one-way self-expanding rod を用いた低侵襲双極固定の報告をいただきました．学童期の特発性側弯症については非手術例の長期報告や側弯外来の試み，さらに 3D 情報を用いた Chêneau 装具の使用経験が示されました．手術関連では dual-rod，アウトリガー，coplanar 手技などとともに，脊柱変形ではますます重要となる脊髄モニタリングの報告がありました．また，以前は比較的マイナーな存在であった脳性麻痺をはじめとする神経筋原性側弯症への寄稿をいただきました．特に周術期合併症には特発性以上の注視が必要であり，さまざまな取り組みの報告がありました．

　成人脊柱変形では，矢状面の評価や股関節をはじめとする隣接関節への考慮が欠かせません．その関係性の解析や，歩行解析を示していただきました．手術関連でも temporary distraction，経椎間孔開大型椎体間ケージ導入，ロッド分割，dual sacral alar iliac, four delta-rods などの報告があり，さらに椎体骨折での body stenting などの寄稿がありました．特に成人では必須の合併症対策として，患者の栄養状態の把握や隣接部障害など機械的合併症の予防の解析がなされています．

　一方，頚椎では首下がり症候群の病態の解析とともに，保存療法，そして手術支援ロボットを用いた椎弓根スクリュー設置などの報告がありました．すべての寄稿を紹介することは叶わなかったことをお詫びいたします．

　脊柱変形診療は乳幼児から超高齢者まで幅広い年代にわたり，脊椎レベルのみでなく隣接する運動器への視点が必要になりました．自然経過，病態，診断そして治療の各分野で知見がすすんでいます．本号が今後の日常診療，さらに研究や教育に役立つことを願っております．

2025 年 4 月

自治医科大学教授

竹 下 克 志

# No.87 脊柱変形 up-to-date

別冊整形外科

## Ⅰ．Early onset scoliosis（EOS）

- 早期発症型側弯症に対する
one-way self-expanding rods（OWSERs）を用いた低侵襲双極固定
—— ほかのインストゥルメンテーションとの比較 ……………………………… 2
  町田正文

## Ⅱ．学童期側弯症

### 1．病態・自然経過

- 思春期特発性側弯症非手術例の長期経過 ……………………………………… 10
  大橋正幸

### 2．診　断

- 小児整形外科医と脊椎外科医による側弯外来の試み ………………………… 17
  佐野敬介

### 3．装具療法

- 思春期特発性側弯症に対しての computer-aided design/
computer-aided manufacturing Chêneau 装具と
active corrective 装具の矯正率の検討 ………………………………………… 23
  岩沢太司

### 4．手術療法

#### 1）矯正手技の工夫

- Dual rod translation 法による特発性側弯症の三次元矯正
—— 胸椎後弯形成への新アプローチ ……………………………………… 28
  堀　悠介

- 思春期特発性側弯症手術のロッドの設置法による胸郭変形の比較 ………… 32
  和田簡一郎

# CONTENTS

■ 思春期特発性側弯症胸椎カーブにおいて
アウトリガーデバイスを用いた胸椎後弯形成の増強効果……………… 36
関　庄二

■ 思春期特発性側弯症に対する
vertebral coplanar alignment technique の強み
―― 特に低後弯に対する生理的後弯形成……………………… 44
山田勝崇

## 2）神経モニタリング

■ 脊柱変形における運動誘発電位を用いた術中脊髄機能モニタリング
（intraoperative neuromonitoring）
―― 経頭蓋刺激と脊髄刺激による運動誘発電位の比較……………… 51
町田正文

## 5．神経筋原性側弯症

■ 神経筋原性側弯症 up-to-date…………………………………… 58
中村直行

■ 脳性麻痺に伴う脊柱変形に対する治療……………………………… 62
浦山大紀

■ 脳性麻痺の側弯症に対する one-way self-expanding rod・
腸仙骨スクリュー併用による低侵襲双極固定……………………… 69
町田正文

■ 脳性麻痺患者の側弯症手術の周術期管理…………………………… 76
佐藤真亮

■ 神経筋原性側弯症と特発性側弯症の側弯症手術における
周術期合併症の比較………………………………………………… 82
和田簡一郎

# Ⅲ．成人脊柱変形

## 1．自然経過

■ 高齢者の脊柱変形における腰痛
―― 椎体終板障害に着目して……………………………… 88
中前稔生

## 2．診　断

■成人脊柱変形における手術での矢状面アライメントの目標値………………… 95
　大内田　隼

■Spinopelvic mismatch に対する股関節代償機能の定量化
　　── pelvic femoral angle を用いた股関節矢状面アライメントの
　　　新たな評価法…………………………………………………………… 100
　馬 場 一 慈

■三次元歩行解析が明らかにする脊柱変形の動的変化と代償破綻……………… 105
　坂下孝太郎

## 3．手術療法

### 1）変形全体に対する固定手術

■成人脊柱変形に対する compression hook を併用した脊柱短縮骨切り術
　　── 矯正効果とロッド折損予防の検討…………………………………… 109
　菅 野 晴 夫

■成人脊柱変形における低侵襲手技併用 pedicle subtraction osteotomy…… 115
　清 水 孝 彬

■S2 alar-iliac スクリューを併用した脊椎固定術が
　　仙腸関節痛に与える影響の検討…………………………………………… 121
　木 村　　敦

### 2）矯正手技の工夫

■硬いカーブを有する重度側弯症に対する手術経験
　　── temporary internal distraction rod（TIDR）法………………… 126
　井 上 雅 俊

■経椎間孔開大型椎体間ケージ回転設置法（最小切開法）による
　　脊柱矢状面アライメント不良を伴う腰部脊柱変形矯正の工夫…………… 136
　小 倉　　卓

■高度側弯変形に対するロッド分割脊椎長範囲後方固定術……………………… 141
　小 島 利 協

# CONTENTS

■高齢者脊柱後側弯症に対する
dual sacral alar iliac screw を用いた脊柱骨盤固定術
── 遠位 instrumentation failure 予防策……………………………………… 147
和 田 明 人

■Four delta-rods configuration strategy……………………………………… 153
蘭 　 隆

■骨粗鬆症性椎体骨折に対する vertebral body stenting の適応と限界
── 前方開大手技の有用性………………………………………………… 157
松 木 健 一

## 3）出血対策

■成人脊柱変形手術でのトラネキサム酸投与の
手術出血量の減少に対する効果………………………………………… 163
平 田 　 光

## 4）短期手術合併症

■成人脊柱変形手術における proximal junctional kyphosis と
その予防対策
── 上位固定椎インストゥルメンテーションに注目して………………… 166
木 下 右 貴

■成人脊柱変形手術後の機械的合併症に関する
予測因子の特定に関する研究…………………………………………… 173
川 畑 篤 礼

■Controlling nutritional status を用いた
術後主要合併症の予測と予防…………………………………………… 179
角 南 貴 大

## 5）長期成績

■成人脊柱変形矯正固定術後 10 年以上経過例の治療成績
── 健康関連の生活の質の変化に注目して……………………………… 182
谷 脇 浩 志

■腰椎除圧術後の脊椎アライメントの推移と臨床成績との関連……………… 187
豊 田 宏 光

# Ⅳ．成人の頚椎変形

## 1．病態・診断法・アウトカム

■ 首下がり症候群の病態と治療 ……………………………………………… 194
遠藤健司

## 2．保存療法とその成績

■ 首下がり症候群に対する保存療法の予後不良因子 …………………… 204
佐野裕基

## 3．手術療法の適応と手技，成績と合併症

■ 脊椎手術支援ロボットを用いた
　　頚椎椎弓根スクリュー設置の実際と設置精度 ……………………… 210
山本祐樹

■ 首下がり症候群に対するタイプ別手術治療戦略 ……………………… 217
福原大祐

## 4．そ の 他

■ 頚椎椎弓形成術後後弯変形
　　── 予測と予防の実際 ………………………………………………… 222
藤城高志

# I. Early onset scoliosis (EOS)

Ⅰ. Early onset scoliosis（EOS）

# 早期発症型側弯症に対する one-way self-expanding rods（OWSERs）を用いた低侵襲双極固定
## —— ほかのインストゥルメンテーションとの比較*

町田正文　町田真理**

[別冊整形外科 87：2〜8, 2025]

## はじめに

早期発症型側弯症（early onset scoliosis：EOS）は病因に関係なく，10歳未満で発症する側弯 Cobb 角 10°以上の側弯症と定義される．早期発症の弯曲は進行性で，心肺機能障害，罹患率および死亡率を高め，変形が進行すると胸郭不全症候群（thoracic insufficiency syndrome：TIS）を引き起こす可能性がある．以前から，EOS の治療は脊柱と胸郭の変形を矯正し，呼吸機能，心理的影響と健康関連の生活の質（HRQOL）のパラメータを改善させることに重点をおく必要性が指摘されてきた．

その中で保存療法が最初に検討されるが，保存療法に抵抗し進行性の EOS には手術的介入が適応となる．矯正癒合固定術は脊柱の軸方向への成長を阻害し，それに伴って胸郭の成長も阻害し，最終的に呼吸機能の低下をきたす．これらを防ぐために乳幼児期には脊椎や胸郭・肺の成長を維持する成長温存手術（growth friendly surgery）が必須となり，これまでにさまざまな術式が考案され，行われてきた．それらの術式をレビューし，新たに考案された one-way self-expanding rods（OWSERs）[NEMOST, Euros 社]を用いた低侵襲双極固定（minimally invasive bipolar fixation：MIBF）法と比較し，OWSERs を用いた MIBF 法を紹介する．

## Ⅰ. EOS に対する手術療法の概要および変遷

当初，まっすぐな脊柱が進行性の弯曲よりも優れているという考え方に支持され，EOS の治療法として脊椎癒合固定術が選択されてきた．最近，胸郭容積と肺機能を最大化するために脊柱と胸郭の成長が重要であることが実証され，成長に配慮した治療にシフトした．その代替療法は，distraction based system，compression based system および growth guidance surgery に分類できる．

脊椎の成長を維持しながら脊柱変形を適切に矯正することを目的とした fusionless surgery の中の distraction based system は，1984 年に Moe らが Harrington シングルロッドを皮下に設置して用いたのが始まりである．しかし，インプラントの脱転が頻発するなどの合併症が多く，満足な結果を得ることはできなかった．Akbarnia らは安定した側弯のコントロールが得られる 2 本のロッドを用いた dual growing rod（dual GR）法の臨床成績を報告し[1]，その後，traditional growing rod（TGR）法として国内外で広く用いられるようになった．

TGR 法は脊椎の固定を頭尾側のアンカー部分のみにとどめ，それ以外は脊椎の伸長に合わせて 6 ヵ月ごとにロッドを延長していく方法である．TGR法の最大の課題は，体内に設置したロッドを成長に合わせて延長しなければならないため，複数回の延長手術が必要なことである．複数回の手術は患児に精神的，身体的なストレスを与えるだけでなく，家族にも同様なストレスを与える．

## ▌Key words

growth guidance surgery, early onset scoliosis, one-way self-expanding rod, minimally invasive bipolar fixation

*Minimally invasive bipolar fixation（MIBF）with one-way self-expanding rods（OWSERs）for early onset scoliosis：compare with other instrumentations
　要旨は第 57 回・58 回日本側彎症学会において発表した．
**M. Machida, M. Machida（医長）：埼玉県立小児医療センター整形外科（☎ 330-8777　さいたま市中央区新都心 1-2；Dept. of Orthop. Surg., Saitama Children's Medical Center, Saitama）．[利益相反：なし．]

さらに，複数回の手術によるインプラント関連合併症，手術部位の感染，創傷治癒の問題などの合併症率が高く，患児の58％が少なくとも一つの合併症を経験することになった．また，繰り返しの麻酔への曝露も重要な懸念事項であった．

そこで，TGR法による合併症を少なくするために欧米では多数回の手術を行わず，体外から磁力でロッド延長できる magnetically controlled growing rod（MAGEC）法が開発され，その後，多くの症例に行われるようになった[2]．MAGEC法では，側弯矯正は達成できたものの，延長不具合，ロッド折損，感染，摩耗による金属粉の沈着などの合併症率が44.5％あり，予定外の再手術が33％に行われた[3]．MAGEC法はHRQOLの全体的な満足度と経済的負担の領域でTGR法より優れているが，経過観察中にそのプラス効果が減少傾向にあった．Aslan らはMAGEC法で患児の精神的な改善はなく，TGR法に比較して期待される利点はないと結論づけた[4]．

Campbell らは，先天性側弯症や肋骨癒合や欠損に伴う胸郭変形や脊柱変形によるTISの治療にチタン合金の縦方向肋骨牽引装置を開発した[5]．それを用いた拡張性胸郭形成術（vertical expandable prosthetic titanium rib：VEPTR）は三次元的胸郭変形に対処し，Cobb角の矯正，肺のための胸腔の増加および脊椎全体の成長を可能にした．しかし，インプラントの突出による皮膚障害や褥瘡，多数回の延長による感染，インプラントの脱転とインプラント周囲の骨化など合併症発生率は41〜49％と非常に高く，多くの課題を残した．Ramirez らによる15年間の経過観察で，呼吸機能は改善せず，脊椎の成長は中程度で，Cobb角の矯正も期待どおりでないことが確認され，合併症率も高く，近位固定の失敗例もあり，VEPTRのメリットが疑問視された[6]．

Compression based system は，脊柱の凸側に圧縮力を加えて脊柱の成長を抑制し，脊柱の凹側の発達を可能にすることで成長を調節し，脊柱変形を矯正する．本システムは，圧縮によって骨端線の成長を遅らせ，機械的負荷を減らすことで骨端線の成長を促進するという Hueter-Volkmann 法則に基づくものである．

当初は，金属ステープルを椎体に設置して非対称な骨端線の抑制を行い，脊柱変形を矯正した．Crawford らは胸腔鏡視下に凸側から椎体にスクリューを設置し，ポリエチレン製のケーブルでスクリューを締結し，凸側の成長を抑制する anterior spinal growth tethering（ASGT）法を考案した[7]．ASGT法はRisser徴候0〜2の骨未成熟な患児，Cobb角25°〜40°の装具療法不成功例の特発性側弯症が適応とされた．しかし，ASGT法は成長余力の正確な予測が困難なうえ，脊椎の成長を調節するには

強力であるため過矯正によるケーブルの除去，破損のためのケーブルの交換など不具合例や再手術例が多く，合併症発生率が高率であった．本法は，脊椎固定術を回避するには有用な新しい方法であるが，手術の最適なタイミングを決定するには，さらなる研究が必要と思われる．

近年，固定または非固定で複数の椎骨をロッドに固定し，脊椎インプラントとともに脊柱の成長を正しい方向に導きながら脊柱変形をコントロールするという治療概念をもつ growth guidance surgery がEOSに導入された．本システムの利点は感染症，インプラント関連合併症を少なくし，繰り返し延長手術または麻酔への曝露など distraction based system に共通する懸念が回避できることである．

最近の Luque trolley 法は以前のものに比較してインプラント関連合併症が少なくなったが，脊椎癒合の可能性がある．新たに Shilla 法が McCarthy らによって考案された[8]．本法は，側弯の頂椎部に椎弓根スクリューを設置し，その部位の矯正固定を行い，上位胸椎部と中下位腰椎部のスクリュー内をロッドがスライドすることで，脊椎の成長に合わせて脊柱変形もコントロールする方法である．延長手術が不要である反面，合併症は依然として高率で，スライドによるメタローシス，感染やロッド折損などインプラント関連合併症，アライメント不良による予定外手術のリスクが73％にものぼるとの報告がある．また，延長手術を必要としないが，最終固定術は必要となる．

これまでに行われてきた手術療法は，手術技術および手術戦略に課題があり，当初の目的を満たしておらず，多くの機械的合併症の原因にもなっている．また，今後の治療には脊柱と胸郭の変形を矯正し，呼吸機能とHRQOLのパラメータの四次元の改善が求められている．Miladi らは，これらの治療目的を達成させ，合併症を低減させるためのOWSERsを用いたMIBF法を2010年に開発した[9]．OWSERsによるMIBF法は，2013年ユーロ圏での承認後にEOSに多く用いられるようになった．従来法で生じたロッド折損，アンカーの脱転，深部創感染，自然骨癒合などの合併症は強固な固定および多数回延長手術の回避により抑えられ，最終固定術の必要性もないため，最近では小児脊椎疾患への臨床応用が増えている（表1）．

## Ⅱ．OWSERs を用いた MIBF 法の概念

本法の概念は，脊柱変形の適切な矯正と安定化を図り，早期の自然骨癒合と線維化による軟部組織の拘縮を回避する強固で安定した構造に基づくものである（図1）．MIBF法では頭尾側の固定により中間領域は完全に

Ⅰ. Early onset scoliosis（EOS）

表1. EOSに対する手術療法の比較

|  | TGR法 | MAGEC | Shilla法 | OWSERs |
|---|---|---|---|---|
| 延長原理 | 外力 | 磁気 | 自動 | 自動 |
| 延長モード | 手術 | 体外 | 成長 | 成長, 運動, 牽引 |
| 延長予備能 | 要望 | 48 mm | ＜50 mm | 80 mm |
| インプラント関連合併症発生率 | 40～70% | 44.5% | 29% | 14% |
| 術後外固定 | 装着 | 装着 | 装着 | 不要 |
| メタローシス | — | 中等度 | 高度 | 低度 |
| 効用期間 | 最終固定まで | 2年 | 最終固定まで | 永久 |
| 禁忌 | 後弯 | ペースメーカ | なし | なし |

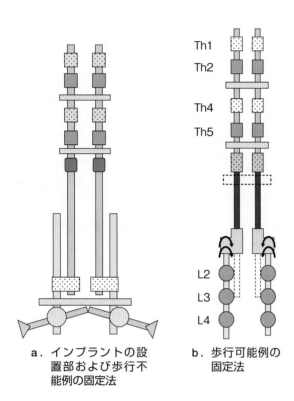

a. インプラントの設置部および歩行不能例の固定法

b. 歩行可能例の固定法

図1. MIBF法

温存され，その部位における早期の線維化と自然骨癒合を回避することができる．また，OWSERsは身長の伸びや日常活動の生理学的な動きに応じて自動的かつ徐々に受動的に延長ができ，また体幹の軸方向の牽引による能動的延長もできるため，繰り返しのロッド延長手術は不要である．その結果，脊柱と胸郭の成長は維持され，手術後の残存変形の矯正も可能であり，さらに脊椎の骨成熟終了時には骨癒合し，最終的な脊椎固定を行う必要もなくなる[10]．

## Ⅲ. OWSERs

OWSERsは，① 延長に対応するnotch部分，② domino connector，③ 弯曲をつけるsmooth部分の三つのコンポーネントから構成されている．直径5.5 mmの長さ300 mmのsmooth部分と直径6.5 mmのnotch部分からなるチタン合金製で，延長に対応するnotched部分の長さは50 mmまたは80 mmの二つのサイズがある．反対方向に戻るのを防ぐためのスプリット保持リングシステム（split retaining ring system）を備えたドミノがロッドのnotch部分に沿って一方向のみに受動的に1 mmのステップでスライドして延長する[9]．

## Ⅳ. 手術手技

患者は腹臥位とし頭蓋下肢牽引を行い，上行性および下行性伝導路電位を用いた脊髄機能モニタリングの監視下で手術を行う．固定遠位部（尾側）の固定法には，腸仙骨固定と腰椎固定がある．

### ❶腸仙骨固定

歩行困難あるいは坐位保持不能例に適応がある．本法は，腰仙骨部上に正中小切開を加え，Wiltse筋内傍正中アプローチで腰仙椎間節と仙骨皮質を展開する．S1関節突起の外側，S1後仙骨孔の上方の仙骨皮質から海綿骨に向けて腸仙骨コネクターを設置する．腸仙骨スクリュー挿入用のガイドジグを腸仙骨コネクターに連結し，腸骨稜からコネクターリングを通過させS1椎体対側皮質まで，イメージを用いることなく経皮的にガイドピンを挿入する．ジグを取り外した後，中空腸仙骨スクリューをガイドピンに沿ってS1椎体の対側皮質まで挿入する（図1a）．

腸仙骨スクリューは仙骨の良好な骨質内での深部固定のため，強い固定力の安定した骨盤固定となり，重度の骨粗鬆症でも有効である．また，腸仙骨スクリューが仙腸関節を貫通していないため固定後の痛みがなく，軽度の関節の可動性も維持できる利点がある[11]．

### ❷腰椎固定

歩行可能な症例に適応があり，正中皮膚切開後Wiltse筋内傍正中アプローチで傍脊柱筋を損傷しないように

L1〜L3の椎弓根スクリューのエントリーポイントを展開し，3対の椎弓根スクリューを設置し，ロッドを用いて遠位固定とする（図1b）.

### ❸胸椎固定

固定近位部（頭側）の胸椎固定は，Th1から始まる胸椎近位部の正中小切開後にTh1〜Th5の後方を骨膜下に展開する．両側のTh1にラミナフック，Th2にペディクルフック，同様にTh4，Th5にもフックを設置しlamino-pedicle clawによるdouble claw systemに矢状面弯曲を考慮したコネクターロッドを連結し，側弯矯正と同時に生理的矢状面後弯を作成する．その後，2個のクロスリンクでロッドを連結し，固定後の回旋を予防し，強固なアンカーとする（図1）.

Double claw systemは，無傷標本の胸椎可動域（ROM）の屈曲伸展を92〜98%，側屈を87〜96%，軸回旋を68〜84%も減少させており，インプラント関連合併症発生率の低下の根拠となる生体力学的安定性が示されている．本固定は，後弯変形の場合の引き抜き力に対しても高い抵抗力を発揮する強力な固定法である[12].

### ❹ロッドの接続と矯正

固定遠位部が腰椎固定の場合には腰椎の椎弓根スクリューに腰椎前弯に合わせた弯曲をつけたロッドで連結する．中間ロッドにOWSERsを用いて，smooth部分に胸椎後弯を考慮した弯曲をつけ，主弯曲の凹側の背筋下に挿入し，胸椎固定部のコネクターロッドに接続し，腰椎と連結するドミノはnotch部分に取り付けられ，遠位のアンカーである腰椎ロッドに連結固定する．ドミノがロッドのnotch部分に沿ってスライドして延長するため，notch部分には弯曲をつけない．凹側のロッドのドミノに対しては緩やかな漸進的牽引操作を行い，側弯矯正を行うが，凸側では追加操作は行わない（図1b）.

骨盤までの固定の場合には，中間ロッドに生理的矯正弯曲をつけて，胸椎および腰椎の背筋下に挿入する．矯正は術中牽引の結果として得られるが，牽引後も骨盤傾斜が残っている際には凸側に圧迫操作を加えて矯正，改善を行う．矢状面補正は三次元rod-contouringと必要に応じた追加の矯正を加える．中間ロッドは骨盤に固定されたOWSERsのドミノと連結し，自然延長するフレームを構築する．最後にクロスリンクでOWSERsの遠位部を連結し，より安定した強固な固定性を得る（図1a）[13].

## V. 自験例の結果

OWSERsは国内での使用が未承認のため，患者や家族からの同意，倫理委員会（2018-99-32）の承認を受け

て手術に使用した．

対象はSotos症候群（図2），Coffin-Lowry症候群，Dandy-Walker症候群，5p-症候群（図3），脊髄空洞症のEOSの5例であり，平均手術時年齢は11（9〜12）歳であった．全例，上位胸椎〜腰椎を固定し，平均手術時間は326.6（240〜400）分，出血量は640.8（302〜1,103）mlであり，全例回収血輸血を行った．手術第1例から第5例につれて手技の向上により手術時間・出血量は低下し，改善傾向にあった．術前Cobb角91°（57°〜116°）が術後27°（14°〜50°）に矯正され，平均矯正率71.5%であり，小児集中治療室（PICU）に平均2日入院，その後一般病棟に転棟して平均2日目に離床し，立位，歩行訓練を開始した．全例で周術期合併症はなく，自立歩行も獲得した．術後経過観察期間は4ヵ月〜1年10ヵ月であるが，X線像上で矯正損失もなく，OWSERsの自然延長を認めた（図2）.

## VI. 考 察

EOSは10歳未満で発症する脊柱変形をさし，病因により特発性，先天性，神経筋性，症候性の4つのタイプに分類される．その治療目標には脊柱と胸郭の変形を最小限に抑えながら，胸郭容積と肺機能を最大化することと，心理的影響およびHRQOLのパラメータを改善することに重点がおかれている．しかし，成長に配慮した手術技術は脊柱変形の矯正，胸郭の成長の促進，肺機能の改善，合併症の低率化という当初の期待を満たしておらず，EOSの治療は脊椎外科医にとって依然として大きな課題であった．今後の課題は，技術と治療の改良，肺機能評価方法の改善，高度な臨床研究，患者の精神的健康とQOLの向上に向けられている．最近，EOSに関する知識は豊富になったが，治療に関して決定的な解決策にはいたっていない．TGR法は多数回手術を前提とした治療法であるが，幼少期における多数回の麻酔や手術が患児の心身に及ばす影響は重大で，そのうえ手術合併症が多いことは課題であった．このために初回手術を遅らせ，手術回数を少なくするためのキャスト固定や装具による保存療法が再認識されている．その一方，EOSの多くを占める神経筋性側弯症に保存療法を適切に行うことは困難で，手術療法になる症例も少なくない．

神経筋性側弯症は脆弱で，すでに多くの併存症を患い，骨粗鬆症が進行しているため先天性側弯症や特発性側弯症よりも合併症が多い．この点を考慮し，OWSERsを用いたMIBF法では胸椎から腰椎または脊柱全体を4本のロッド構造による強固な固定を行うことで，骨移植を伴う後方癒合固定術を避けることが可能となった（図1）．これまでに報告されている神経筋性側弯症における

Ⅰ. Early onset scoliosis（EOS）

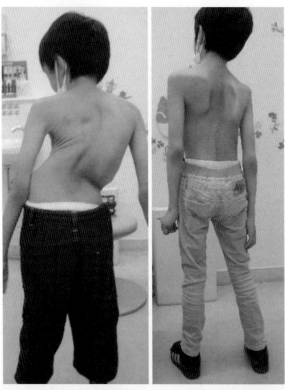

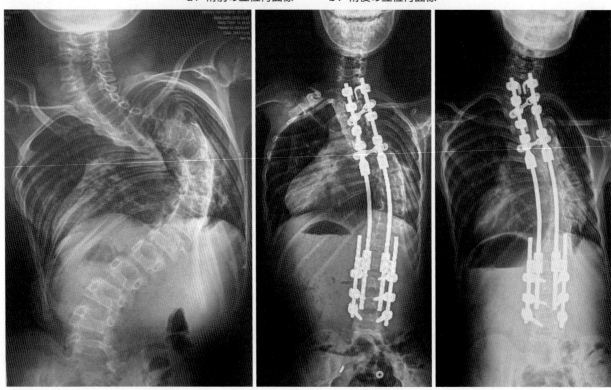

a．術前の立位背面像　　b．術後の立位背面像

c．術前X線正面像　　d．術後1ヵ月X線正面像　　e．術後18ヵ月X線正面像

図2．Sotos症候群の症例．術前Cobb角117°が術後41°に矯正され，術後18ヵ月でNEMOSTが延長し残存側弯がCobb角31°に自己矯正される．

非癒合固定術のロッド折損率は16.6％で，EOSにおけるTGR法は15〜42％，脳性麻痺例では70％であるのに対し，本法では5％と低率であり，これらの疾患での脊椎非癒合固定術の代替手段としての可能性を示唆している．本法は骨成熟まで安定した満足のいく矯正効果を維持し，機械的合併症の発生率を低減させる利点がある．

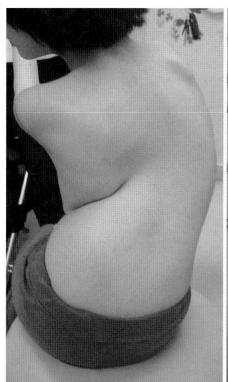
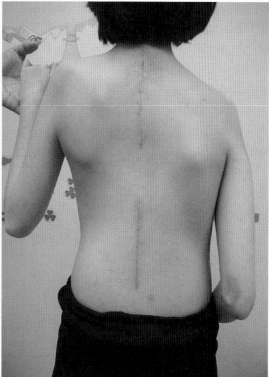

a．術前の背面像　　　　　　　　b．術後の背面像

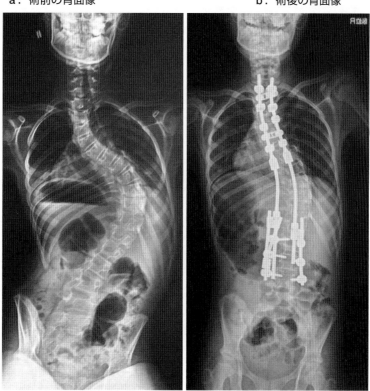

c．術前X線正面像　　　　　　　d．術後X線正面像

図3．5p-症候群の症例．術前Cobb角100°が術後Cobb角25°に矯正される．

機械的合併症発生率の低率化には，double claw system による近位固定の堅牢性と遠位部の腰椎固定や腸仙骨スクリューによる骨盤固定の組み合わせによる関与が考えられる（図1）．

Gaumeらの本法を用いた神経筋性側弯症100例を対象とした研究では，最短5年間の術後経過観察期間での平均脊柱変形矯正率が67%，骨盤傾斜矯正率が83%であり，全体的な合併症率は23%で，そのうちの16%が感染

症であった．ロッド折損が5例に認められたが，全例に脊椎癒合固定術は行われていない[14]．同様に，初回手術時の平均年齢11歳の脊髄性筋萎縮性側弯症59例で術後平均経過観察期間が5.2年でのGaumeらの報告によれば，術前Cobb角80°が42°に矯正，矯正率48%であり，術前骨盤傾斜角24°が最終時には6°，矯正率76%であった．合併症は深部感染症5例，機械的合併症8例で，ロッドの折損はなかった[15]．非癒合手術後の臨床および放射線学的結果スコアは有意に改善し，合併症が明らかに低下していた．長期の経過観察期間を通じて固定術の必要性はなく，さらに注目すべきは術後呼吸機能の悪化がなかったことである．術後の装具装着は不要であり，患児およびその家族の91.5%が満足していた．また，術後10年経過観察された症例では椎間関節に骨癒合が生じることがCTで確認され，最終固定術の必要性がないことも明らかとなった[12]．

OWSERsはドミノが牽引力で一方向にスライドする延長予備能をnotch部分に備えたロッドであり，段階的に延長ができるのが最大の利点である．ロッドの延長は，患者の日常動作中，脊椎の骨成長に合わせて受動的に，または体幹の対称，非対称軸方向の牽引操作で能動的に可能である．OWSERsの使用により繰り返し手術を避けることができ，進行性脊柱側弯症の手術をより早期に，特に若年例に行うことを可能にした．特に若年の変形は柔軟であるため容易に，安全にあるいは完全に矯正することができ，その後OWSERsが内部の支柱（inner brace）として正しい方向への脊椎の成長を支援する．このOWSERsは，小児の進行性側弯症の治療に要する総費用を削減し，側弯症患者のQOLを向上させ，繰り返しの手術や入院によるストレスや心理的影響を軽減することができる[13]．

## ま と め

1）現在，EOSの治療は脊柱および胸郭の変形の矯正，心肺機能障害の改善，心理的影響，HRQOLのパラメータを改善することに重点がおかれている．

2）本法はEOSに対する非癒合手術であり，低侵襲アプローチ，満足な矯正，長期にわたる安定性，成長への適応力により，理想的な手術法と考えられる．手術後，時間の経過とともに脊椎癒合が得られ，遅延性脊椎固定術としても機能する．

3）最大の利点は，OWSERsを用いることで繰り返しの手術を避けることが可能となり，患者とその介護者に実質的な利益をもたらす．その結果，EOSの合併症率と治療に要する総費用を大幅に削減し，公的治療費用も節約することできる．

## 文 献

1) Akbarnia BA et al. Dual growing rod technique for the treatment of progressive early-onset scoliosis：a multicenter study. Spine. 2006；**30**：S46-57.

2) Cheung KM et al. Magnetically controlled growing rods for severe spinal curvature in young children：a prospective case series. Lancet. 2012；**379**：1967-74.

3) Thakar C et al. Systematic review of the complications associated with magnetically controlled growing rods for the treatment of early onset scoliosis. Eur Spine J. 2018；**27**：2062-71.

4) Aslan C et al. Does decreased surgical stress really improve the psychosocial health of early-onset scoliosis patients?：a comparison of traditional growing rods and magnetically-controlled growing rods patients reveals disappointing results. Spine. 2019；**44**：E656-63.

5) Campbell RM Jr et al. The characteristics of thoracic insufficiency syndrome associated with fused ribs and congenital scoliosis. J Bone Joint Surg Am. 2003；**85**：399-408.

6) Ramirez N et al. The vertical expandable prosthetic titanium rib in the treatment of spinal deformity due to progressive early onset scoliosis. J Pediatr Orthop B. 2009；**18**：197-203.

7) Crawford CH Ⅲ et al. Growth modulation by means of anterior tethering resulting in progressive correction of juvenile idiopathic scoliosis：a case report. J Bone Joint Surg Am. 2010；**92**：202-9.

8) McCarthy RE et al. Shilla growing rods in a caprine animal model：a pilot study. Clin Orthop. 2010；**468**：705-10.

9) Gaume M et al. One-way self-expanding rod for in neuromuscular scoliosis：preliminary results of a prospective series of 21 patients. JBJS Open Access. 2021；**6**：e21.00089.

10) Gaume M et al. Spontaneous induced bone fusion in minimally invasive fusionless bipolar fixation in neuromuscular scoliosis：a computed tomography analysis. Eur Spine J. 2023；**32**：2550-7.

11) Dubousset J et al. Ilio-sacral screw pelvic fixation when correcting spinal deformities with or without pelvic obliquity：our experience over 40 years. Spine Deform. 2021；**9**：665-70.

12) Gaume M et al. Biomechanical cadaver study of proximal fixation in a minimally invasive bipolar construct. Spine Deform. 2020；**8**：33-8.

13) Miladi L et al. The minimally invasive bipolar fixation for pediatric spinal deformities：a narrative review. Children. 2024；**11**：228.

14) Gaume M et al. Minimally invasive surgery for neuromuscular scoliosis：results and complications at a minimal follow-up of 5 years. Spine. 2021；**46**：1696-704.

15) Gaume M et al. Minimally invasive fusionless surgery for scoliosis in spinal muscular atrophy：long-term follow-up results in a series of 59 patients. J Pediatr Orthop. 2021；**41**：549-58.

# Ⅱ．学童期側弯症

Ⅱ．学童期側弯症 ◆ 1．病態・自然経過

# 思春期特発性側弯症非手術例の長期経過*

大橋正幸 渡邊 慶 平野 徹 長谷川和宏 川島寛之**

[別冊整形外科 87：10〜16，2025]

## はじめに

思春期特発性側弯症（adolescent idiopathic scoliosis：AIS）は，10〜18歳で発症する原因不明の疾患である．主に思春期の成長期（growth spurt）に進行するが，骨成熟以降も緩徐に進行することが報告されている[1,2]．一般的に，AISは生命予後に大きな影響を与える疾患ではないものの[3]，脊椎変形は腰背部痛，自己イメージ，身体機能および心理社会的健康を含む健康関連の生活の質（health-related quality of life：HRQOL）の低下を引き起こす可能性がある．したがって，AISの治療目的は側弯症の進行を予防し，将来的に発生しうるHRQOLの低下を予防することであり，治療効果を検証するためにはAISの長期自然経過の理解が必須である．

本稿では，われわれがこれまでに行ってきたAIS非手術例の長期経過，特にHRQOLに関する研究結果[4~6]について報告する．

## Ⅰ．対象および方法

1973〜2004年に当科を初診したAIS例のうち，保存療法（装具療法あるいは経過観察）を施行され，骨成熟時（Risser grade ≧4）にCobb角30°以上の側弯を有していた319例に対し，本研究への案内状を郵送した．137例から返信があり，受診可能90例，アンケート回答のみ可能29例，研究参加拒否14例，死亡4例であった．配達されたものの返信のなかった症例が20例，住所不明で配達されなかった症例が162例であった．このうち，実際に直接診察可能であった90例と，郵送によるアンケート回答のみ得られた17例の合計107例（追跡率33.5%）を対象とした．性別は男性8例，女性99例で，年齢（平均±標準偏差）は骨成熟時14.9±2.3（12〜18）歳，最終調査時39.8±6.3（30〜58）歳であり，骨成熟後の経過観察期間は平均24.9±6.3（12〜39）年であった．思春期の治療は装具療法61例，経過観察46例であった．骨成熟時の側弯Cobb角（平均±標準偏差）は，主胸椎側弯（main thoracic：MT）39.3°±8.7°（10°〜56°），胸腰椎/腰椎側弯（thoracolumbar/lumbar：TL/L）31.9°±8.7°（10°〜56°），主カーブ42.2°±8.5°（30°〜74°）であった．カーブタイプは骨成熟時の立位脊椎X線正面像に基づいて分類した．すなわち，構築性側弯の部位と数によりMTシングルカーブ（MT群），TL/Lシングルカーブ（TL/L群），ダブルカーブ（double major curve type：DM群）に分類し，MT群50例，TL/L群19例，およびDM群38例であった．本研究における構築性側弯の定義は，MT側弯ではC7から下ろした垂線が頂椎の外側を通過するもの，TL/L側弯では仙骨正中線が頂椎の外側を通過するものとした．

### ❶調査項目

最終調査時に直接検診可能であった90例でX線検査（立位全脊椎および仰臥位側屈ストレス撮影）を行い，うち83例では腰椎MRI撮像も行った．HRQOL評価は全107例で行い，short form 12（SF-12），Scoliosis Research Society-22質問票（SRS-22），日本整形外科学会腰痛疾患質問票（JOABPEQ），およびOswestry Disability Index（ODI）を用いた．SF-12は国民標準値を

## ▌Key words

adolescent idiopathic scoliosis, natural course, curve progression, health-related quality of life

*Long-term follow-up of nonoperatively managed patients with adolescent idiopathic scoliosis
**M. Ohashi（准教授）：新潟大学大学院整形外科（Division of Orthop. Surg., Dept. of Regenerative and Transplant Medicine, Niigata University Graduate School of Medical and Dental Sciences, Niigata）；K. Watanabe：同大学大学院整形外科/新潟脊椎外科センター副センター長；T. Hirano（部長）：同大学地域医療教育センター魚沼基幹病院整形外科；K. Hasegawa（センター長）：新潟脊椎外科センター；H. Kawashima（教授）：同大学大学院整形外科．[利益相反：なし．]

表1. 主カーブ Cobb 角の推移

| | MT群 (n=41) | TL/L群 (n=15) | DM群 (n=34) | p値 | 事後解析* |
|---|---|---|---|---|---|
| 骨成熟時 (°) | 43 (37〜48) | 34 (30.5〜39.5) | 43.5 (37.3〜48) | 0.001 | TL/L vs. DM, MT vs. TL/L |
| 最終 (°) | 54 (45〜61) | 45 (39〜53) | 56.5 (46〜66.5) | 0.033 | TL/L vs. DM |
| 年間増加量 (°/年) | 0.4 (0.2〜0.7) | 0.5 (0.3〜0.7) | 0.4 (0.3〜0.7) | 0.74 | |

データは中央値（四分位範囲）で記載
*p＜0.05 であった組み合わせを記載

50 とした偏差得点で評価した.

### a. X線パラメータ

立位正面像を用いて側弯 Cobb 角，頂椎の椎体回旋 (apical vertebral rotation：AVR) および側方偏位 (apical vertebral translation：AVT)，L3 および L4 椎体の傾斜および側方すべり，C7 側方偏位 (C7 椎体と仙骨正中線の距離) を計測した. AVR は Nash & Moe 分類[7]で評価した. AVT は MT 側弯では頂椎と C7 から下ろした垂線の距離，TL/L 側弯では頂椎と仙骨正中線の距離として計測した.

仰臥位側屈ストレス撮影では MT 側弯および TL/L 側弯の Cobb 角に加えて椎間板楔状角を計測した[4]. 側屈ストレスによる側弯の柔軟性は「側弯柔軟性 (%) ＝ [(立位 Cobb 角) − (側屈 Cobb 角)] ÷ (立位 Cobb 角) × 100」として算出した. 椎間板楔状化に関しては，左右への側屈時にもっとも水平化された角度を用いて，「楔状化矯正率 (%) ＝ [(立位時楔状角) − (側屈時にもっとも水平化した楔状角)] ÷ (立位時楔状角) × 100」として算出した. 側屈によって椎間板楔状化が過矯正された場合，または左右の側屈で楔状角の方向が逆転した場合には，楔状化の矯正率は 100% とした. また，L1〜S1 の腰椎 Cobb 角を測定し，左右側屈による腰椎側屈可動域 (range of motion：ROM) を計算した.

### b. MRI による腰椎椎間板変性の評価

椎間板変性は Pfirrmann 分類[8]で評価した. L1/L2 から L5/S1 椎間板のグレードを平均して腰椎椎間板変性スコア (lumbar disc degeneration score：LDD スコア)[6]を算出した.

### ❷健常対照群

側弯症の診断歴のない当院職員 873 名 (看護師，放射線技師，薬剤師，医療事務員など) に，AIS 例と同様の HRQOL 評価を行った. 各 AIS 例に対して，対照群から年齢 (±1 歳) および性別を一致させた 3 例を無作為に選択した (1：3 マッチング).

### ❸統計学的検定

2 群間比較には Mann-Whitney $U$ 検定を，群内比較には対応のある $t$ 検定あるいは Wilcoxon 符号付き順位検定を用いた. 多群間比較では Kruskal-Wallis 検定を用い，事後解析には Bonferroni 法を用いた. 相関関係は Pearson 積率相関係数 ($r$) あるいは Spearman 順位相関係数 ($rs$) を用いて解析した. また，側屈柔軟性と各パラメータの相関では，側弯 Cobb 角や椎間板楔状角で調整した偏相関係数 ($r'$) を用いた. カットオフ値の解析には receiver operating characteristic (ROC) 曲線を用いた. $p＜0.05$ を有意差ありとした.

## Ⅱ. 結　果

### ❶側弯の進行

最終調査時に X 線撮影可能であった 90 例の主カーブ Cobb 角の経過を表 1 に示す. 骨成熟時 (平均±標準偏差) 42.1°±8.9° から最終調査時 53.7°±12.6° へと有意に進行し ($p＜0.001$)，年間増加量は 0.5°±0.4° であった. カーブタイプ別の比較では，主カーブ Cobb 角は骨成熟時，最終調査時ともに TL/L 群で有意に小さかったが，年間増加量 (中央値) は MT 群 0.4°，TL/L 群 0.5°，DM 群 0.4° で有意差はなかった ($p＝0.74$).

### ❷最終調査時 HRQOL

最終調査時の HRQOL を表 2 に示す. SF-12 では，すべてのカーブタイプで活力の中央値が国民標準値 (50) を下回っていた. さらに TL/L 群では心の健康とサマリースコアの精神的側面および役割/社会的側面で国民標準値を下回っていた. 3 群間比較では社会生活機能およびサマリースコアの役割/社会的側面で有意差があり ($p＜0.05$)，事後解析ではいずれも TL/L 群が MT 群に比較して有意に低くなっていた. 一方，SRS-22 はすべてのドメインで 3 群間に有意差はなかった.

JOABPEQ では，歩行機能障害および社会生活障害において 3 群間に有意差があった. 事後解析では歩行機能

Ⅱ．学童期側弯症 ◆ 1．病態・自然経過

表2．カーブタイプ別の最終調査時 HRQOL

| | MT群 (n＝50) | TL/L群 (n＝19) | DM群 (n＝38) | p値 | 事後解析* |
|---|---|---|---|---|---|
| SF-12 | | | | | |
| PF | 55.7 (55.7〜55.7) | 55.7 (42.5〜55.7) | 55.7 (55.7〜55.7) | 0.13 | |
| RP | 55.8 (55.8〜55.8) | 55.8 (43.0〜55.8) | 55.8 (55.8〜55.8) | 0.065 | |
| BP | 57.3 (46.2〜57.3) | 57.3 (35.0〜57.3) | 57.3 (46.2〜51.9) | 0.37 | |
| GH | 51.9 (51.9〜51.9) | 51.9 (35.7〜51.9) | 51.9 (51.9〜51.9) | 0.67 | |
| VT | 47.6 (47.6〜56.6) | 47.6 (38.5〜56.6) | 47.6 (47.6〜56.6) | 0.32 | |
| SF | 56.6 (56.6〜56.6) | 56.6 (22.2〜56.6) | 56.6 (45.1〜56.6) | 0.002 | MT vs. TL/L |
| RE | 56.3 (44.1〜56.3) | 50.2 (44.1〜56.3) | 56.3 (44.1〜56.3) | 0.48 | |
| MH | 51.8 (45.8〜57.8) | 45.8 (39.8〜51.8) | 51.8 (39.8〜57.8) | 0.28 | |
| サマリースコア | | | | | |
| PCS | 54.8 (50.8〜56.1) | 54.5 (45.0〜58.4) | 54.5 (49.0〜57.1) | 0.98 | |
| MCS | 50.7 (48.1〜53.9) | 45.9 (40.7〜54.2) | 50.8 (41.5〜54.9) | 0.80 | |
| RCS | 54.6 (47.5〜56.8) | 48.5 (33.9〜54.9) | 51.4 (45.8〜56.2) | 0.041 | MT vs. TL/L |
| SRS-22 | | | | | |
| pain | 4.2 (3.8〜4.6) | 4.2 (3.5〜4.6) | 4.2 (3.8〜4.4) | 0.86 | |
| self-image | 2.8 (2.4〜3.2) | 2.8 (2.2〜3.2) | 2.9 (2.3〜3.2) | 0.91 | |
| function | 4.8 (4.4〜5) | 4.6 (4.3〜5) | 4.8 (4.4〜4.8) | 0.52 | |
| mental health | 4.0 (3.6〜4.2) | 3.6 (2.7〜4.5) | 3.8 (3.3〜4.2) | 0.53 | |
| JOABPEQ | | | | | |
| 疼痛関連障害 | 100 (71.4〜100) | 71.4 (42.9〜100) | 100 (71.4〜100) | 0.13 | |
| 腰椎機能障害 | 100 (100〜100) | 100 (75〜100) | 100 (100〜100) | 0.21 | |
| 歩行機能障害 | 100 (100〜100) | 100 (78.6〜100) | 100 (100〜100) | 0.008 | MT vs. TL/L |
| 社会生活障害 | 100 (84.5〜100) | 86.5 (56.8〜100) | 86.5 (70.9〜100) | 0.021 | |
| 心理的障害 | 67.0 (57.3〜72.8) | 58.3 (35.9〜67.0) | 58.7 (46.1〜68.9) | 0.12 | |
| 腰痛 VAS (10 cm 法) | 0.9 (0〜2.0) | 1.2 (0.4〜5.8) | 2.0 (1.0〜3.7) | 0.01 | MT vs. TL/L  MT vs. DM |
| ODI (%) | 4 (2〜12) | 10 (3〜20) | 9.6 (2.1〜16) | 0.14 | |

データは中央値（四分位範囲）で記載
*p＜0.05 であった組み合わせを記載
PF：身体機能，RP：日常役割機能（身体），BP：体の痛み，GH：全体的健康感，VT：活力，SF：社会生活機能，
RE：日常役割機能（精神），MH：心の健康，PCS：身体的側面，MCS：精神的側面，RCS：役割/社会的側面

障害は TL/L 群が MT 群より有意に不良で，社会生活障害については有意差があるものの，TL/L 群でほかの2群より不良である傾向を認めた（p＜0.1）．腰痛 visual analogue scale（VAS）［10 cm 法］も3群間に有意差があり，TL/L 群（中央値：1.2 cm）および DM 群（2.0 cm）は MT 群（0.9 cm）と比べて有意に腰痛 VAS が大きかった（p＜0.05）．また，ODI は3群間で有意差がなかった．

❸構築性腰椎側弯群（TL/L 群および DM 群）での検討

MT 群と比較して腰痛の強かった TL/L 群および DM 群（構築性腰椎側弯群）において成人期の腰痛を予測する骨成熟時の危険因子[6]や腰痛関連因子[4]を解析した．

a．HRQOL の対照群との比較[6]

データ不備の1例を除いた構築性腰椎側弯群56例において，HRQOL を対照群（n＝168）と比較したところ（表

3），SF-12 サマリースコアおよび self-image を除くすべての SRS-22 ドメインスコアにおいて2群間で有意差がなかった．一方，構築性腰椎側弯群は対照群と比べて SRS-22 self-image スコアは有意に低く，腰痛 VAS および ODI は有意に大きかった．

b．成人期腰痛と骨成熟時 X 線パラメータの関連[6]

成人期の腰痛 VAS および ODI と骨成熟時の X 線パラメータ（C7 側方偏位，TL/L 側弯 Cobb 角，頂椎高位，頂椎側方偏位，AVR，L3 傾斜および側方すべり，L4 傾斜および側方すべり）との相関を解析した．その結果，成人期の腰痛 VAS は骨成熟時の L4 傾斜とのみ有意な相関を認めた（$rs＝0.38$, $p＝0.005$）．一方，成人期 ODI は骨成熟時の頂椎回旋度（$rs＝0.30$, $p＝0.025$）および L4 傾斜（$rs＝0.29$, $p＝0.029$）と有意な相関を認めた．

最終調査時に腰椎 MRI を撮影した48例で椎間板変性と骨成熟時 X 線パラメータの相関を解析したところ，

表3. 構築性胸腰椎/腰椎側弯を有する症例における最終調査時 HRQOL

| | 構築性腰椎側弯群 (n=56) | 対照群 (n=168) | p 値 |
|---|---|---|---|
| SF-12 サマリースコア | | | |
| PCS | 54.5 (48.6〜57.5) | 55.3 (47.7〜59.0) | 0.52 |
| MCS | 50.7 (41.4〜55.0) | 47.5 (41.5〜53.1) | 0.23 |
| RCS | 50.8 (41.5〜55.6) | 46.9 (38.7〜53.1) | 0.052 |
| SRS-22 | | | |
| pain | 4.2 (3.8〜4.4) | 4.4 (4.0〜4.8) | 0.051 |
| self-image | 2.8 (2.2〜3.2) | 3.4 (3.2〜3.8) | <0.001 |
| function | 4.6 (4.4〜5) | 4.8 (4.4〜5) | 0.411 |
| mental health | 3.8 (3〜4.2) | 3.8 (3.2〜4.2) | 0.91 |
| 腰痛 VAS (10 cm 法) | 1.9 (1〜4.3) | 0.2 (0〜2) | <0.001 |
| ODI (%) | 10 (2〜17) | 4 (2〜11.2) | 0.005 |

データは中央値（四分位範囲）で記載

表4. 体幹柔軟性と腰痛，腰椎機能障害，および腰椎椎間板変性の相関

| | SRS-22 pain | | 腰痛 VAS | | ODI | | LDD スコア | |
|---|---|---|---|---|---|---|---|---|
| | $r$ | $r'$ | $r$ | $r'$ | $r$ | $r'$ | $r$ | $r'$ |
| TL/L 側弯 | | | | | | | | |
| Cobb 角 | −0.33* | — | 0.42** | — | 0.31* | — | 0.20 | — |
| 柔軟性 | 0.30* | 0.098 | −0.18 | 0.21 | −0.25 | −0.061 | −0.22 | −0.20 |
| L4/L5 楔状化 | | | | | | | | |
| 楔状角 | −0.22 | — | 0.34* | — | 0.22 | — | 0.032 | — |
| 矯正率 | 0.53† | 0.46** | −0.38** | −0.27 | −0.38** | −0.31* | −0.35* | −0.44** |
| 腰椎側屈可動域 | 0.35* | 0.30* | −0.13 | 0.01 | −0.31* | −0.31* | −0.20 | −0.31* |

$r$：Pearson 積率相関係数，$r'$：偏相関係数，*$p<0.05$，**$p<0.01$，†$p<0.001$

LDD スコアは骨成熟時の L4 傾斜と有意な相関を認めたものの（$r=0.35$，$p=0.016$），頂椎回旋度とは有意な相関を認めなかった（$rs=−0.15$，$p=0.30$）．また，LDD スコアは腰痛 VAS（$rs=0.46$，$p=0.0016$）および ODI（$rs=0.40$，$p=0.006$）と有意な相関を認めた．

以上の結果から，骨成熟時の L4 傾斜が成人期の腰痛の危険因子と考え，腰痛 VAS 3 cm 以上あるいは ODI 21% 以上（中等度以上の障害）となる骨成熟時 L4 傾斜のカットオフ値を ROC 曲線で解析したところ，VAS では 16.5°（曲線下面積 0.70，感度 54.5%，特異度 79.4%），ODI では 15.5°（曲線下面積 0.81，感度 90%，特異度 69.6%）であった．

#### c．体幹側屈柔軟性と腰痛および腰椎椎間板変性の関連[4]

最終調査時に X 線および腰椎 MRI を撮影した 47 例で解析した（表4）．TL/L 側弯 Cobb 角は SRS-22 pain スコアと有意な負の相関（$r=−0.33$，$p=0.023$）を認め，腰痛 VAS（$r=0.42$，$p=0.003$）および ODI（$r=0.31$，$p=0.032$）とは有意な正の相関を認めた．TL/L 側弯柔軟性は SRS-22 pain スコアと有意な正の相関（$r=0.30$，$p=0.039$）を認めたが，側弯 Cobb 角で調整した偏相関の解析では有意な相関を認めなかった（$r'=0.098$，$p=0.53$）．L4/L5 椎間板楔状化に関しては，楔状角は腰痛 VAS とのみ有意な正の相関を認めた（$r=0.34$，$p=0.02$）．一方，楔状角の側屈による矯正率は SRS-22 pain スコア（$r=0.53$，$p<0.001$），腰痛 VAS（$r=−0.38$，$p=0.009$），ODI（$r=−0.38$，$p=0.008$），および LDD スコア（$r=−0.35$，$p=0.015$）と有意な相関を認めた．L4/L5 楔状角で調整した偏相関の解析においても，腰痛 VAS（$r'=−0.27$，$p=0.084$）を除くすべてで有意な相関を認めた（SRS-22 pain：$r'=0.46$，$p<0.01$，ODI：$r'=−0.31$，$p=0.044$，LDD スコア：$r'=−0.44$，$p=0.003$）．腰椎側屈 ROM は SRS-22 pain スコア（$r=0.35$，$p=0.017$）および ODI（$r=−0.31$，$p=0.033$）と有意な相関を認めた．側弯 Cobb 角と L4/L5 楔状角で調整した偏相関の解析では，SRS-22 pain スコア（$r'=0.30$，$p=0.049$）と ODI（$r'=−0.31$，$p=0.044$）に加えて LDD スコア（$r'=−0.31$，$p=0.042$）とも有意な相関を認めた．

Ⅱ．学童期側弯症　1．病態・自然経過

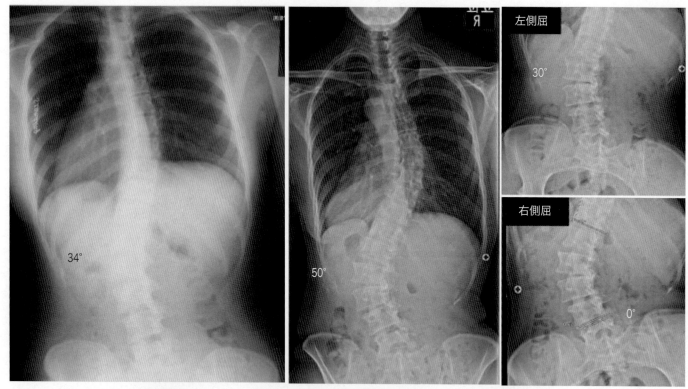

a．16歳時

b．52歳時

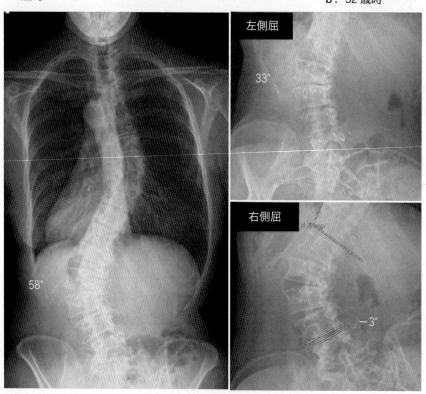

c．60歳時

図1．症例．60歳，女（ダブルカーブタイプ）

## Ⅲ. 症例提示

**症　例**. 60歳，女.（図1）

**骨成熟時所見**（16歳）：MT側弯30°，TL/L側弯34°のダブルカーブタイプで，L3傾斜17°，L4傾斜18°であった.

**経　過**：52歳時には腰椎側弯は50°まで進行していたが，左側屈で30°（柔軟性40%）まで矯正され，L4/L5楔状化は右側屈で0°（矯正率100%）まで矯正された.60歳時には腰椎側弯は58°へ進行したが，左側屈で33°（柔軟性43%）に，L4/L5楔状化は右側屈で−3°へ過矯正（矯正率100%）され，柔軟性は維持されていた.52歳以降の経過において，SRS-22 painスコアは5，腰痛VAS 0 cm，ODI 0〜2%と良好な臨床経過であった.

## Ⅳ. 考　察

本研究においても過去のAISの自然経過に関する報告[1,2]と同様に，骨成熟後も側弯は緩徐に進行することが示された.主カーブCobb角の年間増加量は0.4°〜0.5°程度で，カーブタイプ間に有意差はなかった.しかし，主カーブCobb角の中央値は，TL/L群においてMT群およびDM群より10°程度小さいことを考慮すると，TL/Lシングルカーブは骨成熟後も進行しやすいカーブタイプであることが示唆された.一般に，TL/L側弯は側弯変形による椎間板や椎間関節への非対称性の負荷による退行性変性と，それに伴う側方すべりや回旋変形が生じやすいことが知られている[2].実際に，Alcalaら[9]はAIS非手術例の骨成熟後30年の長期追跡調査において，骨成熟から最初の20年間での側弯進行はMT側弯で0.4°/年，TL/L側弯で0.3°/年であったが，次の10年間（骨成熟後20〜30年）ではMT側弯0.1°/年，TL/L側弯0.5°/年と，加齢に伴ってTL/L側弯の進行が加速していたと報告している.本研究は骨成熟後平均25年での調査で，最終調査時の平均年齢も40歳であり，さらなる長期の追跡調査が必要である.

側弯が緩徐進行性である一方，HRQOLは良好に保たれていた.特に包括的健康尺度であるSF-12では，下位尺度スコアの中央値は，一部の項目を除いて国民標準値と同等以上であった.しかし，疾患特異的尺度であるJOABPEQにおいて，歩行機能障害，社会生活障害，および腰痛がMT群に比してTL/L群やDM群で強い傾向を認めた.また，健常対照群との比較でも，構築性腰椎側弯を有する症例でSF-12役割/社会的側面のサマリースコアおよびSRS-22 painスコアが低い傾向を認め，腰痛VASとODIは有意に高くなっていた.すなわち，構築性腰椎側弯を有する症例において，成人期の腰痛およ

び腰椎機能障害が強く，結果として日常役割機能にも少なからず悪影響を及ぼしているものと考えられた.したがって，構築性腰椎側弯を有する症例においては成人期においても注意深い経過観察と必要に応じて生活指導や治療介入も検討する必要がある.

思春期における側弯症の進行予防に関しては，装具療法の有効性が確立されている[10].しかしながら，成人期における側弯進行予防については確立された治療法はなく，定期的な経過観察で進行の有無を確認するにとどまっている.一方で，本研究により，体幹の側屈柔軟性の重要性が示された.すなわち，側屈による側弯柔軟性，L4/L5椎間板楔状化の矯正率，および腰椎ROMが大きいほど腰椎椎間板変性が軽度で，腰痛および腰椎機能障害は軽度であった.体幹側屈柔軟性の重要性は，AIS術後の症例においても同様であり，胸椎を主カーブとするAIS（Lenke分類type 1〜4）に対する矯正固定術後10年でのSRS-22スコアについて，側屈柔軟性が維持されている症例のほうが柔軟性の低下した症例に比べてpain, function, satisfaction, およびtotalにおいてスコアが有意に高かったことが報告されている[11].側弯Cobb角と異なり，体幹柔軟性は日常の運動習慣により維持あるいは改善させうる因子であるため，AIS手術例・非手術例ともに長期的な体幹柔軟性の維持を指導していくべきである.特に骨成熟時に，将来的な腰痛の危険因子である16°以上の大きなL4椎体傾斜を認める症例では，より積極的な指導・介入を考慮すべきである.

## まとめ

1）骨成熟時も主カーブCobb角は年間0.4°〜0.5°程度の割合で緩徐に進行していた.

2）成人期のHRQOLでは，包括的健康尺度は良好であるが，構築性腰椎側弯を有する症例で腰椎機能障害が強く，日常役割機能も低下していた.

3）体幹側屈による腰椎側弯やL4/L5椎間板楔状化の柔軟性の低下が腰椎椎間板変性や腰痛と関連しており，長期的な患者指導を要する.

**文　献**

1) Weinstein SL et al. Idiopathic scoliosis：long-term follow-up and prognosis in untreated patients. J Bone Joint Surg Am. 1981；**63**：702-12.

2) Agabegi SS et al. Natural history of adolescent idiopathic scoliosis in skeletally mature patients：a critical review. J Am Acad Orthop Surg. 2015：**23**：714-23.

3) Danielsson AJ. Natural history of adolescent idiopathic scoliosis：a tool for guidance in decision of surgery of curves above 50°. J Child Orthop. 2013：**7**：37-41.

4) Ohashi M et al. Impact of the flexibility of the spinal

deformity on low back pain and disc degeneration in adult patients nonoperatively treated for adolescent idiopathic scoliosis with thoracolumbar or lumbar curves. Spine Deform. 2022；**10**：133-40.

5) Watanabe K et al. Health-related quality of life in nonoperated patients with adolescent idiopathic scoliosis in the middle years：a mean 25-year follow-up study. Spine. 2020；**45**：E83-9.

6) Ohashi M et al. Predicting factors at skeletal maturity for curve progression and low back pain in adult patients treated nonoperatively for adolescent idiopathic scoliosis with thoracolumbar/lumbar curves：a mean 25-year follow-up. Spine. 2018；**43**：1403-11.

7) Nash CL et al. A study of vertebral rotation. J Bone Joint Surg Am. 1969；**51**：223-9.

8) Pfirrmann CW et al. Magnetic resonance classification of lumbar intervertebral disc degeneration. Spine. 2001；**26**：1873-8.

9) Alcala C et al. Moderate scoliosis continues to progress at 30-year follow-up：a call for concern? Spine Deform. 2024；**12**：89-98.

10) Weinstein SL et al. Effects of bracing in adolescents with idiopathic scoliosis. N Engl J Med. 2013；**369**：1512-21.

11) Ohashi M et al. The benefits of sparing lumbar motion segments in spinal fusion for adolescent idiopathic scoliosis are evident at 10 years postoperatively. Spine. 2020；**45**：755-63.

\* \* \*

Ⅱ．学童期側弯症 ◆ 2．診断

# 小児整形外科医と脊椎外科医による側弯外来の試み*

佐野敬介　　田中雅人**

［別冊整形外科 87：17〜22，2025］

## はじめに

　愛媛県立子ども療育センター整形外科（当科）は小児整形外科医1名が常勤しており，小児整形外科疾患診療と障害児（者）診療に従事している．当科では脊柱側弯症（以下，側弯症）に対して経過観察および装具療法を施行しているが，施設面の問題から側弯症矯正手術を施行することは不可能である．このため，手術療法を要する側弯症例は専門病院に紹介する必要がある．ただし患児（者）および家族の中には「普段通い慣れていない病院は敷居が高い」と感じて，受診を躊躇するケースが多い．また，当科で多く診療している症候性側弯症については，脊椎外科医に対し基礎疾患の病状などを診療情報提供書のみで詳細に伝えることがむずかしく，これも患児（者）および家族が側弯症手術を検討するうえでの大

きな障壁となっている．このため，当科では小児整形外科医が立ち会った状態での脊椎外科医による側弯症専門外来を行ってきた．本稿では，本外来の成果について報告する．

## Ⅰ．外来の実際

　当科では2010年の春休み以降，長期休暇ごとに年3回，小児整形外科常勤医が立ち会ったうえで岡山大学整形外科脊椎・脊髄グループの医師が側弯外来を行っている．対象は当科で普段経過観察している側弯症患者の中で専門医に相談するべき症例，手術適応例，および側弯症術後経過観察例である．側弯症以外の脊椎疾患患者も一部診療対象としており，外来1回あたり20〜30例の診療を行っている．この際，小児整形外科医はただ立ち会うのみではなく，基礎疾患の病状や患児（者）を取り巻

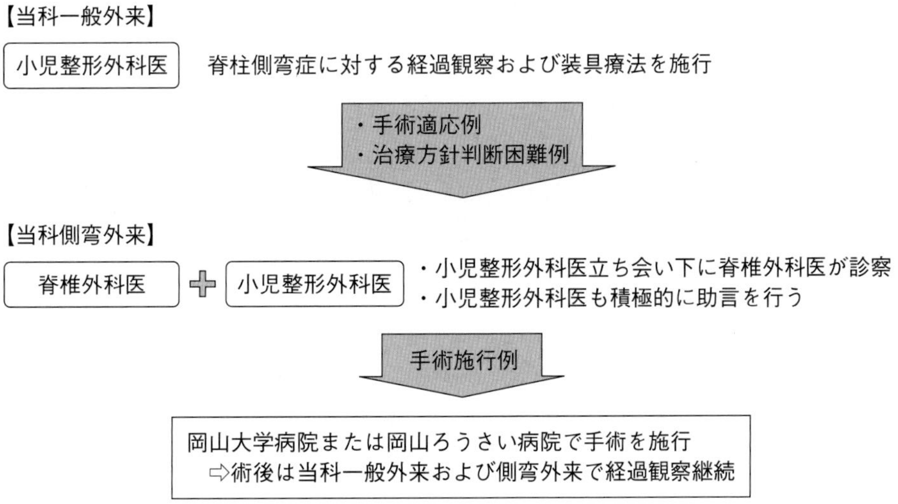

【当科一般外来】

小児整形外科医　　脊柱側弯症に対する経過観察および装具療法を施行

・手術適応例
・治療方針判断困難例

【当科側弯外来】

脊椎外科医 ＋ 小児整形外科医　・小児整形外科医立ち会い下に脊椎外科医が診察
・小児整形外科医も積極的に助言を行う

手術施行例

岡山大学病院または岡山ろうさい病院で手術を施行
⇨術後は当科一般外来および側弯外来で経過観察継続

**図1．当科側弯外来の流れ**

## ▌Key words

scoliosis，pediatric orthopedic surgeon，spine surgeon

*Specialized outpatient clinic for scoliosis collaborated with pediatric orthopedic surgeon and spine surgeon
**K. Sano（医監）：愛媛県立子ども療育センター整形外科（☎791-0212　東温市田窪2135；Dept. of Orthop. Surg., Ehime Rehabilitation Center for Children, Toon）；M. Tanaka（副院長）：岡山ろうさい病院整形外科．［利益相反：なし．］

II．学童期側弯症 ◆ 2．診断

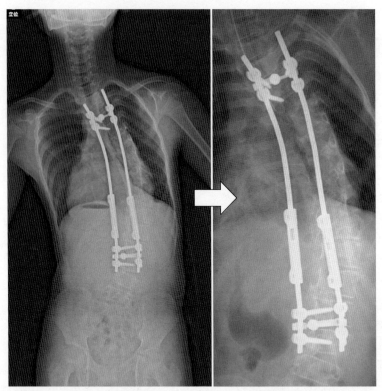

延長前X線正面像　　　　延長後X線正面像
a．Growing rod 延長（11歳，男児）

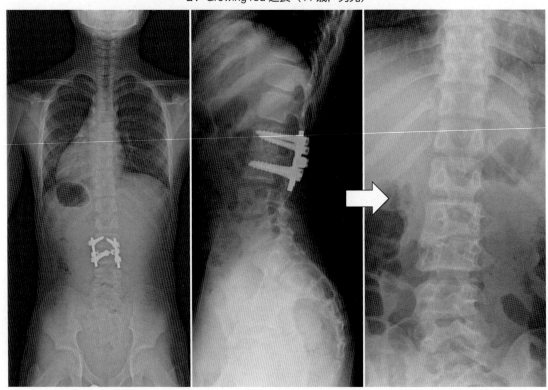

抜釘前X線正面像　　　抜釘前X線側面像　　　抜釘後X線正面像
b．インプラント抜釘（13歳，男児）
図2．当科手術例

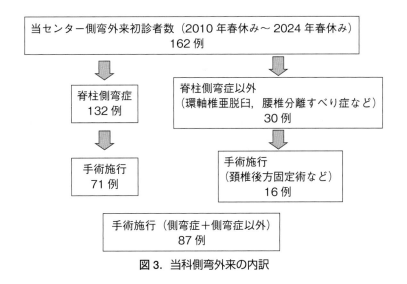

図3. 当科側弯外来の内訳

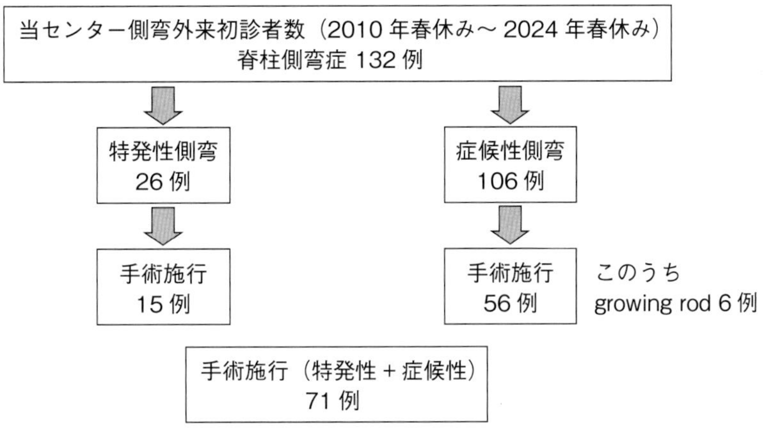

図4. 側弯症の内訳

く社会的環境などについても積極的に助言を行い，診療がスムーズにすすむように努めている．側弯外来で手術適応と判断された症例は岡山大学病院または岡山ろうさい病院整形外科で手術を施行されている（図1）．手術を希望されなかった症例については，引き続き当科一般外来にて経過観察を行っている．なお growing rod の延長およびインプラントの抜釘は当科で施行している（図2）．術後経過観察はすべて当科の一般外来および側弯外来で行っている．一部の患者は当科転院にて術後リハビリテーションも行っている．

## II. 結　果

2010年春休み～2024年春休みに本外来を初診した患児（者）数は，計162例であった．このうち側弯症は132例であり，側弯症以外の脊椎疾患（環軸椎亜脱臼，腰椎分離すべり症など）は30例であった．手術は計87例に施行されており，このうち側弯症矯正術を施行されたのは71例であった．16例には頚椎後方固定術などの側弯

表1. 症候性側弯症（手術施行例）の内訳

| | |
|---|---|
| 脳性麻痺および中枢性神経糸疾患（例） | 20 |
| 筋疾患（例） | 13 |
| 先天性脊柱側弯（例） | 8 |
| 骨系統疾患（例） | 5 |
| 先天性奇形症候群（例） | 5 |
| 染色体異常（例） | 3 |
| 先天性多発性関節拘縮症（例） | 2 |

症手術以外を施行した（図3）．側弯症初診患児（者）132例の内訳は特発性26例，症候性106例であった．矯正手術を施行した側弯症71例の内訳は特発性15例，症候性56例であり，症候性のうち6例には growing rod を挿入した（図4）．手術を施行した症候性側弯症の原疾患は脳性麻痺および中枢性神経系疾患20例，筋疾患13例，先天性脊柱側弯8例，骨系統疾患5例，先天性奇形症候群5例，染色体異常3例，先天性多発性関節拘縮症（兄妹例）2例であった（表1）．脳性麻痺および中枢性神経系

疾患の内訳は，弛緩性麻痺15例，痙性麻痺5例であり，手術時粗大運動能力分類システム（gross motor function classification system：GMFCS）はlevel II（補助具なしに歩行可能）5例，level III（補助具を使用して歩行可能）4例，level IV（自力移動が制限）2例，level V（電動車椅子を使用しても自力移動不可能）9例であった．筋疾患の内訳はDuchenne型筋ジストロフィー7例，Duchenne型以外の筋ジストロフィー2例，脊髄性筋萎縮症2例，重症筋無力症1例，ミオパシー1例であり，手術時運動レベルは坐位不能11例，歩行可能2例であった．骨系統疾患の内訳は骨形成不全症3例，点状軟骨異形成症1例，先天性脊椎骨端異形成症1例であった．先天性奇形症候群の内訳はSotos症候群1例，Klippel-Trénaunay-Weber症候群1例，Hallermann-Streiff症候群1例，Pallister-Hall症候群1例，原疾患不詳1例であった（表2）．いずれの症例も主治医である小児整形外科医も立ち会った状況で十分に説明を受けたことで，スムーズに手術を受けることが可能であった．また側弯外来を受診したうえで手術を選択しなかった症例も多く存在したが，小児整形外科医も立ち会った状態で十分に説明を聞いた後に患者家族は結論を出されたため，いずれも納得されていた．

## III．症例提示

**症　例**．13歳（手術時年齢），男児．Duchenne型筋ジストロフィー．

**現病歴**：独坐不能であった．Cobb角61°の脊柱側弯症を認めており，側弯矯正手術の適応であった．

**治療経過**：当科一般外来にて側弯手術の説明を行っていたが，手術に対する患者本人および家族の不安が非常に強い状態であった．また，脊椎外科医の診察についても「病状がうまく脊椎外科医に伝わるか心配」と家族は強い不安を訴えていた．そこで当科側弯外来を受診していただいた．その際，現在の病状，運動機能，家庭環境，および術後考慮すべき点（摂食環境の整備，車椅子および坐位保持装置の調整など）について，小児整形外科医から脊椎外科医に直接説明を行った．側弯外来受診により患者本人および家族ともに不安が取り除かれたため，岡山大学病院整形外科で側弯症矯正術（Th5-腸骨後方固定術）が施行された．

**術後経過**：早期に当科転院にてリハビリテーションを施行した．また術後身長が伸びており，胸腰椎の屈曲可動域も低下したため，当科で食事環境の整備や車椅子および坐位保持装置の調整も行った．現在22歳であり術後9年が経過したが，坐位姿勢は安定しており，患者本人および家族の術後満足度も非常に高かった（図5）．

## IV．考　察

側弯症の保存療法について，現在医学的に有用性が確認されている治療法はギプスによる矯正固定と装具療法のみであるが[1,2]，実質的にはコルセットによる装具療法がほとんどである．胸椎カーブの重症例は肺機能への負の影響があり，腰椎カーブの進行例は腰痛などで日常生活動作を低下させる可能性があるため[3]，矯正手術加療の適応となる．しかし手術侵襲が大きいため，患者本人や家族が躊躇される場面が実臨床では多く認める．当科にて数多く診療をしている症候性側弯症は特に手術侵襲が大きい傾向が強い．2017年に施行された日本側彎症学会の全国調査では，神経筋原性側弯症については出血量，術後肺炎およびインストゥルメンテーションの破綻においてほかの側弯症群と比較して高い合併症率が報告されている[4]．このため，症候性側弯症については特に患者家族が手術を躊躇される症例が多い．また麻痺や知的障害を有する症例については，手術を計画するにあたって運動機能や日常生活動作機能および患児（者）を取り巻く社会的環境なども考慮する必要があるものの，脊椎外科医のみでこれらを十分に評価して把握することは非常に困難であり，これも患者家族が手術を躊躇する大きな一因となっている．

神経筋原性側弯症では脊柱変形の進行に伴い坐位バランスや呼吸循環機能および消化器機能も悪化して，生活の質も低下していくことが指摘されており[5,6]，側弯矯正固定術の有用性も多くの論文で報告されている[7,8]．このため当科では適応例に関しては積極的に側弯矯正手術をすすめるべきであると考えており，前述してきた手術療法を検討するにあたっての障壁を取り除く目的にて側弯外来を施行してきた．中村らは「本邦の小児神経筋性側弯症への対応は後進国といわざるをえない」と指摘したうえで，状況を改善するためには脊椎外科医と小児科医との連携が不可欠であると述べている[9]．当科も特に神経筋原性側弯症では，手術適応例を専門病院に紹介するのみでは不十分であると考えている．このため，普段から診療していて全身状態・運動機能・知的レベル・社会的環境を熟知している小児整形外科医と脊椎外科医が協力することで手術療法が促進されると考えて専門外来を開設しており，一定の効果が得られている．

当科側弯外来のメリットとしては，小児整形外科医および脊椎外科医にとっては「患児（者）の状態について，より詳細かつ具体的に小児整形外科医から脊椎外科医に直接伝達可能である」，「患者家族と脊椎外科医の間で認識の違いが発生した場合，小児整形外科医がその場ですぐに修正可能である」，「手術が決定した場合，医師間で

**表2. 症候性側弯症（手術施行例）の内訳**

a

| 【脳性麻痺および中枢性神経系疾患：20例】 |
| --- |
| ・弛緩性麻痺：15例 |
| ・痙性麻痺：5例 |
| 　GMFCS（粗大運動能力分類システム） |
| 　　level Ⅱ：5例 |
| 　　level Ⅲ：4例 |
| 　　level Ⅳ：2例 |
| 　　level Ⅴ：9例 |

b

| 【筋疾患：13例】 |
| --- |
| ・Duchenne 型筋ジストロフィー：7例 |
| ・Duchenne 型以外の筋ジストロフィー：2例 |
| ・脊髄性筋萎縮症：2例 |
| ・重症筋無力症：1例 |
| ・ミオパシー：1例 |
| 　手術時運動レベル |
| 　　坐位不能：11例 |
| 　　歩行可能：2例 |

c

| 【骨系統疾患：5例】 |
| --- |
| ・骨形成不全症：3例 |
| ・点状軟骨異形成症：1例 |
| ・先天性脊椎骨端異形成症：1例 |

d

| 【先天性奇形症候群：5例】 |
| --- |
| ・Sotos 症候群：1例 |
| ・Klippel-Trénaunay-Weber 症候群：1例 |
| ・Hallermann-Streiff 症候群：1例 |
| ・Pallister-Hall 症候群：1例 |
| ・原疾患不詳：1例 |

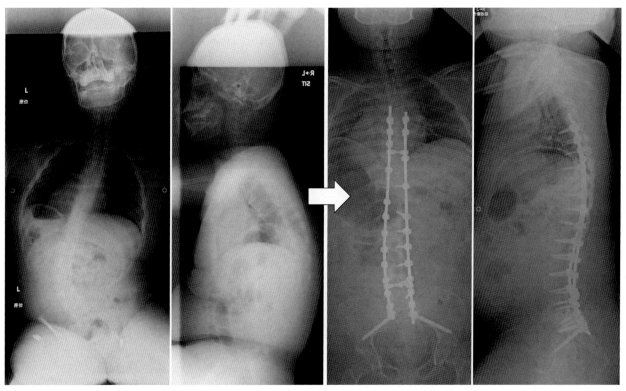

　　術前X線正面像　　　　術前X線側面像　　　　術後X線正面像　　　　術後X線側面像
　　　　a．独坐不能，Cobb 角 61°　　　　　　b．Th5～腸骨後方固定術（術後9年）
　　　　　図5．症例．13歳（手術時年齢），男児．Duchenne 型筋ジストロフィー

直接詳細な打ち合わせが可能である」という点があげられる．また，患者家族にとっては「患児（者）の状態を主治医が直接詳細に脊椎外科医に説明してくれる」，「初対面の脊椎外科医との間を主治医が取り持ってくれて，話の内容が逸れた場合には主治医がその場で修正してくれる」，「術後の経過観察を慣れた病院で受けることができる」，「手術を受けないと決めた場合，通い慣れた病院であると断りやすい」といったメリットがある．今後も現形態の側弯外来を継続して，患者本人および家族にとっても，そして脊椎外科医にとっても有益な環境を提供できるように，小児整形外科医として努めていく所存である．

## ま　と　め

1）当科では小児整形外科医と脊椎外科医が協力して側弯外来を実施してきた.

2）当科側弯外来を通じて2010年春休み〜2024年春休みの間に87例の脊柱側弯症例が側弯矯正術を受けた.

3）当科側弯外来の形式は患者本人・家族および脊椎外科医にとって有益であり，今後も継続していく予定である.

当科側弯外来運営にあたり，多大なご協力をいただいている岡山大学整形外科脊椎・脊髄グループの皆様に，この場を借りて深謝申し上げる.

### 文　献

1) Nachemson A et al. Effective of treatment with a brace in girls who have adolescent idiopathic scoliosis. J Bone Joint Surg Am. 1995；**77**：815-22.

2) Rowe DE et al. A meta-analysis of the efficacy of non-operative treatment for idiopathic scoliosis. J Bone Joint Surg Am. 1997；**79**：64-74.

3) 渡辺航太. 思春期特発性側弯症の疫学・自然経過. 関節外科. 2023；**42**：374-8.

4) Sugawara R et al. The complication trends of pediatric spinal deformity surgery in Japan：The Japanese Scoliosis Society Morbidity and Mortality Survey from 2012 to 2017. J Orthop Sci. 2021；**26**：744-9.

5) Boachie-Adjei O et al. Management of neuromuscular spinal deformities with Luque segmental instrumentation. J Bone Joint Surg Am. 1989；**71**：548-62.

6) Ferguson RL et al. Considerations in the treatment of cerebral palsy patients with spinal deformities. Orthop Clin North Am. 1988；**19**：419-25.

7) Bothz C et al. Changes in health-related quality of life after spinal fusion and scoliosis correction in patients with cerebral palsy. J Pediatr Orthop. 2011；**31**：668-73.

8) Watanabe K et al. Is spine deformity surgery in patients with cerebral palsy truly beneficial?：a patient/parent evaluation. Spine. 2009；**34**：2222-32.

9) 中村直行ほか. 小児神経筋性側弯症手術の実際. 別冊整形外科. 2024；**85**：160-5.

＊　　　＊　　　＊

# 思春期特発性側弯症に対しての computer-aided design/computer-aided manufacturing Chêneau 装具と active corrective 装具の矯正率の検討*

岩沢太司　　小原徹哉　　町野正明　　瀧村浩介　　細川佑太
鷲見　聰**

［別冊整形外科 87：23〜27, 2025］

## はじめに

思春期特発性側弯症（AIS）に対する装具療法は，保存療法の中で治療効果のある加療方法である．当科では 2020 年から computer-aided design（CAD）/computer-aided manufacturing（CAM）system を使用した CAD/CAM Chêneau 装具を AIS に対して使用しているが，その効果は現時点では不明である．このため，胸椎と腰椎ダブルカーブを有する AIS に対して CAD/CAM Chêneau 装具と active corrective（AC）装具との装着後矯正率の比較を行った．また画像評価のみではなく，AC 装具から CAD/CAM Chêneau 装具に変更した症例に対してアンケート調査を行い，AC 装具と CAD/CAM Chêneau 装具の患者アウトカムを調べた．

## I. 背　　景

AIS に対して装具療法は，効果のある保存療法と報告されている．Weinstein らは 146 例の装具療法群と 96 例の経過観察群を比較し，装具療法群は治療成功率 72% で，経過観察群は 48% であり，装具療法の有効性を示した．装具装着時間は全体で 1 日平均 12.1（0〜23）時間であり，装具装着 6 時間未満の場合は成功率 41% で経過観察例と差はなく，12.9 時間以上装着例では 90〜93% の成功率であった．装着時間のより長い群が成績良好であるとした[1]．このため当科では AIS に対して装具療法の成

功のために 1 日 13〜22 時間程度の装具装着時間を目標に指導している．

当科では以前から AC 装具やボストン型装具，大阪医大式装具を使用しており，その有効性は以前から報告されている．ただし装具装着に伴う問題点もある．① 装具装着のためにサイズの大きい洋服やダボっとした洋服を着用する必要があり気に入った洋服を着ることができないといった洋服選択制限，② 背面に脱着があるためにトイレに行くときに自己での装着・脱着箇所ができないといった点，③ 思春期に多い疾患であり周囲の視線が気になる点，④ 装具装着前までに外来受診回数が多く学校を休まなくてはならない点，⑤ 装具装着すると暑いや重たいといった不満点があった．上記の不満点を少しでも改善することで装具装着時間を長くし，それにより装具療法率を上昇させることができるのではないかと考え，2020 年ころから当科では CAD/CAM Chêneau 装具の使用を始めた．

Chêneau 装具は 1979 年に Jacques Chêneau によって開発された装具である．ほかの AIS 装具とは異なり頂椎の圧迫ではなく，回旋矯正を主眼としている．圧迫矯正部位と反対側には圧迫部位を逃がす開放部を作成し，圧迫部と開放部の組み合わせによって形づくられている．胸郭部では hump 側の前胸部と hump と対側の背部に開放部を作成し，呼吸による矯正が装具内でできるように考えられている．Chêneau 装具は欧州で発展し，Rigo-

## Key words

adolescent idiopathic scoliosis, computer-aided design/computer-aided manufacturing Chêneau brace, active corrective brace

*A study of the correction rate of computer-aided design/computer-aided manufacturing Chêneau and active corrective braces for adolescent idiopathic scoliosis
第 56 回日本側彎症学会において発表した．
**T. Iwasawa（医長），T. Ohara（部長），M. Machino（部長），K. Takimura（部長），Y. Hosokawa（医長），S. Sumi：名城病院整形外科・脊椎脊髄センター（☎ 460-0001 名古屋市中区三の丸 1-3-1；Dept. of Orthop. & Spine Surg., Meijo hospital, Nagoya）．［利益相反：なし.］

II. 学童期側弯症 ◆ 3. 装具療法

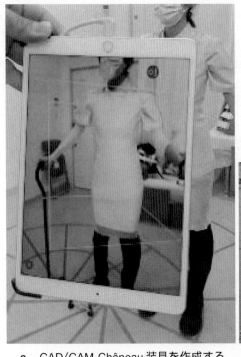
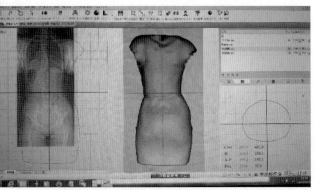

a．CAD/CAM Chêneau 装具を作成する際の体幹を 3D スキャナーで撮影している様子

b．CAD/CAM Chêneau 装具を作成時に CAD 上で装具をデザインしている様子

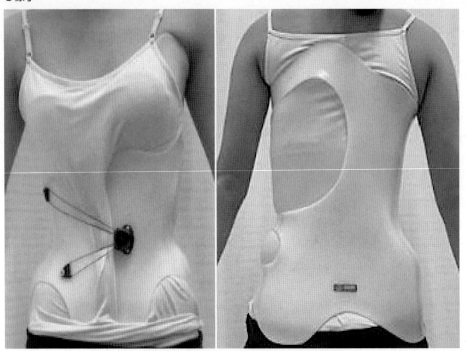

c．実際に作成した CAD/CAM Chêneau 装具

図1．CAD/CAM Chêneau 装具作成の流れ

Chêneau 装具や Chêneau-Gensingen 装具などさまざまに改良を経て[2]，現在当科では CAD/CAM Chêneau 装具を使用している．

当科での従来装具の作成方法は，患児をリッサーベッド上で臥位の状態で矯正し，その状態で石膏により型をとり，石膏をもとにプラスチックで採型する．採型したプラスチック装具で仮合わせを行い，余分の部分をカットする．その後，金属支柱などを装着し完成となる．患児は石膏モデル作成時，仮合わせ時，完成時と最低3回の外来受診が必要となる．CAD/CAM Chêneau 装具では，受診時に全脊椎 X 線像と体幹を 3D スキャナーで撮影し（図1a），それをもとに CAD 上で装具をデザイン

する（図1b）．デザインしたデータをもとに3Dプリンターで装具を作成し，患児に仮合わせと同時に完成品を装着することが可能である（図1c）．脱着機構を当科では前方ラチェットとして，自己での脱着を容易にしている．これによりトイレなどでの患児本人での脱着を可能にしている．装着時にはおおまかに3本指が入る程度の締め付けを指導している．CAD/CAM Chêneau装具では金属支柱をなくし，なるべく目立たないようにすることで，洋服選択制限を緩和でき，装具の重量を軽くし，装具の脱着を容易としている．装具のコンプライアンスを上げ，装具装着時間を増やすことにつながるのではないかと考えている．

当科では2020年からCAD/CAM systemを使用したChêneau装具をAISに対して使用しているが，その効果は現時点では不明である．初期矯正率がその後の装具成功率につながると報告されており，胸椎と腰椎ダブルカーブを有するAISに対してCAD/CAM Chêneau装具とAC装具との矯正率の比較を行った．

また，装具療法の成功率を上げるためにはコンプライアンスの維持，治療中断の回避，心理的負担への配慮が重要であると考え，画像上の評価のみではなくAC装具からCAD/CAM Chêneau装具に変更した症例に対してアンケート調査を行い，装具の満足度を調査した．

## Ⅱ．対象および方法

### ❶CAD/CAM Chêneau装具とAC装具との矯正率の比較

当科で側弯症に対して新規に装具療法を開始した，先天性・麻痺性・症候性側弯症を除外したAISを対象とした．対象は① 10歳以上，② Risser徴候grade 0～2，③主Cobb角25°～40°，④女性では初潮前または初潮後1年以内，男性では声がわり前か声がわりして1年以内，⑤胸椎と腰椎ダブルカーブの症例とした．当科でAC装具（AC群）またはCAD/CAM Chêneau装具（CC群）を初回に作成し，上記項目を満たすAC群51例とCC群

43例を対象とした．評価項目は，装具開始1年後の装具装着下全脊椎X線像での胸椎カーブと腰椎カーブの矯正率，自己申告による装具の装着時間，手術に移行した症例数とした．

### a．結　果

AC群は男児3例，女児48例，平均年齢12.9歳，平均身長155.2 cm，平均体重45.9 kg，body mass index（BMI）19.1 kg/m$^2$で，Risser徴候grade 0：30例，grade 1：8例，grade 2：13例であった．CC群は，男児1例，女児42例，平均年齢13.0歳，平均身長152.7 cm，平均体重44.1 kg，BMI 19.1 kg/m$^2$で，Risser徴候grade 0：30例，grade 1：5例，grade 2：8例であった（表1）．

AC群の装具装着前の胸椎Cobb角32.5°，腰椎Cobb角29.8°であり，装具開始1年後の装具装着下での胸椎Cobb角19.5°，腰椎Cobb角13.1°であり，矯正率は胸椎41.4％，腰椎56.1％であった．装具装着平均時間は14.7時間であった．

CC群の装具装着前の胸椎Cobb角30.2°，腰椎Cobb角27.1°であり，装具開始1年後の装具装着下での胸椎Cobb角18.7°，腰椎Cobb角12.4°であり，矯正率は胸椎39.2％，腰椎54.2％であった．装具装着平均時間は13.3時間であった．装着後1年以内の手術への移行例は両群とも認めなかった（表2）．

表1．AC装具とCAD/CAM Chêneau装具の患者背景

| | AC群<br>（n＝51） | CC群<br>（n＝43） | p値 |
|---|---|---|---|
| 年齢（歳） | 12.9 | 13.0 | NS |
| 性（女/男） | 48/3 | 42/1 | NS |
| 身長（cm） | 155.2 | 152.7 | NS |
| 体重（kg） | 45.9 | 44.1 | NS |
| BMI（kg/m$^2$） | 19.1 | 19.1 | NS |
| Risser徴候（例） | grade 0：30<br>grade 1：8<br>grade 2：13 | grade 0：30<br>grade 1：5<br>grade 2：8 | |

表2．AC装具とCAD/CAM Chêneau装具の矯正率の比較

| | | AC群<br>（n＝51） | CC群<br>（n＝43） | p値 |
|---|---|---|---|---|
| 胸椎Cobb角 | 装着前（°） | 32.5 | 30.2 | NS |
| | 装着1年後（°） | 19.5 | 18.7 | NS |
| | 矯正率（%） | 41.4 | 39.2 | NS |
| 腰椎Cobb角 | 装着前（°） | 29.8 | 27.1 | NS |
| | 装着1年後（°） | 13.1 | 12.4 | NS |
| | 矯正率（%） | 56.1 | 54.2 | NS |
| 時間 | | 14.7 | 13.3 | NS |

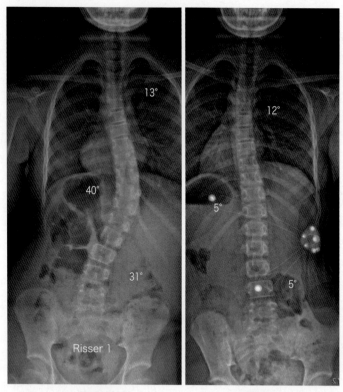

a．装具装着前　　　　b．装具装着1年後
図2．症例．11歳，女児．Risser 徴候 grade 1

b．症例提示

**症　例**．11歳，女児．Risser 徴候 grade 1．

**治療経過**：Cobb 角 13°/40°/31°（Th1～Th6/Th6～L1/L1～L5）に対して CAD/CAM Chêneau 装具を作成した．装具装着時間は 22 時間/日であった．1 年後の Cobb 角 12°/5°/5° と良好な矯正状態であった（図2）．

### ❷AC 装具から CAD/CAM Chêneau 装具に変更した症例に対するアンケート調査

**a．対　象**

当科で AIS に対して AC 装具を処方し，成長とともに装具を作り直す際に CAD/CAM Chêneau 装具を作成した症例に対してアンケート調査を行った．対象は 18 例のうち，回答があった 12 例とした．全例女性であり，平均年齢は 15.8 歳であった．

アンケート項目は以下の 9 項目とした．回答では AC 装具，CAD/CAM Chêneau 装具，どちらの装具も同等で回答するようにした．

① どちらの装具のほうが効果が同じだとしたら側弯症治療のために選択しますか．
② どちらの装具のほうが着脱しにくかったですか．
③ どちらの装具のほうが見た目が気になりましたか．
④ どちらの装具のほうが暑さを感じましたか．
⑤ どちらの装具のほうが動きづらさを感じましたか．
⑥ どちらの装具のほうが痛みを感じましたか．
⑦ どちらの装具のほうが締めつける苦しさを感じましたか．
⑧ どちらの装具のほうがトイレ動作がしにくかったですか．
⑨ どちらの装具のほうが上着がこすれて破れやすかったですか．

**b．結　果**

① は AC：0 例，CC：11 例，どちらも同じ：1 例
② は AC：12 例，CC：0 例，どちらも同じ：0 例
③ は AC：10 例，CC：0 例，どちらも同じ：2 例
④ は AC：5 例，CC：2 例，どちらも同じ：5 例
⑤ は AC：8 例，CC：0 例，どちらも同じ：4 例
⑥ は AC：7 例，CC：1 例，どちらも同じ：4 例
⑦ は AC：6 例，CC：1 例，どちらも同じ：5 例
⑧ は AC：4 例，CC：0 例，どちらも同じ：8 例
⑨ は AC：8 例，CC：0 例，どちらも同じ：4 例

AC 装具から CAD/CAM Chêneau 装具に変更した場合には，AC 装具よりも CAD/CAM Chêneau 装具のほうをほぼ全例で選択する結果となった．着脱のしにくさや見た目，動きづらさ，痛み，洋服のトラブルに関しては AC 装具よりも CAD/CAM Chêneau 装具が勝ってお

り，暑さや締め付け感，トイレ動作に関してはCAD/CAM Chêneau装具がわずかに勝るという結果であった．全体的に，CAD/CAM Chêneau装具の満足度のほうが勝る結果となった．

## Ⅲ. 考　察

諸家らの報告での胸椎カーブの初期矯正率は30〜40%，腰椎カーブの初期矯正率は50〜60%が多く，自験例におけるAC装具の胸椎矯正率は41.4%，腰椎矯正率は56.1%であり，CAD/CAM Chêneau装具の胸椎矯正率は39.2%，腰椎矯正率は54.2%と遜色のない矯正率であった．また，CAD/CAM Chêneau装具とAC装具の装着後1年の矯正率はほぼ同等であり，CAD/CAM Chêneau装具は，AC装具と比べ遜色ない装具であった[3〜5]．

装具装着時間をAC装具とCAD/CAM Chêneau装具で検討したが，どちらの装具でもほぼ平均装着時間は大きくかわらず優位性は認めなかった．しかし，AC装具からCAD/CAM Chêneau装具に変更した場合には，CAD/CAM Chêneau装具のほうをほぼ全例で選択しており，AC装具の負担（洋服選択の制限・自己脱着の不可・金属支柱と洋服の干渉・周囲からの視線）を軽減できる装具と考えられる．これにより，コンプライアンスの維持，治療中断の回避，心理的負担への軽減となりうる装具であると考えられる．CAD/CAM Chêneau装具は，選択されやすい装具であると考えられる．装具装着時間に関しても，full-time装着が装具療法の成功率を上げるとする意見がある一方，夜間装具やnight-braceの有効性を強調した報告もある．装具による過剰治療の回避や患者の身体的や精神的な負担の軽減のためには，成

長段階やCobb角に応じた装具装着時間などの検討も重ねていく必要がある．

両群ともに1年の短期では手術に移行した症例はなかったものの，今後装具抜去後も含め長期にわたり経過をみていき，検討を重ねる必要がある．

本研究の限界として，装具装着時間は自己申告のみであり，客観的な装着時間の評価ができていない点がある．また，測定を検者1名で行っている点が限界点としてある．

## ま と め

CAD/CAM Chêneau装具はAC装具と比べ冠状面での矯正率は同等であり，また装着時の患児のコンプライアンスを向上させる可能性がある装具である．

### 文　献

1) Weinstein SL et al. Effects of bracing in adolescents with idiopathic scoliosis. N Engl J Med. 2013；**369**：1512-21.
2) Rigo M et al. The Chêneau concept of bracing：biomechanical aspects. Stud Health Technol Inform. 2008；**135**：303-19.
3) Nachemson AL et al. Effectiveness of treatment with a brace in girls who have adolescent idiopathic scoliosis：a prospective, controlled study based on data from the Brace Study of the Scoliosis Research Society. J Bone Joint Surg Am. 1995；**77**：815-22.
4) Zaborowska-Sapeta K et al. Effectiveness of Chêneau brace treatment for idiopathic scoliosis：prospective study in 79 patients followed to skeletal maturity. Scoliosis. 2011；**6**：2.
5) Maruyama T et al. Effectiveness of brace treatment for adolescent idiopathic scoliosis. Scoliosis. 2015；**10**：S12.

\*　　　\*　　　\*

# Dual rod translation 法による
# 特発性側弯症の三次元矯正
## ── 胸椎後弯形成への新アプローチ*

堀　悠介　並川　崇　河村真気　松村　昭**

[別冊整形外科 87：28～31, 2025]

## はじめに

側弯症は脊柱の三次元的変形を特徴とし, 特に胸椎を主カーブとする思春期特発性側弯症（AIS）患者では, 胸椎後弯の喪失が多く認められる[1]. 胸椎後弯の減少は, 頚椎や腰椎の生理的前弯の減少を引き起こし, 矢状面アライメントの悪化や脊椎の変性を加速させる要因となる. また, 胸郭容積の減少やそれに伴う呼吸機能障害も報告されており[2], 患者の生活の質に重大な影響を与える可能性がある.

近年, 手術機器および手技の進歩により, 側弯症治療の成績は飛躍的に向上している. 特に椎弓根スクリューの導入により, 冠状面での矯正率は大幅に向上した. 一方で, 胸椎後弯が減少する症例が散見され[3], 矯正手技に起因する矢状面アライメントへの影響が課題として浮上している. このような背景から, 単なる側弯矯正にとどまらず, 胸椎後弯の回復をいかに実現するかが, 現代の側弯症治療における重要な課題と考えられる.

## Ⅰ. 胸椎後弯獲得における手術手技の工夫

側弯症に対する後方矯正固定術において, 胸椎後弯の獲得にかかわる絶対的な因子は存在せず, 複数の手術手技を適切に組み合わせることが求められる[4]. 胸椎後弯を効果的に形成するためには, 椎弓根スクリューを介して椎体を後方へ引き上げる力を最大限に活用することが鍵となる. しかしながら, 脊椎の可撓性が十分でない状態で無理な矯正を行うと, スクリューの引き抜きや破損のリスクが高まり, 意図した矯正効果が得られない可能性がある. したがって, 矯正を行う前に椎間関節や黄色靱帯などの後方構造を十分に解離し, 脊椎の柔軟性を高めることが重要である.

Ponte 骨切り術の有効性については議論が分かれるものの, 胸椎後弯の形成に寄与する可能性がある. 特に後弯の頂椎付近では, 後弯形成時に黄色靱帯が伸長するため, その切除が後弯形成をより効果的に促進すると考えられる. 近年のレビュー[5]でも, 特に術前の胸椎後弯が少ない症例において Ponte 骨切り術の併用が後弯獲得に有効であったと報告されている.

また, ロッドの特性も胸椎後弯形成に大きな影響を及ぼす. ロッドの後弯角度が強いほど椎体の後方移動量は大きくなるが, 矯正時にロッドが平坦化することは避けられない. この平坦化を防ぐためには, 剛性の高いロッドを選択することが重要である. 金属の剛性は弾性率と断面積で規定されるため, コバルトクロム製の太いロッドの使用が理論上有利である. 力学試験において, コバルトクロム製のロッドがチタン合金やステンレススチール製のロッドよりも後弯形成時の矯正力が高いことが示されており[6], 臨床研究においても同様の結果が報告されている[7].

矯正手技についても, 胸椎後弯の形成に影響を与える

## Key words

adolescent idiopathic scoliosis, hypokyphosis, posterior spinal fusion, thoracic kyphosis, translation

---

*Dual rod translation technique for thoracic idiopathic scoliosis provides excellent correction in the coronal and sagittal planes
　要旨は第 58 回日本側彎症学会において発表した.
**Y. Hori（医長）, T. Namikawa（副センター長）, M. Kawamura, A. Matsumura（センター長）：大阪市立総合医療センター側弯症センター （℡ 534-0021　大阪市都島区都島本通 2-13-22；Scoliosis Center, Osaka City General Hospital, Osaka）.
　［利益相反：なし.］

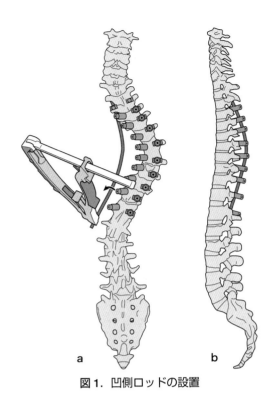

図1. 凹側ロッドの設置

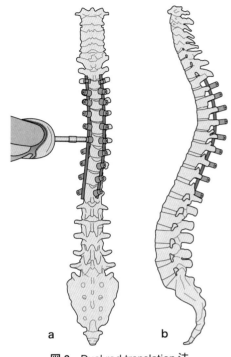

図2. Dual rod translation 法

重要な要素である．従来主流であったロッドローテーション法では，矯正後にロッドの後弯が平均20°程度減少すると報告されている[8]．一方で，トランスレーション法は後弯形成にもっとも効果的な矯正手技であるとフランスのナショナルデータベースからの報告で示唆されている[9]．

さらに，ロッドの曲げ方や椎弓根スクリューの配置，本数，固定範囲なども後弯形成に影響を与えうる因子であり，これらを適切に組み合わせることが重要である．

## II．Dual rod translation 法

### ❶手術方法

われわれは，胸椎後弯の形成に有利な手技を組み込みつつ，脊椎に対して愛護的な矯正を実現するため，2本のロッドを用いて同時に矯正を行うdual rod translation（DRT）法を採用した後方矯正固定術を行っている．以下に，その手術手技の概要を記す．

正中に皮膚切開を加え，椎弓から傍脊柱筋を剥離し，横突起外側まで展開する．術前CTをもとにナビゲーションを使用し，椎弓根スクリューを正確に挿入する．特に主胸椎カーブの凹側には椎弓根径が細いことが多いが，矯正時の力を分散させる目的で可能な限りスクリューを挿入する．スクリュー挿入が困難な場合にはネスフロンケーブルを代用する．使用する椎弓根スクリューは，最頭側を除き，基本的にタブ付きのリダクションスクリューを採用している．リダクションスクリューの利点はロッドが浮いた状態でもセットスクリューの設置が可能な点である．スクリュー挿入と並行して，全椎間で下関節突起を切除する．胸椎では横突起も切除し，横肋関節を解離する．頂椎付近の4～5椎間にはPonte骨切り術を併用し，椎間関節や黄色靱帯などの後方構造を十分に解離する．また，偽関節予防のため，上関節突起の切除は2 mmのKerrisonパンチを使用し，最小限にとどめる．

後方構造を十分に解離した後，凹側からロッドを設置する（図1a）．凹側には，平坦化を考慮し十分な後弯をつけた径6.0 mmのコバルトクロムロッドを用いる．ロッドの回旋軸を調整し，最頭側［上位固定椎（UIV）］のセットスクリューのみを仮固定する．この時点では，ロッドは頂椎付近でスクリューから浮いた状態にあり，後方へのトランスレーションはまだ行わない（図1b）．一方，凸側には6.0 mmのチタン合金ロッドを用い，differential rod contour法に基づき，凹側よりも後弯の弱い設計とする．凸側ではロッド設置が容易であり，セットスクリューを段階的に締めてロッドとスクリュー間の隙間をなくす．本操作により，凹側の椎体を後方へ引き上げる際に，凸側のロッドが回旋の軸となり，回旋矯正が同時に行えると考えている．次に，両側のUIVおよびその尾側1椎体のセットスクリューを締結し，後方へのトランスレーションを開始する．凹側のセットスクリューを頭尾側から段階的に締め付け，椎体を後方かつ内側に引き上げる（図2）．この際，スクリューの引き抜きが起こらないよう，細心の注意を払う．また，凸側の

II. 学童期側弯症 ◆ 4. 手術療法 1) 矯正手技の工夫

表1. X線パラメータの変化

|  | 術前 | 最終観察時 | p値 |
|---|---|---|---|
| 近位胸椎カーブ（°） | 32±9 | 14±6 | <0.001 |
| 主胸椎カーブ（°） | 58±8 | 15±5 | <0.001 |
| 腰椎カーブ（°） | 31±9 | 9±6 | <0.001 |
| 頚椎前弯角（C2〜C7）[°] | −7±12 | 6±10 | <0.001 |
| 胸椎後弯角（Th5〜Th12）[°] | 7±10 | 25±3 | 0.004 |
| 胸腰椎移行部後弯角（Th10〜L2）[°] | 0±7 | −2±7 | 0.013 |
| 腰椎前弯角（Th12〜S1）[°] | 44±9 | 50±8 | <0.001 |
| 骨盤後傾角（°） | 12±8 | 11±7 | 0.559 |
| sagittal vertical axis（SVA）[mm] | −17±23 | −22±24 | 0.109 |

表2. SRS-22スコアの変化

|  | 術前 | 最終観察時 | p値 |
|---|---|---|---|
| function | 4.8±0.3 | 4.6±0.4 | 0.005 |
| pain | 4.6±0.4 | 4.5±0.4 | 0.357 |
| self-image | 2.9±0.6 | 4.0±0.7 | <0.001 |
| mental health | 4.2±0.7 | 4.3±0.7 | 0.069 |
| satisfaction | — | 4.2±0.7 | — |
| subtotal score | 4.1±0.4 | 4.3±0.4 | 0.004 |

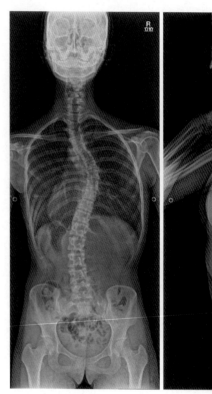 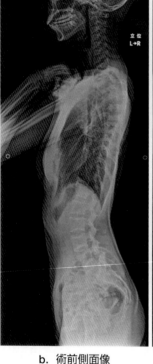 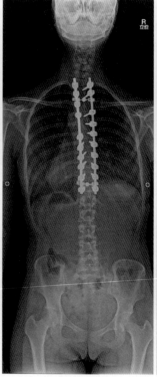 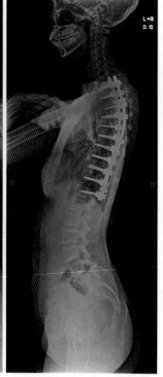

a. 術前正面像　　b. 術前側面像　　c. 最終観察時正面像　　d. 最終観察時側面像

図3. 代表症例. 18歳, 女. 単純X線像

頂椎付近にもアピカルトランスレーターを設置し，スクリューを介してトランスレーションフォースまたはデローテーションフォースを加えることで矯正を補助する．筆者らはリダクションスクリューを使用しており，矯正時にリデューサーを必要としないため，術野が煩雑にならず視認性が確保される．

Direct vertebral rotation (DVR) は腰椎カーブに対してのみ実施している．選択的胸椎固定術を行う症例では，neutral vertebra または stable vertebra よりも遠位に下位固定椎（LIV）を設定し，LIVに対してDVRを行うことで，可能な限り腰椎カーブの回旋矯正を図る．最後に，compression & distraction法を用いてUIVやLIVの傾きを調整する．

❷手術成績

当施設で胸椎を主カーブとするAIS患者に対し，DRT法を用いた後方矯正固定術を行い，1年以上の経過観察が可能であった症例を後ろ向きに調査した．調査項目は，患者背景，固定範囲，手術時間，出血量，X線パラメータ，Scoliosis Research Society-22（SRS-22）スコアとした．X線パラメータおよびSRS-22スコアは術前と最終観察時の値を用いた．混合効果モデルを用いて，年齢，性別，body mass index（BMI）で補正し，術前からの変化を評価した．

対象となったのは53例（女性49例）で，手術時の平均年齢は16.5±3.9歳，BMIは23.8±2.2kg/m²であった．術前のLenke分類はtype 1：19例，type 2：33例，type 3：1例であり，lumbar modifierはA：34例，B：9例，C：10例，sagittal modifierはN：19例，−：34例であった．UIVはTh2：27例，Th3：19例，Th4：7例，LIVはTh12：11例，L1：14例，L2：11例，L3：17例であった．手術時間は平均334±49分，出血量は平均506±223mℓであった．

X線パラメータの変化を表1に示す．側弯角は近位胸椎カーブ，主胸椎カーブ，腰椎カーブともに有意に改善しており，主胸椎カーブの矯正率は平均76%であった．胸椎後弯角（Th5〜Th12）は手術によって平均18°増加し，特にsagittal modifier −の症例では平均22°の増加が認められた．また，頚椎前弯角（C2〜C7）および腰椎前弯角（Th12〜S1）も有意に増加した．一方で，骨盤後傾やSVAは最終観察時に有意な変化はなかった．

SRS-22スコアでは，セルフイメージが術前2.9から最終観察時4.0に改善し，サブトータルスコアも有意な改善を認めた（表2）．

## Ⅲ. 症例提示

**症　例**．18歳，女（図3）．

**治療経過**：本例はLenke type 2B−であり，Th2〜Th12の後方矯正固定術を行った．主胸椎カーブは術前54°から最終観察時には8°まで改善し，近位胸椎カーブおよび腰椎カーブの矯正も良好であった．さらに，胸椎後弯角は術前2°から最終観察時24°まで増加し，それに伴い頚椎前弯角および腰椎前弯角も改善していた．

## ま と め

1）われわれの行っているDRT法は，リダクションスクリューを用い，両側のロッドで矯正を行うことで，シンプルでありながらスクリューやロッドへの負担を最小限に抑えた手術手技として特徴づけられる．

2）本研究の結果，DRT法は側弯矯正に加え，胸椎後弯の回復にも有効であることが示された．また，過去の報告[10,11]と同様に，胸椎後弯の回復が頚椎および腰椎の前弯角を増加させ，矢状面アライメント全体に良好な影響を与えることが確認された．

3）不十分な胸椎後弯は，術後のproximal junctional kyphosisのリスクを高める要因としても知られており[12]，胸椎後弯の回復が脊椎手術における重要な課題であることは明白である．

4）今後は，さらなる症例数の拡大や長期的な追跡調査を通じて，DRT法の有効性および安全性について検証をすすめていきたい．

## 文　献

1) Newton PO et al. The 3D sagittal profile of thoracic versus lumbar major curves in adolescent idiopathic scoliosis. Spine Deform. 2019；**7**：60-5.
2) Farrell J et al. Thoracic morphology and bronchial narrowing are related to pulmonary function in adolescent idiopathic scoliosis. J Bone Joint Surg Am. 2021；**103**：2014-23.
3) Cao Y et al. Pedicle screw versus hybrid construct instrumentation in adolescent idiopathic scoliosis. Spine. 2014；**39**：E800-10.
4) Newton PO et al. What factors are associated with kyphosis restoration in lordotic AIS patients. Spine Deform. 2019；**7**：596-601.
5) Faldini C et al. Ponte osteotomies in the surgical treatment of adolescent idiopathic scoliosis a systematic review of the literature and meta-analysis of comparative studies. Children. 2024；**11**：92.
6) Serhan H et al. Would CoCr rods provide better correctional forces than stainless steel or titanium for rigid scoliosis curves. J Spinal Disord Tech. 2013；**26**：E70-4.
7) Bowden D et al. Systematic review and meta-analysis for the impact of rod materials and sizes in the surgical treatment of adolescent idiopathic scoliosis. Spine Deform. 2022；**10**：1245-63.
8) Kluck D et al. A 3D parameter can guide concave rod contour for the correction of hypokyphosis in adolescent idiopathic scoliosis. Spine. 2020；**45**：E1264-71.
9) Pesenti S et al. Comparison of four correction techniques for posterior spinal fusion in adolescent idiopathic scoliosis. Eur Spine J. 2022；**31**：1028-35.
10) Clément JL et al. Surgical increase in thoracic kyphosis predicts increase of cervical lordosis after thoracic fusion for adolescent idiopathic scoliosis. Eur Spine J. 2021；**30**：3550-6.
11) Clément JL et al. Surgical increase in thoracic kyphosis increases unfused lumbar lordosis in selective fusion for thoracic adolescent idiopathic scoliosis. Eur Spine J. 2019；**28**：581-9.
12) Clément JL et al. Proximal junctional kyphosis is a rebalancing spinal phenomenon due to insufficient postoperative thoracic kyphosis after adolescent idiopathic scoliosis surgery. Eur Spine J. 2021；**30**：1988-97.

# 思春期特発性側弯症手術の
# ロッドの設置法による胸郭変形の比較*

和田簡一郎　　熊谷玄太郎　　油川広太郎　　武田　温　　石橋恭之**

[別冊整形外科 87：32〜35, 2025]

## はじめに

思春期特発性側弯症（AIS）に対する脊椎後方固定術（posterior spinal fusion：PF）は，呼吸機能[1]，背部痛[2]，セルフイメージ[3]の改善に有用である．脊柱側弯症に対する後方手術では，脊椎と胸骨間の圧迫により右室流出路が閉塞する可能性があり[4]，矯正操作中の血圧低下[5]に留意する必要がある．PF のロッド設置は矯正の一つの過程であり，その設置中に脊柱変形だけではなく，胸郭の形態も変化すると考えられるが，ロッドの設置により胸郭の形態がどのように変化するか不明な点がある．

本調査の目的は，脊柱側弯症の後方固定術におけるロッドの設置法により胸郭の形状の変化に違いがあるかを検討することである．

## Ⅰ. 対象および方法

### ❶ 対　　象

胸椎構築性カーブに対して PF を行った AIS 45 例を対象とした．Lenke 分類の内訳は type 1：22 例，2：12 例，3：4 例，4：2 例，6：5 例であった．胸椎の hypokyphosis は 12 例であった．

### ❷ 方　　法

診療録より，年齢（歳），性別，身長（cm），体重（kg），body mass index（BMI）[kg/m²]，手術時間（分），術中出血量（ml），固定椎体数を抽出した．

術前および術後 1〜2 週の単純 X 線像の立位全脊椎 2 方向にて，胸椎と腰椎の Cobb 角（°），胸椎と腰椎の apical vertebral translation（AVT）[mm]，胸椎の後弯角（°）を計測した．

術前後の胸部 CT を用いて，胸郭の矢状面の深さの指標である sagittal diameter（mm），sternovertebral distance（mm），胸骨の側方偏位の指標の指標である midline deviation（°），vertebral translation（mm），thoracic rotation（°）を計測した（図 1）[6]．

ロッドを用手的に直接スクリューヘッドに設置した症例を A 群（23 例），ロッドイントロデューサーを用いた症例を B 群（22 例）とし，各群の術前後と 2 群間で各評価値を比較した．術前後の比較には Wilcoxon 符号付き順位和検定，2 群間の比較には Fisher 直接確率検定，Mann-Whitney $U$ 検定を用い，有意水準を $p<0.05$ とした．

## Ⅱ. 手術方法

いずれの群も，Jackson table の 4 点支持器上に腹臥位で手術を行った．固定範囲の正中縦皮切を加え，骨膜下に胸椎では横突起先端，腰椎では横突起基部まで展開を行い，透視下あるいは術中 CT ナビゲーション下に椎弓根スクリューを挿入した．椎弓根スクリューの挿入が困難な椎体，あるいは胸椎後弯角の小さい症例では，椎弓下のテクミロンテーピングを行った．後方解離として全例に下関節突起切除を行い，胸椎後弯角の小さい症例，可撓性の低下した症例に対しては黄色靱帯切除，上関節突起の部分切除，凸側の肋横関節解離を加えた．A 群では，胸椎の後弯を想定したベンディングを施した 6.0 mm 径のコバルトクロムロッドを，用手的に主胸椎カーブの凹側のスクリューに設置し，rod rotation maneuver にて椎体を translation させた．その後，凹側の延伸，凸

## ▌Key words

adolescent idiopathic scoliosis, thoracic cage, attachment of rod, surgery

---

*Comparison of thoracic cage deformity between two procedures of attachment of rods
　要旨は第 31 回日本脊椎インストゥルメンテーション学会において発表した．
**K. Wada（准教授），G. Kumagai（講師），K. Aburakawa，O. Takeda，Y. Ishibashi（教授）：弘前大学大学院整形外科（Dept. of Orthop. Surg., Hirosaki University Graduate School of Medicine, Hirosaki）．[利益相反：なし．]

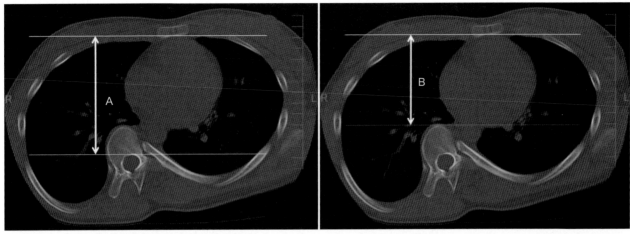
a．Sagittal diameter（A）の計測方法　　　　b．Sternovertebral distance（B）の計測方法

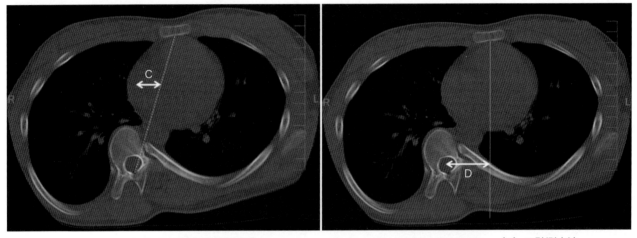
c．Midline deviation（C）の計測方法　　　　d．Vertebral translation（D）の計測方法

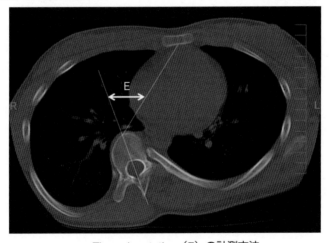
e．Thoracic rotation（E）の計測方法

図1．CT上の頂椎高位の胸郭評価．主胸椎カーブの頂椎高位の水平断におけるsagittal diameter（A），sternovertebral distance（B），midline deviation（C），vertebral translation（D），thoracic rotation（E）の計測方法である．

側の圧着，direct vertebral rotationを加えた．B群では，胸椎の後弯を想定したベンディングを施した5.5 mm径のコバルトクロムのbeam-like rodあるいは6.0 mm径のコバルトクロムの円形ロッドを，ロッドイントロデューサーを用いて主胸椎カーブの凹側の椎弓根スクリューに設置した．その後，A群と同様に凹側の延伸，凸側の圧着，direct vertebral rotationを加えた．いずれの群も主胸椎カーブの凸側には，凹側よりも小さい弯曲のロッドを設置した．

Ⅱ．学童期側弯症 ◆ 4．手術療法 1）矯正手技の工夫

表1．年齢，性別，身体計測値

| | A群（23 例） | B群（22 例） | p 値 |
|---|---|---|---|
| 年齢（歳） | 14.7±2.3 | 14.6±1.6 | 0.972 |
| 男（例/%） | 1/4.3 | 1/4.5 | 0.744 |
| 身長（cm） | 156.7±5.2 | 155.8±5.3 | 0.625 |
| 体重（kg） | 49.5±5.9 | 45.9±6.6 | 0.023 |
| BMI（kg/m²） | 20.1±2.1 | 18.9±2.3 | 0.063 |

表2．手術時間，術中出血量，固定椎体数

| | A群（23 例） | B群（22 例） | p 値 |
|---|---|---|---|
| 手術時間（分） | 325.9±75.9 | 351.9±80.5 | 0.192 |
| 出血量（ml） | 711.6±313.3 | 791.8±573.2 | 0.829 |
| 固定椎体数 | 10.3±1.8 | 9.8±2.3 | 0.260 |

表3．胸椎および腰椎側弯角ならびに AVT，胸椎後弯角

| | A群（23 例） | B群（22 例） | p 値 |
|---|---|---|---|
| 術前胸椎 Cobb 角（°） | 57.4±15.2 | 61.1±15.9 | 0.199 |
| 術後胸椎 Cobb 角（°） | 18.3±6.7 | 21.4±8.6 | 0.233 |
| 術前腰椎 Cobb 角（°） | 44.6±15.5 | 38.0±9.6 | 0.064 |
| 術後腰椎 Cobb 角（°） | 15.1±6.8 | 16.3±8.4 | 0.819 |
| 術前胸椎 AVT（mm） | 41.1±17.5 | 51.5±22.9 | 0.082 |
| 術後胸椎 AVT（mm） | 12.2±9.5 | 15.7±17.3 | 0.312 |
| 術前腰椎 AVT（mm） | 27.6±18.4 | 16.2±14.6 | 0.055 |
| 術後腰椎 AVT（mm） | 15.5±10.3 | 14.4±11.3 | 0.619 |
| 術前胸椎後弯角（°） | 22.1±12.5 | 16.5±13.2 | 0.084 |
| 術後胸椎後弯角（°） | 18.7±5.1 | 16.1±5.6 | 0.137 |

表4．CT の胸郭評価値

| | A群（23 例） | B群（22 例） | p 値 |
|---|---|---|---|
| 術前 sagittal diameter（mm） | 97.7±10.3 | 92.9±15.2 | 0.301 |
| 術後 sagittal diameter（mm） | 90.7±9.2 | 85.9±12.3 | 0.191 |
| 術前 sternovertebral distance（mm） | 75.1±10.2 | 70.8±14.9 | 0.407 |
| 術後 sternovertebral distance（mm） | 68.3±9.6 | 63.7±11.9 | 0.247 |
| 術前 midline deviation（°） | 14.0±5.8 | 18.0±5.8 | 0.036 |
| 術後 midline deviation（°） | 9.5±4.3 | 13.1±5.1 | 0.014 |
| 術前 vertebral translation（mm） | 30.7±12.9 | 37.9±15.8 | 0.076 |
| 術後 vertebral translation（mm） | 20.0±8.4 | 26.1±11.5 | 0.058 |
| 術前 thoracic rotation（°） | 35.9±14.8 | 47.1±12.8 | 0.019 |
| 術後 thoracic rotation（°） | 31.1±16.5 | 39.3±13.6 | 0.093 |

A群，B群とも術後の各計測値は術前より有意に減少した（p＜0.001）

## Ⅲ．結　　果

### ❶基本データ

年齢，性別，身長，体重に有意差はなかった．A群の体重が，B群よりも有意に重かった（表1）．

### ❷手術データ

手術時間，出血量，固定椎体数に有意差はなかった（表2）．

### ❸単純 X 線像の計測値

胸椎および腰椎の Cobb 角と AVT，胸椎の後弯角は，いずれも両群間で有意差はなかった（表3）．両群とも胸椎および腰椎の Cobb 角，胸椎の AVT は術後に有意に減少し（いずれも p＜0.001），腰椎 AVT，胸椎の後弯角は術前後で有意差はなかった．

### ❹CT の胸郭評価

両群とも sagittal diameter，sternovertebral distance，midline deviation，vertebral translation，thoracic rotation は，いずれも術後に有意に減少していた．A群の術前，術後の midline deviation，術前の thoracic rotation が，B群よりも有意に小さかった（表4）．

## Ⅳ．考　　察

本研究では，ロッド設置にロッドイントロデューサーを用いなかった群と用いた群では，いずれも胸椎側弯の頂椎レベルにおける横断面の CT 評価にて胸骨の側方偏位，前後径ともに減少した．

Sudo らは，胸椎後弯角が15°未満の Lenke 分類 type 1 に対する PF では，胸椎の後弯形成に椎間関節の切除数と凹側のスクリュー密度が関連していたと報告している[7]．鈴木らは，30°〜40°のオーバーベンディングを施したコバルトクロム製の beam-like rod をリダクションデバイスで椎弓根スクリューへ取り付けることで，胸椎後弯が20°以下の30例の胸椎後弯角が，術前9°から術後24°へ増大したことを報告している[8]．また，Sakai らは，ロッドリデューサーを用いた2本のロッドの同時設置により，胸椎の後弯角が術前9°から術後25°へと良好に形成できたと報告している．彼らは，2本のロッドを同時に設置する利点について，1本ずつの設置に比べ，椎弓根スクリューの引き抜けやロッドのベンディングの減弱を減らせる可能性があるとしている[9]．脊椎配列に注目した過去の報告から，後方解離，椎弓根スクリューの密度，ロッドの剛性，ロッドのベンディングと設置方法が，胸椎の矢状面形成に関連すると考えられる．胸郭の形態

変化を評価した報告では，胸椎構築性カーブに対する後方矯正固定術により胸郭の容積は有意に増加し，肋骨隆起から胸郭前方までの距離は減少するとされている．Machino らは，simultaneous biplanar radiographic scanning technique を用いて Lenke 分類 type 1 あるいは 2 の AIS における PF 前後の胸郭形態を評価した．胸椎の後弯は術前 13° から術後 18°，胸郭の容積は 4,351 cm³から 4,609 cm³へ増加する一方で，肋骨隆起から胸郭前縁までの距離は 137 mm から 132 mm へ減少していた[10]．本調査で用いた評価では，椎体から胸骨までの距離を指標としているが，過去の報告に矛盾しない結果であると考えられる．側弯の矯正により，頭尾側長は増加するものの胸郭の水平方向など全方向への増大は生じづらいことが推察される．本調査から，いずれのロッド設置法においても，前額面の変形は有意に改善し，胸郭の前後径は減少すると考えられた．一方で，本研究の術後胸椎後弯角は，各群で 19°，16° と，過去の報告に比べ後弯形成が小さい可能性がある．より大きな後弯の形成が，矢状面の胸郭形態へ与える影響については，今後の検討課題と考える．

本調査の限界は，後ろ向き研究であること，対象者数が少ないこと，患者背景が完全には統一されていないことなどがあげられる．今後，患者背景をマッチングさせた，母集団の大きな前向き研究がのぞまれる．

## ま と め

思春期胸椎構築性側弯症の後方矯正手術において従来のロッド設置とロッドイントロデューサーによる設置では，いずれも側弯の前額面の変形が有意に改善し，胸郭の前後径は減少していた．

## 文　献

1) Lee ACH et al. Effect of surgical approach on pulmonary function in adolescent idiopathic scoliosis patients：a systematic review and meta-analysis. Spine. 2016；41：E1343-55.

2) Helemius L et al. Back pain and quality of life after surgical treatment for adolescent idiopathic scoliosis at 5-year follow-up：comparison with healthy controls and patients with untreated idiopathic scoliosis. J Bone Joint Surg Am. 2019；101：1460-6.

3) Mukaiyama K et al. Factors influencing the residual rib hump after posterior spinal fusion for adolescent idiopathic scoliosis with Lenke 1 and 2 curves. J Orthop Sci. 2013；18：687-92.

4) Neira VM et al. A transesophageal echocardiography examination clarifies the cause of cardiovascular collapse during scoliosis surgery in a child. Can J Anaesth. 2011；58：451-5.

5) Wada K et al. Association between intra-operative hemodynamic changes and corrective procedures during posterior spinal fusion in adolescent patients with scoliosis：a case-control study. Medicine. 2021；100：e28324.

6) Harris JA et al. A comprehensive review of thoracic deformity parameters in scoliosis. Eur Spine J. 2014；23：2594-602.

7) Sudo H et al. Correlation analysis between change in thoracic kyphosis and multilevel facetectomy and screw density in main thoracic adolescent idiopathic scoliosis surgery. Spine J. 2016；16：1049-54.

8) 鈴木哲平ほか．特発性側弯症に対する後方矯正固定術における胸椎後弯獲得と代償性変化の推移：梁構造ロッドの使用経験 術後 2 年以上 41 例の検討．J Spine Res. 2018；9：1608-12.

9) Sakai D et al. Simultaneous translation on two rods improves the correction and apex translocation in adolescent patients with hypokyphotic scoliosis. J Neurosurg Spine. 2021；34：597-607.

10) Machino M et al. Three-dimentional analysis of preoperative and postoperative rib cage parameters by simultaneous biplanar radiographic scanning technique in adolescent idiopathic scoliosis：minimum 2-year follow-up. Spine. 2021；46：E105-13.

＊　　　＊　　　＊

II．学童期側弯症 ◆ 4．手術療法 1）矯正手技の工夫

# 思春期特発性側弯症胸椎カーブにおいて
# アウトリガーデバイスを用いた胸椎後弯形成の増強効果*

関 庄二　牧野紘士　八島悠至　二川隼人　亀井克彦
川口善治**

[別冊整形外科 87：36〜43, 2025]

## はじめに

　思春期特発性側弯症（AIS）の原因はさまざまであり，多因子疾患といわれている．これまで，骨軟骨基質蛋白，遺伝子やホルモン，脳脊髄などの神経系異常，精神疾患との関連が示唆されている[1]．側弯の進行メカニズムの一因として，黄色靱帯肥厚に伴い，側弯頂椎部の過成長による高度の胸椎前弯化の症例も散見される（図1）．この胸椎前弯化により，無気肺や気管支の狭窄を引き起こし，同時に右肺圧迫により息切れや肺活量，1秒率の低下などを引き起こす[2,3]．そのため胸椎の後弯形成は気管支狭窄解除や呼吸機能の改善にとって重要である．

　しかし，AISの術後に flat back が認められ[4]，十分な後弯形成ができない症例も多く，その理由の一つとして，側弯凹側のロッドローテーション（RR）を行うことが多いが，凹側ロッドが矯正力に負け平坦化し[5]，前弯化側弯頂椎部に十分な後弯形成を行うことがむずかしかったことがある（図2a）．凸側ロッドはほぼ変形しないが，凹側ロッドは大きく変形する（図2b）．つまりほぼ完全に矯正されると，理論的に凸側のロッドの形状が最終的な後弯矯正の角度とも考えられる．もちろん回旋矯正が不十分であった場合には，凸側ロッドの角度が，正確な真の胸椎後弯角度ということはできない．いずれにしても凹側のロッドが大きく変形することは，胸椎後弯形成には不利である．そのため，アウトリガーデバイス（以下，アウトリガー）をつけて一時的に凹側ロッドの変形を軽減する方法を紹介する．

## I．対象および方法

### ❶対　象

　AISに対し，アウトリガーなしで手術を施行した41（Lenke分類 type 1：25，type 2：16）例と，アウトリガーありで手術を施行した36（type 1：24，type 2：12）例を対象とした．

### ❷手術方法

　手術は以下の5点（①〜⑤）に重点をおいて矯正を行っている．まず脊椎後方より進入し，各椎体に uniplanar screw を挿入する．展開後両側の椎間関節を切除し，頂椎部に Ponte release を行い，その後側弯凹側に5.5 mmコバルトクロムロッドを装着し，アウトリガーを取り付けRR施行後に頂椎部スクリューを固定してロッドを保持する．その後にアウトリガーを装着したまま differential rod contouring（DRC）を施行し，最後に direct vertebral rotation（DVR）を行う（図3）［図3のa〜cは以下の③〜⑤を示す］．

　① 各椎体に椎弓根スクリュー（PS）を刺入（できるだけ長くする）

　② 頂椎部の Ponte release（範囲は症例による）

　③ 5.5 mmコバルトクロムロッドにアウトリガーを取り付け，RR

　④ DRC（この際，アウトリガーは取り付けたままとする）

　⑤ DVR（腰椎カーブの矯正）

## Key words

adolescent idiopathic scoliosis, thoracic kyphosis, outrigger device, uniplanar screw, apical hypokyphosis

---

*Correction of apical thoracic hypokyphosis with outrigger device in adolescent idiopathic scoliosis patients with thoracic curves
　要旨は第56回日本側彎症学会において発表した．
**S. Seki（講師），H. Makino, Y. Yashima, H. Futakawa：富山大学整形外科（Dept. of Orthop. Surg., Faculty of Medicine, University of Toyama, Toyama）；K. Kamei：同大学整形外科/富山赤十字病院整形外科；Y. Kawaguchi（教授）：富山大学整形外科．［利益相反：なし．］

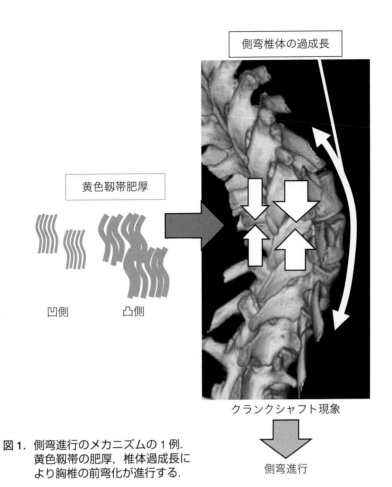

図1. 側弯進行のメカニズムの1例. 黄色靭帯の肥厚, 椎体過成長により胸椎の前弯化が進行する.

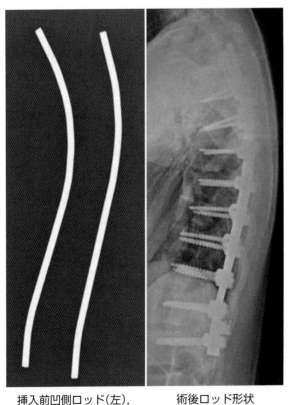

挿入前凹側ロッド(左), 凸側ロッド (右)　　　術後ロッド形状

a. 挿入前のロッドが挿入後にほぼ同じ角度に変形している.

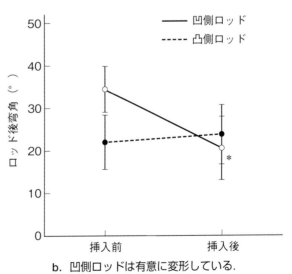

b. 凹側ロッドは有意に変形している.

図2. 挿入前後のロッドの変形（文献5より引用・改変）

II. 学童期側弯症 ◆ 4. 手術療法 1）矯正手技の工夫

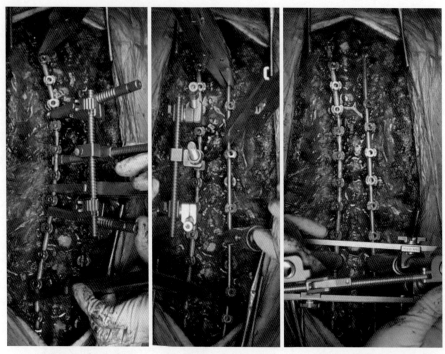

a. アウトリガーを取り付け RR
b. アウトリガーを取り付けたまま DRC
c. アウトリガーをはずし，胸椎部のセットスクリューを締結し，DVR

図3．術中アウトリガーの使用法

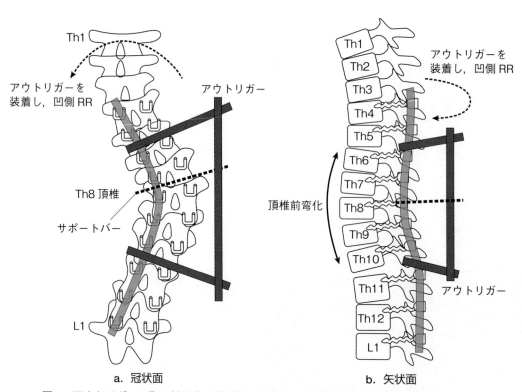

a. 冠状面
b. 矢状面

図4．アウトリガーの取り付け方と模式図．前弯化した頂椎を矯正する範囲に取り付ける．

　アウトリガーで矯正した際のイメージ図（図4, 5）を示す．図3はアウトリガーを装着した時点では，まだ冠状面の側弯カーブと矢状面での頂椎前弯は残存している．しかし，図4のようにアウトリガーで矯正すると，冠状面で側弯は矯正され，矢状面で胸椎頂椎部の前弯化が改善する（図5）．アウトリガーはこの前弯化胸椎の矯

38

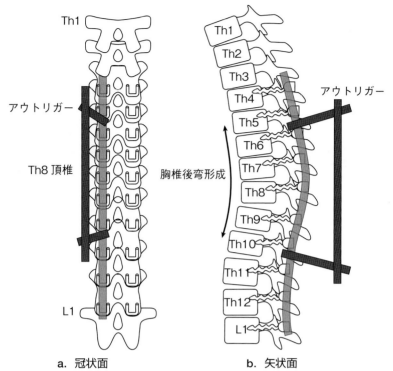

図 5. アウトリガーで矯正後の模式図（文献 6 より引用・改変）．前弯化した胸椎を後弯形成し，両側のロッドをつけてからアウトリガーをはずす．

正に主に使うことが望ましいと考える．

### ❸検討項目

アウトリガーあり群は，各椎体に PS 刺入後に凹側 RR を行い，凸側の DRC をアウトリガー装着下に施行し，DVR を行った．アウトリガーなし群は，アウトリガーを装着せず上記方法で手術を施行した．

術前後のパラメータとして以下の項目を 2 群間で比較・検討した．

- Cobb 角 50°の胸椎カーブ側弯モデルボーンを作成し，アウトリガーを装着し実際に凹側ロッドが降伏しないかを検証した．
- 矯正率
- 胸椎後弯角（TK）
- 頂椎椎体回旋角度
- Thoracic apical vertebral translation（TAVT）
- Spinal penetration index（SPi）
- Rib hump index（RHi）

## II. 結　果

まず，アウトリガーの効果を確認するため，側弯モデルボーンを用いてアウトリガーの有無で凹側 RR を行った．結果は，アウトリガーなしで凹側 RR をするとロッドが降伏し平坦になるが，アウトリガーを装着して RR を行うと，ロッドは降伏せずに後弯形成ができた（図6）．

アウトリガーあり群となし群の2群間比較を表1に示す．両群とも平均年齢14歳，主胸椎 Cobb 角はアウトリガーなし群 52.2°±7.8°，あり群 52.7°±9.8°で，術前胸椎後弯角は，なし群 18.2°±8.9°，あり群 17.1°±8.4°で，有意差はなかった（表1）．術後胸椎後弯角は，なし群 21.8°±7.2°，あり群 27.0°±5.9°と有意に後弯形成を認めた（$p=0.002$）．矯正率は，なし群 72.1±6.4%，あり群 75.6±5.5%で，有意にあり群で高かった．しかし TAVT，頂椎椎体回旋角度は 2 群間に明らかな有意差はなかった．

次に頂椎がどのくらい胸腔に進入しているかを評価する SPi と肋骨隆起の程度を評価する RHi を術前後 CT でその変化量を計測した．実際の胸部 CT でも，アウトリガーあり群で頂椎部の後方移動が起き，肺野面積も拡大しているのがわかる（図7a）．SPi 変化率（%）［図7b］および RHi 変化率（%）［図7c］は，有意にアウトリガーあり群で改善を認めた（$p<0.05$）．SPi が術後アウトリガーあり群で有意に改善したことは，術後後弯形成が起こり肺野面積が拡大しているといえる．

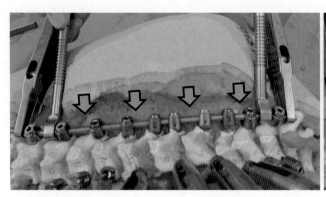
a. アウトリガーなしでRRするとロッドが降伏し，平坦化する．

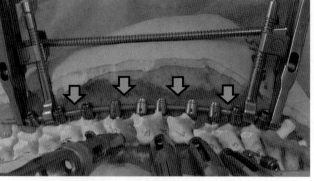
b. アウトリガーをつけるとロッドが平坦化せず，後弯を維持できる．

図6．側弯の模擬骨を用いたアウトリガーの有無によるロッド変形の差

表1．術前後のアウトリガーあり群となし群での比較

|  | アウトリガーなし群 ($n=41$) | アウトリガーあり群 ($n=36$) | $p$値* |
|---|---|---|---|
| 術前 | | | |
| 上位胸椎 Cobb 角（°） | 24.9±10.9 | 22.7±11.5 | 0.35 |
| 主胸椎 Cobb 角（°） | 52.2±7.8 | 52.7±9.8 | 0.76 |
| 胸腰椎 Cobb 角（°） | 19.9±6.1 | 18.9±4.8 | 0.52 |
| 胸椎後弯角（°） | 18.2±8.9 | 17.1±8.4 | 0.25 |
| 腰椎前弯角（°） | 45.0±12.5 | 42.5±9.2 | 0.19 |
| 頂椎椎体回旋角度（°） | 15.1±7.0 | 14.5±6.9 | 0.37 |
| TAVT（mm） | 39.6±15.6 | 38.6±14.7 | 0.88 |
| 術後 | | | |
| 上位胸椎 Cobb 角（°） | 11.1±4.1 | 10.6±3.9 | 0.68 |
| 主胸椎 Cobb 角（°） | 14.5±3.6 | 12.6±3.6 | 0.21 |
| 胸腰椎 Cobb 角（°） | 9.1±3.2 | 10.0±2.7 | 0.42 |
| 胸椎後弯角（°） | 21.8±7.2 | 27.0±5.9 | 0.002* |
| 腰椎前弯角（°） | 45.0±12.5 | 49.1±10.5 | 0.08 |
| 矯正率（%） | 72.1±6.4 | 75.6±5.5 | 0.03* |
| 頂椎椎体回旋角度（°） | 8.0±6.1 | 7.9±4.2 | 0.20 |
| TAVT（%） | 82.6±22.8 | 84.3±14.1 | 0.24 |

*$p<0.05$

## III．症例提示

**症　例**．17歳，女．

**現病歴**：AIS Lenke 分類 type 1A-の Cobb 角52°，胸椎後弯角-2°の側弯症を認めた（図8a，b）．

**治療経過**：Th4～L3 までの後方矯正固定術を行った．

**術後経過**：術後2年のX線像上，メインカーブのCobb角が17°，胸椎後弯角36°まで改善し，胸椎後弯角も36°と改善した（図9a，b）．術前CTで頂椎部5椎体（Th7～Th11）での後弯角は-4°（図8c）であったのに対し，術後は18°まで改善した（図9c）．

## IV．考　察

本研究結果から，凹側RRの際にアウトリガーを装着し頂椎部の前弯化を矯正することで，有意に胸椎後弯角が増大した．これは，凹側RRの際にこれまではロッドが降伏し平坦になってしまうため，十分な後弯矯正ができなかったが，アウトリガーにより一時的にロッドの剛性を高めることで可能になったと考えられる．模擬骨を用いた試験でも実際にその様子が確認できた（図6）．一方ロッドの剛性を上げるため，近年6.0mmコバルトクロムロッドの使用などの報告も散見されるが，硬くて強いロッドを使用すると，AISの女児は比較的やせている人が多いため，その硬さのためにスクリューの弛みや皮下

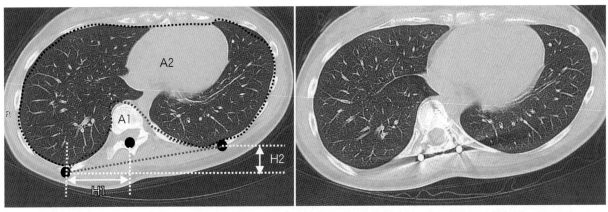

アウトリガーなし術前 CT（頂椎 Th9）　　アウトリガーなし術後 CT（頂椎 Th9）

アウトリガーあり術前 CT（頂椎 Th10）　　アウトリガーあり術後 CT（頂椎 Th10）

a．アウトリガーなし群とあり群では，あり群でより椎体の後方移動，肺野面積の拡大を認める（SPi＝A1/A2，RHi＝H1/H2）．

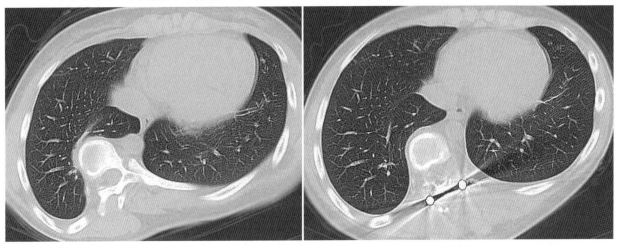

b．SPi 変化率　　　　　　　　　　　c．RHi 変化率

図 7．アウトリガーの有無による肺野面積，胸郭変形の改善度の差

突出を起こす可能性がある[7]．そのために再手術率が 5.5 mm ロッドより 6.0 mm ロッドのほうが高いことが指摘されている[7]．以上のような理由から，アウトリガーにより凹型 RR の際に一時的に 5.5 mm コバルトクロムロッドの剛性を高め，そのまま DRC を行い，2 本ロッドで前弯化した頂椎を矯正する手術方法を考案した．

図 10 に頂椎の動きの模式図を示す．アウトリガーによる凹側 RR，その後の DRC で頂椎部は正中化し，後方移動するため，肺野面積が拡大すると考えられた．多くの側弯症例では，胸椎後弯角（Th5〜Th12）に反映しないものの頂椎前弯化はかなりの頻度で起こっていると思われる．そのため，本矯正はほぼすべての胸椎カーブにおいて応用できると考えられる．

一方，本研究結果から，椎体回旋角や TAVT は明ら

Ⅱ. 学童期側弯症 ◆ 4. 手術療法 1）矯正手技の工夫

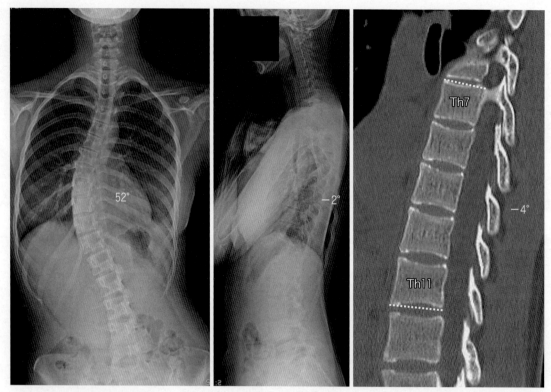

a. 単純 X 線正面像　　　　b. 単純 X 線側面像　　　　c. CT 矢状断像

図 8. 症例. 17歳, 女. Lenke 分類 type 1A-. 術前単純 X 線像および CT. 頂椎部に前弯化が認められる.

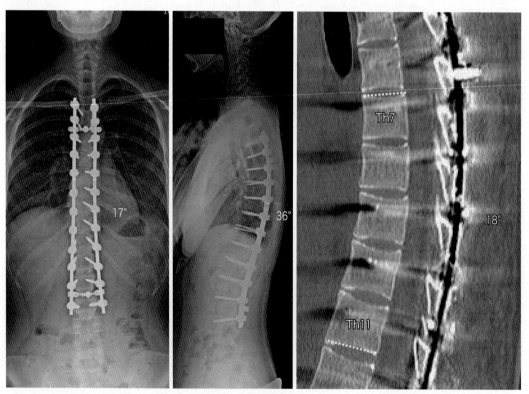

a. 単純 X 線正面像　　　　b. 単純 X 線側面像　　　　c. CT 矢状断像

図 9. 症例. 術後単純 X 線像および CT

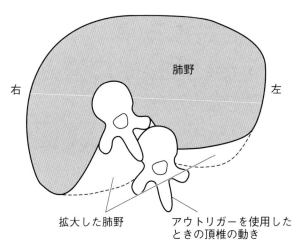

図10. 矯正前後での頂椎椎体の移動のシェーマ

かな差は認めなかった．矯正率には有意差があったものの，回旋矯正はまだ不十分と考えられる．これは，以前は胸椎部にもDVRを行っていたが，本研究の手術法では，アウトリガーを用いて頂椎部の後弯矯正を行い，セットスクリューを締結して胸椎部の矯正を決めるため，以前より椎体回旋改善効果が出なかった可能性がある．今後さらなる検討が必要と考える．

## まとめ

1）Lenke分類type 1または2のAIS患者において，凹型RRと凸型DRCを用い，アウトリガーを用い凹型RRを行う手術手技は，有意に胸椎後弯角が増大した．

2）アウトリガーの使用により，有意にRHiの改善と肺野面積の拡大が認められた．

3）側弯模擬骨の矯正でもアウトリガーを使用したRRでロッドの変形が防止できた．

## 文献

1) Seki S et al. Association of ligamentum flavum hypertrophy with adolescent idiopathic scoliosis progression-comparative microarray gene expression analysis. Int J Mol Sci. 2022 ; **23** : 5038.
2) Yaszay B et al. The effects of the three-dimensional deformity of adolescent idiopathic scoliosis on pulmonary function. Eur Spine J. 2017 ; **26** : 1658-64.
3) Kan MMP et al. Is impaired lung function related to spinal deformities in patients with adolescent idiopathic scoliosis? : a systematic review and meta-analysis-SOSORT 2019 award paper. Eur Spine J. 2023 ; **32** : 118-39.
4) Akbar M et al. Evaluation of the sagittal profile in patients with thoracic adolescent idiopathic scoliosis Lenke type 1 following posterior correction. Orthopade. 2013 ; **42** : 150-6.
5) Seki S et al. Differential rod contouring is essential for improving vertebral rotation in patients with adolescent idiopathic scoliosis : thoracic curves assessed with intraoperative CT. Spine. 2018 ; **43** : E585-91.
6) Seki S et al. Rod rotation with outrigger is substantial for correcting apical hypokyphosis in patients with adolescent idiopathic scoliosis : novel outrigger device for concave rod rotation. J Clin Med. 2023 ; **12** : 6780.
7) Bowden D et al. Systematic review and meta-analysis for the impact of rod materials and sizes in the surgical treatment of adolescent idiopathic scoliosis. Spine Deform. 2022 ; **10** : 1245-63.

\* \* \*

II. 学童期側弯症 ◆ 4. 手術療法 1) 矯正手技の工夫

# 思春期特発性側弯症に対する
# vertebral coplanar alignment technique の強み
## —— 特に低後弯に対する生理的後弯形成*

山田 勝崇**

[別冊整形外科 87：44〜50, 2025]

## はじめに

思春期特発性側弯症(adolescent idiopathic scoliosis：AIS) は冠状面，矢状面，横断面における三次元の脊柱変形である．近年は，AIS に対する矯正方法として，各椎体に後方から挿入した椎弓根スクリュー (pedicle screw：PS) にロッドを介してなんらかの矯正力をかける segmental PS 法が主流である[1〜4]．その中でも rod rotation 法は，側弯変形に対する矯正に優れ，従来はもっとも一般的な AIS 矯正手技であった[5]．しかし，rod rotation 法の未解決な問題として胸椎後弯を形成しにくいという課題があり，特に低後弯 AIS ではその傾向が顕著である[2,4,6]．また，本法では側弯頂椎がそのまま後弯頂椎となるので，症例によっては非生理的な胸椎後弯を形成してしまうこともある[7]．

2008 年に Vallespir ら[8]により報告された vertebral coplanar alignment technique (VCA) は，凸側に挿入した PS を専用デバイスで同一平面上に配列させることにより，椎体軸を同一平面にそろえて三次元の変形矯正を行う方法である．既存の矯正方法はロッドを介して PS に矯正力をかけるが，VCA の特徴はこのロッド設置による矯正の前段階で，おおまかな変形矯正をなしうる点にある．凸側での VCA による矯正の後で，凹側に挿入した PS に対してロッドをアプライすることにより，さまざまな既存の手技で段階的な追加矯正が可能である．さらに，VCA の最大の強みは生理的後弯形成力にあると考える．VCA の矢状面における矯正では，後弯頂椎

の高位をある程度コントロールできるため理想的な胸椎の shape を形成しやすい．特に低後弯 AIS で胸椎が前弯化しているような症例では，VCA はこれまでの矯正方法ではみられなかった威力を発揮する印象がある．

本稿では，VCA の手術手技を紹介し，これまで VCA を施行し 2 年以上経過した AIS 例の治療成績，特に低後弯 AIS に対する VCA の生理的後弯形成における有用性について述べる．

## I. VCA のコンセプトと手術方法

① 後方から通常の展開を行い，椎間関節，横突起を露出する．

② 凸側の椎弓根に monoaxial screw，凹側の椎弓根に polyaxial screw を順次挿入する．

③ 可撓性のわるい側弯では側弯頂椎近傍の 2〜3 椎間，低後弯では Th7 近傍の 2〜3 椎間に対して Ponte 骨切りを行い，ほかの椎間は両側下関節突起を部分切除する．

④ 凸側の monoaxial screw ヘッドにスロット入りの筒を接続する (図 1a)．椎体の側弯，回旋変形があるため，筒はまちまちな方向に向いている．

⑤ 各筒のスロット先端に 1 本目のバーを順次通していき，VCA 矯正の回転軸をつくる．続いて 2 本目のバーを，1 本目のバーの下でスロット内に通す (図 1b)．

⑥ 2 本目のバーを真下に押し下げていくことにより，1 本目のバーが回転軸となり各筒が同一平面状上に配列される (図 1c)．筒と monoaxial screw を介して椎体に de-rotation force と translation force がダイレクトにか

## ▌Key words

idiopathic scoliosis, vertebral coplanar alignment, restoring kyphosis, physiologic thracic kyphosis

---

*Advantages of vertebral coplanar alignment technique to restore physiologic thoracic kyphosis for hypokyphotic adolescent idiopathic scoliosis

**K. Yamada(部長)：横浜市立脳卒中・神経脊椎センター整形外科 (☎ 235-0012　横浜市磯子区滝頭 1-2-1；Dept. of Orthop. Surg., Yokohama Brain and Spine Center, Yokohama). [利益相反：なし.]

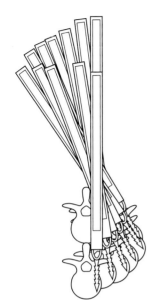 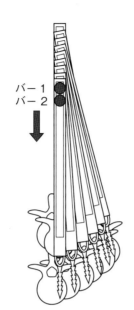 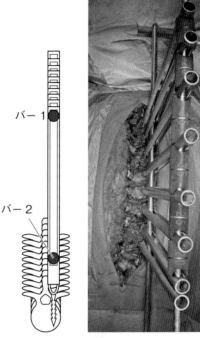

a．凸側のmonoaxial screwヘッドにスロット入りの筒を接続する．椎体の側弯，回旋変形があるため，筒はまちまちな方向に向いている．

b．各筒のスロット先端に1本目のバーを順次通していき，VCA矯正の回転軸をつくる．続いて2本目のバーを，1本目のバーの下でスロット内に通す．

c．2本目のバーを真下に押し下げていくことにより，1本目のバーが回転軸となり各筒が同一平面状上に配列される．各椎体が同一平面上に並び，脊柱の冠状面，横断面の変形が矯正される．

図1．VCAによる冠状面・横断面の矯正

かり，脊柱の冠状面，横断面の変形が矯正される．

⑦ 矢状面においては，筒同士の間にさまざまな長さのスペーサーを設置することで各筒間の距離を広げ，筒とmonoaxial screwを介して椎体にダイレクトに後方開大力がかかり，後弯形成をなしうる．この際にTh6～Th8近傍で長いスペーサーを設置することにより，後弯頂椎の高位をある程度コントロールすることができる（図2）．

⑧ ここではじめて，凹側のpolyaxial screwヘッドにロッド（5.5 mmコバルトクロム）をアプライする．凹側PSとロッドを用いて，cantileverとtranslation forceにより側弯の追加矯正を行う．矢状面においては，ロッドの戻りを考慮してあらかじめ強めにbendingしたロッド（この際にも後弯頂椎がTh6～Th8になるようにbendingする）をアプライすることにより，生理的後弯の追加形成を行う．凸側のVCAデバイスを抜去する．

⑨ 凹側のロッドを用いてin-situ bendingによる側弯追加矯正を行う．さらに凹側のロッドと凸側のmonoaxial screwを用いて，direct vertebral rotationによる回旋変形の追加矯正を行う．

⑩ 凸側のPSにロッド（5.5 mmチタン合金）をアプライする．この際には，ロッドのbendingはほとんど行わず，リブハンプの押し込みを狙う（differential rod contouring）．

⑪ 肩バランスや尾側固定端椎体の傾きを考慮して，compression, distraction forceによる微調整を行い，最終締結する．局所自家骨を移植して終了する．

## II．対象および方法

AISに対してVCAを用いた後方矯正固定術を施行し，2年以上経過した93例（平均年齢：17.6歳，女性78例，男性15例）を対象とし，すべての症例で術前，術後1週，術後2年に全脊椎立位X線検査を施行した．手術時間，術中出血量を含む患者背景，各X線パラメータを調査した．X線評価項目は，冠状面における近位胸椎カーブ（proximal thoracic curve：PTC），主胸椎カーブ（main thoracic curve：MTC），腰椎カーブ（lumbar curve：LC）Cobb角，MTC apical vertebra translation（MT-AVT），LC apical vertebra translation（L-AVT），C7 plumb line translation from central sacral vertical line（C7-CSVL），thoracic trunk shift（TTS），radiographic shoulder height（RSH），矢状面におけるTh5～Th12後弯角（thoracic kyphosis：TK），Th10～L2後弯

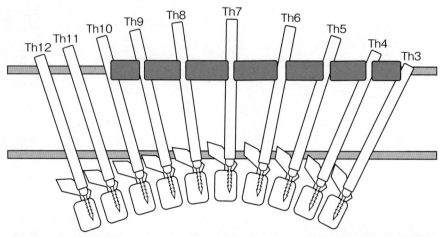
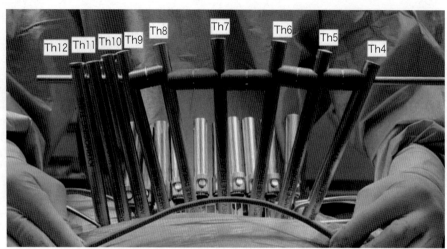

図2. VCAによる矢状面の矯正．筒同士の間にさまざまな長さのスペーサーを設置することで各筒間の距離を広げ，筒とmonoaxial screwを介して椎体にダイレクトに後方開大力がかかり，後弯形成をなしうる．この際にTh6〜Th8近傍で長いスペーサーを設置することにより，後弯頂椎の高位をある程度コントロールすることができる．

角（thoracolumbar kyphosis：TLK），L1〜S1前弯角lumbar lordosis（LL），sagittal vertical axis（SVA），後弯頂椎の高位とした．また，椎体回旋の間接的評価としてapical vertebral body-rib ratio（AVB-R）を計測した．AVB-Rは，凹側の胸郭から側弯頂椎椎体までの水平線の距離/凸側の胸郭から側弯頂椎椎体までの水平線の距離で表される．臨床成績はScoliosis Research Society（SRS）-22スコアを術前と術後2年で評価した．統計解析はStudent $t$ 検定，Fisher直接確率検定を用い，$p=0.01$ を有意水準とした．

## III. 結　果

Lenke分類typeは1：66例，2：19例，3：2例，4：3例，6：3例，lumbar modifierはA：50例，B：16例，C：27例，sagittal alignment modifierは−：53例，N：39例，＋：1例であった．患者背景，手術関連データを表1に示す．周術期の合併症は認めなかった．

術前，術後1週，術後2年の全脊椎立位X線パラメータを表2に示す．冠状面において，PTC，MTC，LC Cobb角は術前と比較して術後2年で，それぞれ29.2°から9.5°，56.9°から10.3°，32.2°から6.1°といずれも有意に改善していた（$p<0.001$）．術前のPTC，MTC，LC flexibilityはそれぞれ18.5％，40.7％，70.2％であった．術後2年のPTC，MTC，LC矯正率はそれぞれ67.5％，81.9％，81.1％であった．MT-AVT，L-AVT，C7-CSVL，TTS，RSHは術前と比較して，いずれも術後2年で有意に改善していた（$p<0.001$）．矢状面において，TKは術前と比較して術後2年で，10.5°から26.5°と有意に改善していた（$p<0.001$）．椎体回旋の間接的評価としてAVB-Rは，術前と比較して術後2年で1.6から1.2と有意に改善していた（$p<0.001$）．後弯頂椎の高位がTh6〜Th8の症例は術前が22例（24％）であったが，術後2年では79例（85％）と有意に増加していた（$p<0.001$）［図3］．

表1. 患者背景と手術時間・術中出血量

|  | 平均±標準偏差（最小〜最大） |
|---|---|
| 年齢（歳） | 17.6±5.4（13〜42） |
| 性（女/男）[例] | 78/15 |
| 身長（cm） | 159.1±7.1（145〜177） |
| 体重（kg） | 48.8±6.4（34〜66） |
| Risser 分類 grade | 4.3±0.8（2〜5） |
| Lenke 分類 type（1/2/3/4/6） | 66/19/2/3/3 |
| lumbar modifier（A/B/C） | 50/16/27 |
| sagittal alignment modifier（−/N/＋） | 53/39/1 |
| MTC Cobb 長（椎間） | 7.6±1.2（6〜10） |
| 固定椎間数 | 10.0±1.7（6〜13） |
| 手術時間（分） | 290±48（200〜432） |
| 術中出血量（ml） | 496±128（277〜810） |

表2. 全脊椎立位X線パラメータ

|  | 術前 | 術後1週 | 術後2年 | p値（術前〜術後2年） |
|---|---|---|---|---|
| PTC Cobb 角（°） | 29.2±9.4 | 11.1±4.4 | 9.5±4.8 | <0.001 |
| MTC Cobb 角（°） | 56.9±10.5 | 10.1±4.5 | 10.3±3.9 | <0.001 |
| LC Cobb 角（°） | 32.2±10.9 | 7.9±6.2 | 6.1±5.8 | <0.001 |
| MT-AVT（mm） | 36.5±12.9 | 3.7±6.6 | 5.0±5.9 | <0.001 |
| L-AVT（mm） | −11.4±10.8 | −6.4±7.0 | −4.6±7.1 | <0.001 |
| C7-CSVL（mm） | 2.1±12.8 | −6.0±8.8 | −2.1±7.0 | 0.002 |
| TTS（mm） | 15.7±13.8 | −8.4±6.1 | −2.8±6.1 | <0.001 |
| RSH（mm） | −8.7±11.5 | 6.4±7.1 | 5.9±7.3 | <0.001 |
| RSH 絶対値（mm） | 12.0±6.8 | 7.8±4.5 | 7.6±4.0 | 0.001 |
| TK（°） | 10.5±8.9 | 25.8±4.7 | 26.5±3.4 | <0.001 |
| TLK（°） | −0.3±9.7 | −1.7±7.1 | 0.9±8.3 | 0.11 |
| LL（°） | 48.2±10.1 | 49.0±10.3 | 53.1±12.6 | <0.001 |
| SVA（mm） | −16.6±20.8 | −6.3±20.2 | −13.8±20.5 | 0.095 |
| AVB-R | 1.6±0.3 | 1.2±0.1 | 1.2±0.3 | <0.001 |

平均±標準偏差

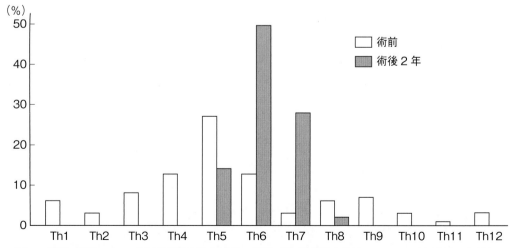

図3. 術前・術後2年での後弯頂椎高位の変化. 術前の後弯頂椎高位はTh1〜Th12でばらつきがあるが, 術後2年でおおよそTh6〜Th7に集中しているのがわかる. 後弯頂椎高位がTh6〜Th8の症例は術前が24％であるが, 術後2年では85％に増加している.

Ⅱ．学童期側弯症 ◆ 4．手術療法 1）矯正手技の工夫

表3．SRS-22 スコア

|  | 術前 | 術後 | p 値 |
|---|---|---|---|
| function | 4.7±0.7 | 4.8±0.6 | 0.092 |
| pain | 4.4±0.8 | 4.6±0.4 | 0.079 |
| self-image | 2.8±0.4 | 4.1±0.5 | <0.001 |
| mental health | 4.2±0.9 | 4.5±0.6 | 0.048 |
| satisfaction | 3.3±0.7 | 4.4±0.3 | 0.006 |
| total | 3.7±0.7 | 4.5±0.4 | <0.001 |

平均±標準偏差

TK<10°未満，低後弯 AIS の 51 例について術前，術後 2 年の TK，後弯頂椎高位の変化を調査した．低後弯 53 例において，TK は術前 4.8°から術後 2 年で 25.5°と有意に改善し（$p<0.001$），後弯頂椎高位が Th6～Th8 の症例は術前の 6 例（12%）から術後 2 年で 42 例（82%）に有意に増加していた（$p<0.001$）．

術前と術後 2 年の SRS-22 スコアでは，self-image のみ有意な改善を認め，他項目もおおむね良好な結果であった（表3）．

## Ⅳ．VCA による矯正を行った低後弯症例

**症例1**．15 歳，女．Lenke 分類 type 1A-（図 4）．

**治療経過**：術前の MTC Cobb 角は 55°，TK は -13°，後弯頂椎高位は Th1 であり，著しい胸椎前弯化を伴う非生理的な shape を呈していた．VCA による Th3～L1 後方矯正固定術を施行し，MTC Cobb 角は 9°（矯正率 84%），TK は 21°，後弯頂椎高位は Th7 に改善し，生理的胸椎後弯が形成された．

**症例2**．14 歳，女．Lenke type 2A-（図 5）．

**治療経過**：術前の PTC Cobb 角は 47°，MTC Cobb 角は 80°，TK は -10°，後弯頂椎高位は Th1 で，非生理的な後弯を呈していた．VCA による矯正を PTC と MTC に施した（T2～L3 後方矯正固定術）．PTC Cobb 角は 9°（矯正率 81%），MTC Cobb 角は 18°（矯正率 78%），TK は 26°，後弯頂椎高位は Th6 に改善し，良好な胸椎 shape が得られた．

## Ⅴ．考　　察

VCA は 2008 年に Vallespir ら[8]により報告された新しいコンセプトの矯正方法である．当初は，通常凹側で行う矯正を，最初に凸側でおおまかに矯正することがユニークな点とされた．しかし，VCA に最大の特徴は，通常の矯正がロッドをアプライすることにより行われるのに対し，本法はロッド設置の前段階でおおまかな矯正をなしうる点にある．この点については Vallespir らも論文の中で強調している．森平ら[9]の研究によると，VCA

単独で MTC はおおよそ矯正率 60%程度まで矯正される．この矯正位を凸側でキープした状態で，凹側でロッドを介した既存の矯正方法による段階的な側弯追加矯正が可能であり，結果として本研究では MTC の平均矯正率が 80%を超えていた．

Vallespir らの報告の後に，VCA の治療成績に関する報告はいくつかあるが，側弯矯正については既存の矯正方法に関する報告と比較して優れ，後弯形成に関してはほぼ同等とするものが多い[10～12]．Rushton ら[13]は literature review で，既存の矯正方法と比較して VCA は有用性に乏しいと述べているが，後弯形成については詳細に調査されていない．本研究の結果では，TK は VCA により術前 10.5°から術後 2 年で 26.5°と大幅に改善していた．VCA は，そのデバイスの力に頼るだけではなく，至適な箇所に Ponte 骨切りを併用することにより，後弯形成において威力を発揮すると思われる．

Hasegawa ら[14]は EOS を用いた全身アライメントの研究で，胸椎後弯頂椎の高位が年代を問わず Th7（Th6～Th8）であることを報告している．これは，生理的な胸椎後弯頂椎の高位が Th6～Th8 であることを示している．後弯形成における rod rotation 法の課題は，後弯形成力に乏しいことだけではなく，側弯頂椎がそのまま後弯頂椎になってしまうおそれがある点である[4]．これまでに対象を低後弯 AIS に絞り，術前後の後弯頂椎高位の変化を調査した報告は少ない．本研究では，51 例の低後弯（TK<10°）AIS 例における後弯頂椎高位の VCA 術前後の変化を調査し，後弯頂椎が理想的な高位の Th6～Th8 である症例が，術前 12%から術後 82%と顕著に増加していた．TK も 4.8°から 25.5°へ改善しており，VCA は特に低後弯 AIS における生理的後弯形成に優れているといえる．これは側弯矯正と同様に，VCA により凸側で理想的な胸椎の shape をキープした状態で，凹側で後弯を強めに bending したロッドを介して主に translation force により追加の後弯形成が可能なことによると考察する．

本研究では VCA の椎体回旋変形の矯正について，CT による解析を行っていない．Sun ら[11]は VCA による側弯頂椎の回旋矯正を CT で評価し，19.8°から 8.3°に改善し（$p<0.05$），He ら[12]は同様の解析で術前 19.6°から術後 11.9°に改善（$p<0.001$）したと報告している．本研究では椎体回旋の間接的評価値である AVB-R を算出し，術前 1.6 から術後 2 年で 1.2 と有意に改善していた．VCA の回旋矯正に関するこれらの結果から，VCA は回旋変形に対する矯正力についても既存の矯正方法と比較してほぼ同等ではないかと考える．

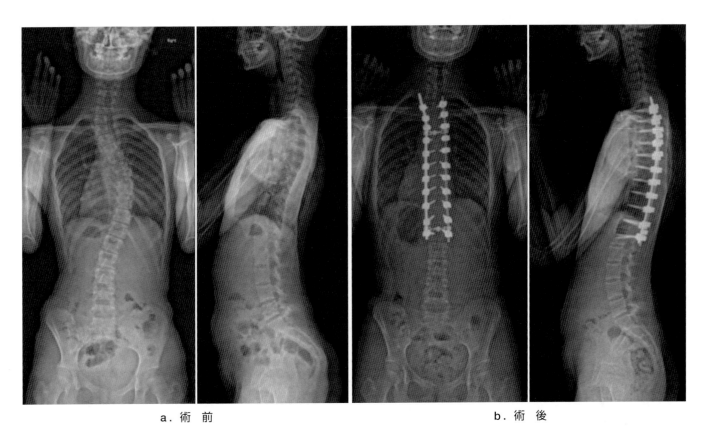

　　　　　a．術前　　　　　　　　　　　　　　　　　　　b．術後

図4．症例1．15歳，女．Lenke分類 type 1A-．術前の MTC Cobb 角は 55°，TK は－13°，後弯頂椎高位は Th1 である．VCA による Th3〜L1 後方矯正固定術を施行し，MTC Cobb 角は 9°（矯正率 84％），TK は 21°，後弯頂椎高位は Th7 に改善している．

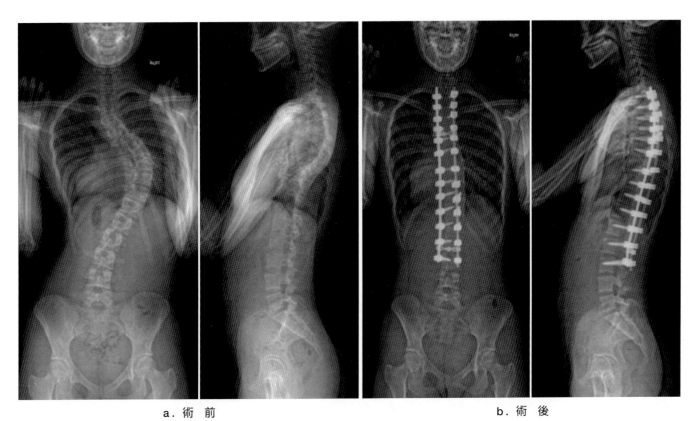

　　　　　a．術前　　　　　　　　　　　　　　　　　　　b．術後

図5．症例2．14歳，女．Lenke分類 type 2A-．術前の PTC Cobb 角は 47°，MTC Cobb 角は 80°，TK は－10°，後弯頂椎高位は Th1 である．VCA による矯正を PTC と MTC に施した（Th2〜L3 後方矯正固定術）．PTC Cobb 角は 9°（矯正率 81％），MTC Cobb 角は 18°（矯正率 78％），TK は 26°，後弯頂椎高位は Th6 に改善している．

Ⅱ．学童期側弯症 ◆ 4．手術療法 1）矯正手技の工夫

## ま と め

1）通常のロッドを介した矯正の前段階で，凸側で椎体軸を同一平面上に配列させることによりおおまかな矯正をなしうる VCA は，AIS の三次元脊柱変形を良好に矯正できていた．

2）特に矢状面において，VCA は理想的な胸椎後弯頂椎の高位をコントロールしつつ，生理的後弯形成力に長けていた．

3）後弯形成についての VCA の強みは，低後弯 AIS でさらに威力を発揮する印象であった．この VCA の強みは，凸側で生理的な胸椎の shape をキープしつつ，凸側でロッドを介した通常の矯正方法により，さらに段階的な三次元の追加矯正が可能な点にあると考える．

### 文 献

1) Suk SI et al. Comparison of Cotrel-Dubousset pedicle screws and hooks in the treatment of idiopathic scoliosis. Int Orthop. 1994；**18**：341-6.
2) Kim YJ et al. Comparative analysis of pedicle screw versus hook instrumentation in posterior spinal fusion of adolescent idiopathic scoliosis. Spine. 2004；**29**：2040-8.
3) Dobbs MB et al. Selective posterior thoracic fusions for adolescent idiopathic scoliosis：comparison of hooks versus pedicle screws. Spine. 2006；**31**：2400-4.
4) Newton PO et al. Preservation of thoracic kyphosis is critical to maintain lumbar lordosis in the surgical treatment of adolescent idiopathic scoliosis. Spine. 2010；**35**：1365-70.
5) Lafon Y et al. Intraoperative three-dimensional correc-

tion during rod rotation technique. Spine. 2009；**34**：512-9.
6) Newton PO et al. Surgical treatment of Lenke 1 main thoracic idiopathic scoliosis：results of a prospective, multicenter study. Spine. 2013；**38**：328-38.
7) Sudo H et al. Surgical treatment of Lenke 1 thoracic adolescent idiopathic scoliosis with maintenance of kyphosis using the simultaneous double-rod rotation technique. Spine. 2014；**39**：1163-9.
8) Vallespir GP et al. Vertebral coplanar alignment：a standardized technique for three dimensional correction in scoliosis surgery：technical description and preliminary results in Lenke type 1 curves. Spine. 2008；**33**：1588-97.
9) 森平 泰ほか. 思春期特発性側弯症に対する Coplanar 法. 整・災外. 2022；**65**：127-34.
10) Qiu Y et al. Comparison of surgical outcomes of Lenke type 1 idiopathic scoliosis：vertebral coplanar alignment versus derotation technique. J Spinal Disord Tech. 2011；**24**：492-9.
11) Sun L et al. Bilateral apical vertebral derotation technique by vertebral column manipulation compared with vertebral coplanar alignment technique in the correction of Lenke type 1 idiopathic scoliosis. BMC Musculoskelet Disord. 2013；**14**：175.
12) He S et al. Vertebral coplanar alignment technique：a surgical option for correction of adult thoracic idiopathic scoliosis. Eur Spine J. 2016；**25**：417-23.
13) Rushton PR et al. Do vertebral derotation technique offer better outcomes compared to traditional methods in the surgical treatment of adolescent idiopathic scoliosis? Eur Spine J. 2014；**23**：1166-76.
14) Hasegawa K et al. Standing sagittal alignment of the whole axial skeleton with reference to the gravity line in humans. J Anat. 2017；**230**：619-30.

＊　　　＊　　　＊

Ⅱ．学童期側弯症 ◆ 4．手術療法 2）神経モニタリング

# 脊柱変形における運動誘発電位を用いた術中脊髄機能モニタリング（intraoperative neuromonitoring）
## —— 経頭蓋刺激と脊髄刺激による運動誘発電位の比較*

町田正文　町田真理　赤井楓菜　Thoru Yamada**

[別冊整形外科 87：51～57, 2025]

## はじめに

　以前は，脊椎・脊髄手術の手術中に生ずる脊髄障害が麻酔覚醒後でなくては診断ができなかったため，手術後には障害が不可逆的な段階に進行することが多かった．この障害を予防する唯一の手段として，誘発電位を用いた術中脊髄機能モニタリング（intraoperative neuromonitoring：IONM）が開発された．その結果，脊髄伝導障害の発生を知るばかりではなく，わずかな障害でも，その発生時刻および発生部位を確かめることができ，術式の欠陥を知り改善をすることも可能となった．

　その中で，体性感覚誘発電位（somatosensory evoked potentials：SEPs）が誘発電位として IONM にはじめて用いられ[1]，その後，末梢神経刺激による脊髄誘発電位（spinal evoked potentials：SpEPs）が利用された[2]．しかし，これらの電位は全身麻酔下で電気的雑音が多い手術室での記録は困難であった．それにかわる脊髄刺激による SpEPs は，高振幅で安定した電位が記録できるため IONM としてより実用的になった[3,4]．しかし，これらの方法を用いた IONM において術後脊髄運動麻痺を合併した，いわゆる false negative の症例が報告されるようになり[5]，脊髄運動機能を客観的に評価する方法が注目され始めた．

　そこで，頭皮上あるいは直接大脳運動領野を刺激することにより脊髄を下行する活動電位を脊髄の硬膜外腔より記録する運動性脊髄誘発電位（Tc-SpEPs）[6]，筋より誘発筋電図として記録する方法（Tc-MEPs）[7]と，脊髄を刺激し下肢筋から誘発筋電図（Sp-MEPs）[8]を記録する方法が臨床応用されるようになった．現在，Tc-MEPs が容易に安定して記録できるため IONM には国内外で多く用いられている．本稿では，Tc-MEPs および Sp-MEPs による IONM について基礎および臨床面より両者を比較し，その利点・欠点を明らかにする．

## Ⅰ．IONM の歴史

　1950 年代後半以降，インストゥルメンテーションによる脊柱変形手術が世界的に広まり始めた．当初は，Harrington rod system による脊柱伸延力を中心とした矯正手術であり，脊髄障害リスクは高かった．1973 年 Vauzelle らは脊柱変形矯正を行った後に全身麻酔を一時中止し患者を覚醒させ，下肢の運動機能を調べる wake-up test という方法を確立した．その後，本法が多く用いられるようになったが，本法は患者の協力がなければ不可能なためすべての症例に実施できず，また手術中に何度も繰り返し検査をすることがむずかしいという問題点があった．Wake-up test は現在のようないくつもの局面で神経障害リスクが存在する複雑なインストゥルメンテーション手術においては実用的ではなく，また患者側の要因として精神発達遅滞や不全麻痺の場合には判定が困難でもある．一方，1984 年 Hoppenfeld らは IONM の代替法として ankle clonus test を報告した．本テストは脊髄損傷が弛緩性になるという仮定に基づいており，ankle

## Key words

intraoperative neuromonitoing, motor evoked potential, scoliosis surgery

*Intraoperative neuromonitoring with motor evoked potentials in corrective spinal deformity：comparison transcranial stimulation motor evoked potentials with spinal stimulation motor evoked potentials
**M. Machida, M. Machida（医長）：埼玉県立小児医療センター整形外科（☎330-8777 さいたま市中央区新都心 1-2；Dept. of Orthop. Surg., Saitama Children's Medical Center, Saitama）；F. Akai：同センター検査科；T. Yamada（名誉教授）：アイオワ大学神経科．[利益相反：なし．]

clonus の欠如は脊髄損傷に続発する中枢抑制メカニズムの喪失を示唆しているが，本テストは手術終了後の検査であり，その有効性は確認されていない．

最初の側弯症における IONM は，1972 年 Nash らによる SEPs によるモニタリングであった[1]．電気刺激によるインパルスは，末梢神経から始まり，神経叢を通って神経根と同側の脊髄後索を上行し，脳幹のレベルで交叉し視床特殊核，内包後脚を介して大脳皮質感覚領野（頭頂中心後回）に伝わる．脛骨神経 SEPs の P31 は皮質下電位で，もっとも一貫したコンポーネントであり，さまざまな麻酔薬に耐性があるためモニタリングとしての指標になったが，P31 以降の中潜時，長潜時成分の振幅は大きいが不安定のために IONM として有用性に欠いた．これらの電位の潜時と振幅は，体温変化，麻酔レベル，血圧およびその他の不明確な要因によって大きく影響を受ける．

頭皮上で記録される SEPs よりも直接的に脊髄機能を反映し，一般的に麻酔薬に耐性のある安定した反応を得るため，1971 年 Shimoji らは硬膜外麻酔手技に準じて硬膜外針を用いて経皮的に記録電極を硬膜外腔に挿入し，末梢神経刺激による脊髄誘発電位（Pn-SpEPs）を記録して[2]以来，IONM として広く利用されるようになった．その後，1982 年 Jones らは脊柱側弯症の 115 例の手術のモニタリングにおいて，本手法の有効性を報告した．Pn-SpEPs には，刺激される神経の所属髄節より導出される分節性脊髄誘発電位と，所属髄節より高位の脊髄レベルより導出される伝導性脊髄誘発電位がある．硬膜外腔から記録される Pn-SpEPs は，頭皮上で記録される SEPs よりも一貫性が高く，麻酔薬や血圧の変動に対する感受性が低いため有用と考えられた．また，Pn-SpEPs は SEPs の皮質反応よりも短い刺激時間で記録できるため，より迅速に結果を得ることができ，脊髄機能の評価において感度と特異性が高い検査である．IONM は可能な限りリアルタイムで，どのような条件の患者においても実施できることが必須である．IONM の目標は，術中の神経障害を特定して早期介入により神経構造への不可逆的な損傷を排除または最小限に抑え，術後の神経障害を防ぐことである．

ヒトにおける脊髄の直接刺激の臨床応用は，1970 年に Shealy らが除痛目的のためにくも膜下腔に埋め込んだ電極で長時間後索刺激を加えたが，脊髄障害などの合併症を認めなかったことに始まる．本法を応用し，1972 年黒川，玉置らは硬膜外腔より脊髄を刺激することで惹起される脊髄誘発電位（Sp-SpEPs）を硬膜外腔，くも膜下腔より記録するのに成功した[3,4]．本法による Sp-SpEPs の振幅は，末梢神経刺激による Pn-SpEPs の振幅よりも高振幅という利点がある．これにより，加算平均することなく 1 回の刺激で応答を記録することができ，また手術室の電気的にノイズの多い環境下でも安定した電位が記録可能で，そのうえ麻酔薬に対する耐性など多くの利点がある．基礎研究の所見より第 1 電位が主として側索後部浅層の背側脊髄小脳路，第 2 電位が後索に由来する電位と考えられている．当初，脊椎・脊髄手術中の IONM を主目的として開発されたが，その後，脊髄の病態生理の解明にも利用されている．

Shimoji ら[2]，黒川[3]，玉置ら[4]によって開発された SpEPs は，IONM，脊髄疾患の診断や予後判定の補助手段として近年必要不可欠な臨床検査として確立された．しかし，これらの方法によって記録される電位は脊髄背側半分の機能の一部を反映しているにすぎず，脊髄の重要な機能である随意運動の機能を客観的に評価することは不可能であった．1986 年 Lesser らは米国における脊髄モニタリングの症例を検討した結果，術中 SEPs や Pn-SpEPs になんら変化がなく，術後脊髄運動麻痺を合併した 6 例をまとめて報告した[5]．このような false negative の症例は，本報告以外にも IONM で明らかにされた．筆者らは，この点について以前より注目しており，1983 年に脊髄刺激による両側の腓腹筋から誘発筋電図をはじめて記録するのに成功した[8]．その後，脊髄運動機能を客観的に評価する方法が検討されるようになった．

動物を用いた大脳運動領野刺激の基礎研究は早くから行われており，ヒトにおける大脳皮質の直接電気刺激の研究は 1937 年 Penfield & Boldrey が脳の機能解剖を明らかにするために用いたのが最初である．その後，本法を用いた研究が行われたが，覚醒状態での刺激の際に強い疼痛を伴うため臨床応用にいたらなかった．そこで，1980 年 Merton & Morton は本法を改良し，高電圧低出力インピーダンス刺激装置による経皮的電気刺激法により誘発筋電図を記録する方法を確立した[9]．その後，電気刺激にかわる方法として磁気刺激法が 1985 年 Barker らによって考案され，疼痛もなく誘発筋電図が容易に記録できるうえ，合併症も認められないため電気刺激にかわる方法として磁気刺激法が臨床検査に用いられるようになったが，magnetic coil を一定の部位刺激として保持することが困難なうえ周囲の金属機器への影響などにより IONM には用いられていない．

頭皮上あるいは直接大脳運動領野を刺激することにより，脊髄を下行する活動電位を脊髄硬膜外腔より運動性脊髄誘発電位（Tc-SpEPs）として記録する方法[6]と四肢の末梢神経より末梢神経活動電位（Tc-PNPs）[10]あるいは筋より誘発筋電図（Tc-MEPs）[7]として記録する方法が行われた．

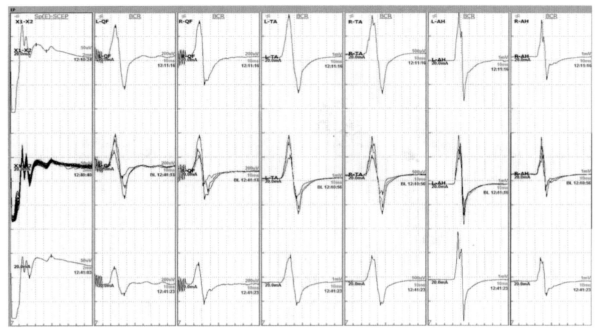

図1. てんかんを伴う神経筋性側弯症例. 左より逆行脊上行性(感覚性)伝導電位 Sp-SpEPs および両側大腿直筋, 前脛骨筋, 母趾外転筋から導出した Sp-MEPs. 上段が矯正前のコントロール電位, 中段が矯正中, 下段が矯正終了後

　Tc-SpEPs は direct wave (D-wave) とそれに続く indirect wave (I-wave) からなり, D-wave は皮質脊髄路を直接賦活しシナプスを介さない反応であるため麻酔の影響を受けにくく, 運動機能の指標となる. D-wave が導出できれば, 信頼性の高い IONM となるが, 神経線維から直接記録される電位であるため伝導距離が長くなると振幅が低下する. また, 障害の左右の情報が得られないため障害発生時の局在性の判断が困難である.

　これらの電位は, 運動領野から脊髄に向かう錐体路を切断すると, 運動領野の刺激による運動が消失することにより脊髄を下行する錐体路の電位と考えられた. しかし, 強い刺激を用いることにより電位の潜時が短縮することから刺激部位が皮質のみならず皮質下深部にまで波及していることが明らかとなった. 正確な刺激部位が明らかにできていないことから, 脊髄硬膜外腔や末梢神経から記録できる Tc-SpEPs や Tc-PNPs が純粋な運動性電位であるかは不明である. それに対し, 大脳皮質運動領野刺激による Tc-MEPs は, 皮質脊髄路を下行する運動性電位であると考えられる.

　1943年に Lloyd は, 脊髄内に刺激電極を刺入する方法を用いて下行性電位をはじめて記録したが, 危険性を伴うため臨床応用にはいたらなかった. それ以後, 脊髄刺激による下行性伝導路, 特に錐体路の活動電位を測定することは不可能と考えられてきた. 1983年に Levy は錐体路近傍の脊髄表面を刺激し, くも膜下腔より記録する方法を術中モニタリングに応用した[11]. 同時期に筆者らは刺激電極を硬膜外腔におき, 下肢筋より誘発筋電図 (Sp-MEPs) を記録する方法を IONM に用いた[8]. この電位は, 動物における脊髄部分切断実験や筋弛緩剤投与により電位が消失することから, 脊髄運動路を下行して筋より記録される誘発筋電図と考えられた[12]. 脊髄上行性伝導路電位である感覚性脊髄誘発電位は脊髄背側半分の機能を反映しているにすぎず, 脊髄腹側の機能を評価するうえで脊髄下行性電位が補足的に必要と考えられる. また, 解剖学上脊髄の背側と腹側とでは血液の供給が異なるうえ, 腹側2/3は背側1/3に比較して虚血に対して鋭敏に影響を受けやすいこともあり, 構造上および機能上, 両者は性質が異なる. このことは, イヌの胸部下行大動脈結紮により Sp-SpEPs にはなんの変化もみられないが, Sp-MEPs のみに漸次振幅の低下, 潜時の延長がみられ, 導出不能となることからも明らかである[13]. 脊髄疾患の中には腹側あるいは背側のみの障害の症例もあり, 障害の部位診断および病態解明には Sp-SpEPs, Sp-MEPs を併用することにより, より詳細な診断が可能となる. また, 術後の脊髄感覚および運動麻痺を予防するうえで, 両者を併用して IONM をするのが適切と考えられる[14] (図1).

## II. 方法および結果

　手術中に行われる皮質脊髄路のモニタリングとして, 大脳皮質運動領野を電気刺激あるいは脊髄硬膜外腔より脊髄を電気刺激し, 筋から誘発筋電図を記録する方法を

II. 学童期側弯症　◆　4. 手術療法　2) 神経モニタリング

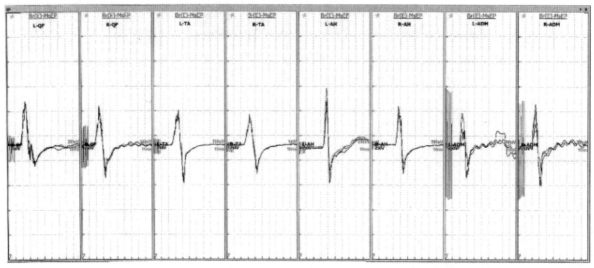

図2. 特発性側弯症例. 左より左・右の大腿直筋, 前脛骨筋, 母趾外転筋, 小指外転筋から導出したTc-MEPs

用いた. 経頭蓋電気刺激には, 単相性刺激に比し二相性刺激が極性の異なる刺激が両側同時に行われるため優位性のない両側刺激ができ, その結果, 両側より対称性の誘発筋電図が記録できる. 両者の刺激は単発刺激でも記録可能であるが, train刺激で加算をすることもできる. 記録はmuscle belly-tendon法による導出電極を設置し, 誘発筋電図を記録した. 脊髄刺激による誘発筋電図（Sp-MEPs）を記録する際には, 同時に逆行性上行性伝導性電位（Sp-SpEPs）を硬膜外腔より記録した.

術前に神経障害が併存していなければ, 両者の刺激による誘発筋電図（Tc-MEPs, Sp-MEPs）は比較的安定しており, negative-positiveの二相性の電位が記録できる（図1, 2）. Tc-MEPsは矯正操作中のリアルタイムのモニタリングではなく, 矯正操作後の確認のためのIONMとなる. 一方, Sp-MEPsは矯正操作中も継続してSp-SpEPsとともに同時に記録ができる. 矯正操作中, Sp-MEPsはSp-SpEPsに変化がみられないときに先行して振幅の低下などの異常を認めることがあり（図3）[15], 前脊髄動脈症候群の病態を示唆するものと考えられた[16]. 誘発筋電図は脊髄腹側を伝導するため循環血液量の影響を受けやすいため, 矯正時には血圧を正常に戻し, 牽引操作を行うことなく回旋操作のみで側弯矯正を行う. 電位に異常が生じた際には, 操作を中止し, すみやかにtechnical errorを調べ, 矯正操作による影響が考えられる際には矯正を戻し, 電位の回復に努める. 回復をまち, 再度ゆっくりと矯正を行う. 1983年より多くの側弯症手術に対しIONMを行ってきたが, 矯正中に電位が消失し, 回復が得られず不全単麻痺の1例を経験している.

## III. 考　察

側弯症手術においてIONMがもっとも有効に機能する局面は, 手術前の神経機能がまったく正常で, 手術操作がIONMにより安全を確認しつつ矯正ができる場合で, ベースラインの指標に異常がみられた際には即座にその原因となった操作を中止して元に戻すことによってIONMの指標がベースラインに戻る場合である. このようなことは側弯症の矯正手術ではよく経験することであり, 手術後の神経障害を未然に防ぐことが可能となる. IONMは, リアルタイムに脊髄機能の変化を感知し, 特に神経障害を軽減または回復させうる段階で脊髄侵襲を察知することにより, 損傷の回避または最小化が可能となる. 側弯症手術におけるIONM異常は, 過剰な牽引や圧迫などの脊髄外から及ぶ急性損傷と循環障害が起因すると考えられる. このことを考慮すると, 脊髄の腹側の機能を鋭敏に察知するMEPsを用いたIONMは適切である.

そこで, 神経障害を軽減または回復させうるタイミングを察知する指標であるアラームポイントが重要となる. 現在, 広く用いられているアラームポイントは波形の振幅低下である. 日本脊椎脊髄病学会モニタリング委員会では, ベースライン波形の振幅を基準として70%以上の低下をアラームポイントとして提唱している.

誘発筋電図である複合筋活動電位は, 一般にその波形はnegative-positiveの二相性である. ベースラインで二相性の電位が記録できず多相性電位のときには, muscle belly-tendon法による導出電極の設置エラーが考えられる. Muscle belly-tendon法により得られる電位は活性電極と不関電極の差であり, 真の電位を得ることは電位

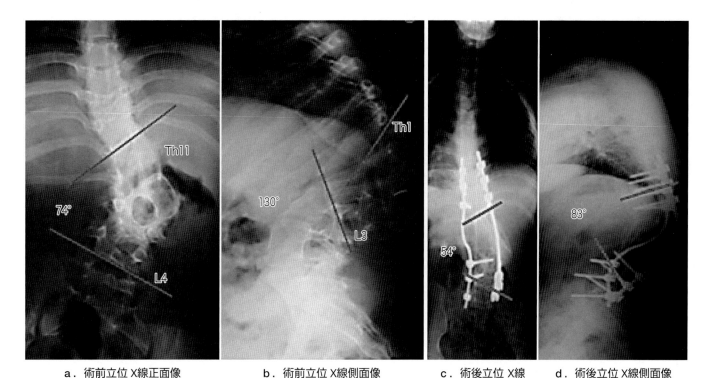

a．術前立位 X線正面像　　b．術前立位 X線側面像　　c．術後立位 X線正面像　　d．術後立位 X線側面像

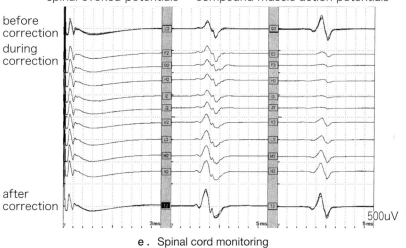

e．Spinal cord monitoring

図3．高度の先天性後側弯変形例（文献15より引用）．矯正中にSp-SpEPsに変化がなく，右腓腹筋から導出のSp-MEPsのみの電位が低下し，矯正解除後ベースラインに戻り，麻痺を回避した．

の振幅低下をアラームポイントと判定するうえで重要である．また，振幅の低下を指摘する際には最大上刺激が求められる．経頭蓋刺激による強い刺激は，大脳皮質下深部にまで刺激が及ぶことになり皮質脊髄路以外の伝導路を刺激することになり，また脊髄刺激でも術中に強い刺激は手術操作および安全面からも不可能である．このことから，IONMは最大上刺激が用いられていないことを十分熟知して，電位の振幅低下を検討する必要がある．また，経頭蓋刺激では麻酔時間とともに電位の振幅が急に低下してしまうfade現象（anesthetic fade）があり，神経障害発生との鑑別に注意を要する．一方，筆者らは脊髄刺激によるfade現象をこれまでに経験してない．

経頭蓋電気刺激により痙攣が誘発される頻度は低いとされているが，てんかんの既往歴の症例は相対的禁忌である．Tc-MEPsは矯正操作中頻回に継続して電気刺激ができないため手術操作後の刺激に対する反応をみており，リアルタイムのモニタリングではない．筆者らは矯正中の循環障害発生時に，リアルタイムにまずSp-MEPが，その後Sp-SpEPsが数秒以内に消失した術後不全単麻痺例を経験している．最近，自発筋電図を用いたfree-run筋電図（EMG）の有効性が報告されているが，神経根障害の検出は有効であるが，脊髄障害を検知すること

は理論的に困難である.

最近,髄内腫瘍において手術中にTc-MEPsの低下があっても,その筋に麻痺をきたさないことや麻痺がない筋であるにもかかわらず,ベースラインのTc-MEPsが術前から導出できないことが報告され,髄内腫瘍におけるTc-MEPsモニタリングの意義の限界が問われている[17].運動機能をつかさどる錐体路は,大脳運動野,内包,中脳大脳脚,延髄錐体交叉,脊髄側索または前索,脊髄前角細胞,$a$運動神経,筋へといたる下行性伝導路である.同様に,Tc-MEPsは経頭蓋電気刺激が脳に惹起した神経細胞の活動がなんらかの伝導路を介して,脊髄を下行し脊髄運動ニューロンを興奮させることで起こる筋活動を複合筋活動電位として記録したものである.大脳の運動領野付近を刺激した際に高振幅の筋電図反応が得られることから,その伝導路として皮質脊髄伝導路である可能性が高いと考えられる.

一方,全身麻酔下で頭蓋を反応閾値のわずかに上回る程度の強度で刺激をして記録されるTc-MEPsは外側皮質脊髄路,その中でも大脳皮質と脊髄運動ニューロンを直結する成分を通して伝達される電位と思われる.このような皮質-運動ニューロン間の直接結合は皮質脊髄路の線維全体の中でも1%にすぎず,その他の線維は脊髄の前核細胞以外の細胞に終始して,介在ニューロンを介して運動ニューロンと接続している.シナプスの伝導効率が低下している全身麻酔の影響下では,これらの介在ニューロンを介したインパルスは,著しく伝わりにくいためTc-MEPとして記録されにくい[18].また,大脳皮質運動領野に始まり脊髄運動ニューロンに終わる皮質脊髄路(cortico-motorneural cells)の存在確率は,すべての錐体路のうち5〜10%ほどと推測されている[19].多くの軸索は介在ニューロンを経由しており,ヒトの随意運動の制御において脊髄固有ニューロンを介した経路が重要であるとの考えもある[20].

一方,末梢神経電気刺激により得られる誘発筋電図に比較してTc-MEPsで誘発できる電位の振幅は50%以下であり,Tc-MEPsの刺激だけでは,一つの筋全体を支配する多数の運動ニューロンのすべてを興奮させていないと考えられる.刺激強度によってその伝導経路,その反応電位の振幅,刺激によって活性化する運動ユニットの数などが異なることは明らかである.刺激強度の定量化なくして反応振幅の低下によるアラームポイントの設定には問題がある.

Tc-MEPsは大脳皮質から脊髄前角に直接接続する経路の機能を反映するが,大脳皮質や脳幹から始まり,脊髄固有のニューロンまたは介在ニューロンを経由して脊髄前角にいたる随意運動を制御する多くの経路を反映し

ていないとの考えがある.このため,Tc-MEPsは随意運動に関与する神経経路すべての活動を反映しておらず,その近辺の経路またはその経路のごく一部を反映しているため,術後麻痺の予測にある程度の相関があるが,完全に一致しないという限界がある[21]ことも理解できる.

筆者らは硬膜外腔電極によるSp-MEPsを記録することに成功し,動物実験を含む基礎研究や臨床経験から,下行性伝導路電位であることを証明してきた.しかし,Sp-MEPには脳幹でシナプスを介する多シナプス系間接経路の関与は不明である.この誘発筋電図に対し,Deletisらは脊髄刺激では後索を逆行性に下行伝播したインパルスが反射回路を経て前角細胞にいたるため,脊髄レベルではSEPsと同様に逆行性に感覚路を経由する誘発電位であるとし,運動路説を否定した[22].しかし,動物実験および臨床例においてSp-MEPとSp-SpEPの同時記録で乖離性変化が認められる(図3)ことから脊髄内伝導路は異なるものと考えられる[13,16].最近,Andoらはcollision techniqueを用いたdouble stimulationにて脊髄運動路を伝導する電位であることを示唆した[23].Sp-MEPsは,リアルタイムに電位を記録することができ,そのうえ同時に逆行性上行性(感覚性)脊髄電位(Sp-SpEPs)を記録することができ,脊髄の前・後部分の機能をモニタリングできる利点がある[14](図1,3).

IONMに用いる指標には,その指標が関連している対象の機能が直接反映し,その変化が機能の低下を可逆的な段階で検出できる感度が求められる.Tc-MEPsは皮質脊髄路の脊髄運動ニューロンとの直結成分の機能だけを観察しており,皮質から脊髄への軸索が損傷しても随意運動は可能で,軸索損傷していなくても随意運動ができないこともあり[24],MEPsは随意運動に関与する神経経路すべての活動を反映せず,その経路の一部を反映していると推測される.MEPsが術後運動麻痺の予測にある程度相関性はあるが,完全に一致しない限界もあると推測できる.これらの疑問点を解明し,よりよいIONMに発展させるには,さらなる基礎研究が必要と思われる.

## まとめ

Tc-MEPs,Sp-MEPsにはそれぞれの利点,欠点があり,それらを理解したうえでIONMを行うべきである.

これまで直接ご指導をいただいた故Jun Kimura先生に深謝する.

## 文　献

1) Nash CL et al. A model for electrical monitoring of spinal cord function in scoliosis patients undergoing correction. J Bone Joint Surg Am. 1972；**54**：197-8.

2) Shimoji K et al. Epidural recording of spinal electrogram. Electroencephalogr Clin Neurophysiol. 1971；**30**：236-9.

3) 黒川高秀. 鼓膜外腔における脊髄刺激による脊髄誘発電位. 脳波と筋電図. 1972；**1**：64-6.

4) 玉置哲也ほか. 脊髄モニタリング法：動物実験における基礎データーを中心として. 脳波と筋電図. 1972；**1**：196.

5) Lesser RP et al. Postoperative neurological deficits may occur despite unchanged intraoperative somatosensory evoked potentials. Ann Neurol. 1986；**19**：22-5.

6) Boyd SG et al. A method of monitoring function in corticospinal pathways during scoliosis surgery with a note on motor conduction velocities. J Nerurol Neurosurg Psychiatry. 1986；**49**：251-7.

7) Taniguchi M et al. Modification of cortical stimulation for motor evoked potentials under general anesthesia：technical description. Neurosurgery. 1993；**32**：219-26.

8) Machida M et al. Spinal cord monitoring：electrophysiological measure of sensory and motor function during spinal surgery. Spine. 1985；**10**：407-13.

9) Merton PA et al. Stimulation of the cerebral cortex in the intact human subject. Nature. 1980；**285**：227.

10) Kondo M et al. A new method of electrodiagnosis during operations on the brachial plexus and peripheral nerve injuries. Int Orthop. 1985；**9**：115-21.

11) Levy WJ. Spinal evoked potentials from the motor tracts. J Neurosurg. 1983；**58**：38-44.

12) Machida M et al. Monitoring of muscle action potentials after stimulation of spinal cord. J Bone Joint Surg Am. 1988；**70**：911-8.

13) Machida M et al. Effect of spinal cord ischemia on compound muscle action potentials and spinal evoked potentials following spinal cord stimulation in the dog. J Spinal Disord. 1990；**3**：345-52.

14) Machida M et al. Spinal cord monitoring. Pediatric Spine Surgery, 2nd Ed, ed by Weinstein SL, Lippincott Willams & Wilkins, Philadelphia, p49-66, 2001.

15) 福田健太郎ほか. 高度脊柱変形における術中脊髄機能モニタリング. 脊椎脊髄ジャーナル. 2006；**19**：57-63.

16) Machida M et al. Dissociation of muscle action potentials and spinal somatosensory evoked potentials after ischemic damage of spinal cord. Spine. 1988；**13**：1119-24.

17) 黒川　龍ほか. 脊髄手術における術中神経生理学的モニタリングの有用性と限界. 脊髄外科. 2016；**30**：146-51.

18) 谷口　真. 術中モニタリングの道具としてみた運動誘発電位（MEP）の有用性について：MEP の神経生理・機能解剖の面からの考察. 脊椎脊髄ジャーナル. 2018；**31**：641-5.

19) Burk D et al. Non-monosynaptic transmission of the cortical command for voluntary movement in man. J Physiol. 1994；**480**：191-202.

20) Martin JH. Descending motor pathways and the motor function of the spinal cord. Neuroanatomy Text and Atlas, 4th Ed, ed by Martin JH, McGraw Hill Professional, New York, p227-54, 2012.

21) 谷口　真ほか. 仮想討論会：皮質脊髄路の基礎知識. 脊髄外科. 2015；**29**：267-78.

22) Deletis V et al. Intraoperative identification of the corticospinal tract and dorsal column of the spinal cord by electrical stimulation. J neurol Neurosurg Phychiatry. 2018；**89**：754-61.

23) Ando M et al. The muscle evoked potential after epidural electrical stimulation of the spinal cord as a monitor for the corticospinal tract：studies by collision technique and double train stimulation. J Clin Monit Comput. 2022；**36**：1053-67.

24) Bucy PC et al. Destruction of the "Pyramidal Tract" in man. J Neurosurg. 1964；**21**：285-98.

\*　　　\*　　　\*

# 神経筋原性側弯症 up-to-date*

中村直行**

## はじめに

神経筋原性側弯症（NMS）は，側弯症の中で特発性側弯症に次いで多いものである．脳性麻痺（CP），脊髄性筋萎縮症，筋ジストロフィーなどの基礎となる神経筋疾患の一部症として発生する．それらの疾患に罹患した患者は，筋力低下，痙縮，麻痺により，脊椎を支える筋肉を制御する能力を失う．NMSは脊椎全体に影響を及ぼし，成人期または骨格成熟後であっても急速に進行しつづける．

非歩行児の進行性は著しく，坐位バランスを崩し，褥瘡の発生，重度な胸郭変形に起因する進行性の拘束性呼吸不全を導く．また，これらの患者は，嚥下困難，呼吸器感染症，消化管機能障害のリスクが高くなる．

装具による保存療法は脊椎変形の進行を抑制することはできない．手術療法は側弯症の進行を抑制するためのゴールドスタンダードであるが，合併症率は75%を報告するものもある．しかし，最近の文献によると，NMS患者の生活の質（QOL）は脊椎固定術後に大幅に改善され，これらの利点は思春期特発性側弯症患者のものと同等と報告するものもある[1]．CPに伴う脊柱変形に関して，インプラントを利用した手術療法による臨床像の改善は数多報告されている（図1）．脊柱変形の改善以外に示されているものとして，坐位の安定，患児の健康関連のQOLの改善，高い介護者満足度，体重増加などの報告[2~5]がある．いずれにおいても，手術療法により多くのNMS児の未来が改善する可能性が期待される．実際，その死亡率をかえているとする報告も出てきている[6]．

NMS患者は，患者自身の問題として備わる麻痺性の筋緊張，胃瘻・気管切開といったメディカルデバイスの付帯，るい痩と呼ぶにふさわしい低体重，栄養状態のわるさなどに加え，家族背景や社会資産の利用状況など，手術療法を取り巻く各要素が本質的に複雑である．

術中合併症は，長い手術時間，大量出血，低い骨密度などに起因し，手術に求められる技術やスピードは低いものとはいえない．術後の主な合併症は，呼吸器系，インプラント関連，創傷関連，偽関節，胃腸系，神経系のものなどがある[2,7,8]．

当科は本邦で現在もっとも多くのNMS手術を行っている．安全なNMS治療を提供するため，日々，最新の情報の入手を心がけているが，本領域で特に近年の知っておくべき大きな変化は，疾患修飾薬の開発がゲームチェンジャーとなり，患者の臨床像が激変しつつある脊髄性筋萎縮症（SMA）である．

## Ⅰ. 自 然 歴

現在も多くの論文に引用されるSaitoら[9]の報告は，間違いなくposition paperといえるものであろう．そのようなキーとなる論文が本邦から発されていることは誉れといえる．その後も，同様のnatural historyを追った報告は散見され，近年，そのシステマティックレビューも出ている[10]．Victorらは，骨格成熟後の未治療CP側弯症の進行を調査するために，1968~2024年5月に発表された，後ろ向き，前向き，または横断的デザインによる原著研究論文のうち包含基準を満たした15研究，サンプルサイズ2,569例を調査した．結果はすべての研究で，骨格成熟後の側弯進行がみられた．成長終了時の側弯角が大きい（50°以上）こと，重度の運動障害［歩行不能またはgross motor function classification system（GMFCS）Ⅳ~Ⅴ］は，骨格成熟後の側弯進行の重要な

## Key words

neuromuscular scoliosis, surgery, cerebral palsy, spinal muscular atrophy, caregiver satisfaction, complication

---

*Neuromuscular scoliosis up-to-date
**N. Nakamura（部長）：神奈川県立こども医療センター整形外科（℡ 232-8555　横浜市南区六ツ川 2-138-4；Dept. of Orthop. Surg., Kanagawa Children's Medical Center, Yokohama）．［利益相反：なし.］

神経筋原性側弯症 up-to-date

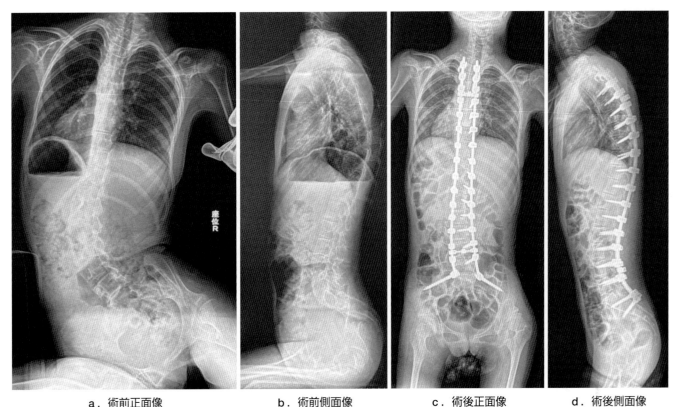

　　a. 術前正面像　　　　　　b. 術前側面像　　　　　　c. 術後正面像　　　　　　d. 術後側面像

図1. 症例. 17歳, 女児. CP. GMFCS V. 単純X線像. 術後, 坐位は安定し, 食事の通りがよくなり, 排便も改善している. Body mass index（BMI）も増加し, 風邪を引きにくくなったと介護者の満足度は高い. 本手術後患者はこのように包括的健康観が改善することが知られ, 体調を崩しにくくなり, 介護者の満足度が非常に高い特徴を有する.

危険要因であると特定された. これらの危険要因の少なくとも一つが存在する場合, 最大74％の患者で骨格成熟後に側弯が進行し, 平均して年間1.4°～3.5°増加した. 側弯進行とCPタイプ（痙直, 弛緩）, 弯曲タイプ, 過去の股関節手術歴, 姿勢, 体重, 身長, 性別, てんかん, 骨盤傾斜との間には有意な関連性は認められなかった. 股関節不安定性の影響に関する調査結果は一貫しておらず, 全体に側弯症の進行と正の相関が認められたが, 特に骨格成熟後には相関が認められなかった.

結論として, 調査結果に基づき, 少なくとも一つの危険要因がある骨格成熟CP患者には3年に1回の放射線学的追跡調査が推奨され, 危険要因がない場合は5年に1回の追跡調査が推奨されているが, 本邦における障がい者脊柱変形への医療環境を考えると, その経過観察がきっかけとなり成人期に脊柱変形手術が成立するとは到底思えない. あっても非常にまれな環境と思われる. Decision makingにつながらないX線撮影は被曝を伴う記念写真にすぎない.

## II. 保存療法

NMSに対する保存療法, 特に装具による脊柱マネジメント, 側弯進行抑制に有効性を感じる脊椎外科医はい

ない. 有効性を述べる報告[11]もあるが, コンセンサスにいたることもなく, 一般的にNMSに対する装具療法は坐位の保持に有効性を示すのみである[12].

## III. 麻痺性股関節脱臼

NMSを取り扱っていると, 同時に股関節脱臼について検討を要する症例は数多く存在する. Crawfordら[13]は平均3.5年の追跡調査で脊椎固定術を受けたNMS患者の45％（21/47例）が脊椎手術の前または後に股関節手術を必要としたと報告している. 一方で, 麻痺性股関節脱臼に対し先に観血的整復をしておくと側弯の発症予防や側弯進行抑制になる, ないしはその逆も不明である[14]. 現時点での本領域エキスパートオピニオンとしては, 股関節脱臼と側弯症が同時に存在する場合, 股関節再建の前に側弯症に伴う骨盤傾斜を矯正する（spine firstの原理）. 患者に骨盤傾斜がみられない場合は, より症状の強い症状を最初に対処する必要がある[14].

## IV. 矯正手技

NMSに対して世界的に椎弓根スクリューが利用されるようになり[15], 前後合併と後方単独手技で成績差が近接しつつある. 確かに前方手技を併用すれば, より高い

59

矯正率，少ない矯正損失という利益はある．しかし，後方単独との矯正率の差は臨床的に問題となるほどではなく，むしろ出血量，手術時間，集中治療室滞在期間と入院期間，合併症の点で有利とする報告が近年は多い[16,17]．

本手術は術後管理を考え小児病院で施行されることが多いと考えるが，手技的に比較的平易な後方単独で合格点をとれるのであれば，脊椎手術に特化していない小児整形外科医にも門戸を開くと考える．かくいう筆者自身がそうである．自身の脊椎手術技術は本格的な脊椎外科医には遠く及ばないが，本手術はまず施行することに意義がある．生きている限り未来永劫進行が続いてしまう彼らの脊柱変形をまず止めてあげて，骨盤傾斜の改善，50％程度の矯正が得られるのなら，やらないで放置されるよりはるかによい未来が彼らに提供される．

## Ⅴ．新しい手技

NMSに対する成長温存手術はいまだにチャレンジングであるが，中でも近年Miladiら[18]の手技が注目されている．近位アンカーを強靱な4 claw hook settingとし，尾側の仙骨骨盤アンカーに対して，皮下を通して延長器をセットする．One-way self-expanding rod（OWSER）と名づけられた延長部はラチェット式に成長，体動や外来での受動牽引により自然延長する．現在，本邦でも医薬品医療機器総合機構（PMDA）により審査中である．

## Ⅵ．骨盤固定

国際コンセンサスとしては，非歩行児の骨盤傾斜角が15°以上であれば，坐位の安定，矯正維持のために骨盤固定併用であるが，骨盤固定を併用しなくても介護者満足度に大きな差はないとする報告や骨盤固定は術創感染の危険因子[19]といえることから，骨盤固定は必須ではないとする意見もある[20,21]．われわれは基本国際コンセンサスに従っているが，患者家族のニーズによって骨盤傾斜角が15°以上あってもfloating spineを選択する場合もある．その場合，術直後はよいが，術後2年もするとしっかり骨盤傾斜が起こってくる．しかしこれまでのところ，それを理由に再手術を希望された例は当科では経験していない．

## Ⅶ．NMS手術時のグラム陰性菌に対する抗菌薬使用

2019年に刊行されたearly onset scoliosis（EOS）患者における抗菌薬予防に関するベストプラクティスガイドライン[22]の推奨事項に，すべての初回手術に静脈内セファゾリンと局所バンコマイシンを使用すること，さらにNMS患者に対するグラム陰性菌に対する抗菌薬の使用が含まれていた．その後の調査において多施設でグラム陰性菌に対する抗菌薬使用が大幅に増えていることがわかった[23]．NMS術後感染は，ほかの脊椎手術とは異なり，グラム陰性菌が主因菌となる確率が高いことがよく知られており，われわれもそれを経験していたため，当科はガイドライン発刊以前より使用している．2024年6月までに当施設では218例の二分脊椎症を除いたNMS手術を行っているが，創感染例（早期晩期含め）は9例（4％）である．

## Ⅷ．チームアプローチ

NMS手術のようなハイリスク，大侵襲手術に対して，チームアプローチが術後成績，合併症，入院期間を改善することが知られている[24,25]．また，術前から患児の栄養状態を管理・調整していくこと[26]，そして術後早期回復プログラム（enhanced recovery after surgery：ERAS）をNMS手術に適応する有用性もわれわれは報告した[27]．

## Ⅸ．SMA

近年，この領域のめざましい変化が，疾患修飾治療により臨床像がドラスティックに変化しているSMAである．これまで寝たきり，人工呼吸器が当然であったSMA type 1に定型発達と異なる新しいphenotypeが出現するようになり，定頸がないのに坐位，介助歩行が可能な症例が出現するようになったりしている[28]．その結果，脊椎変形や股関節脱臼に関して，議論を要する症例が現れるようになっている[29,30]．新たな知見を集積していく必要があるが，すでに股関節痛の発症する危険因子に側弯手術後があげられているような悩ましい報告もある[31]．

疾患修飾治療はSMA type 1で実施された最初の第Ⅲ相試験以来，治療介入のタイミングが治療効果のキーであることが明らかになった．これは驚くべきことではない．SMAは複製されないα運動ニューロンの細胞死によって引き起こされるからである．治療目標は，まだ生きている運動ニューロンの不可逆的な変性メカニズムを停止することにある[32]．そのため，すでに時間をかなり経過した症例に対するそれらの高額な薬剤投与は，慎重な科学的配慮のもとに行われるべきと考える．医師は科学者の端くれである自覚をもち，適応判断，中止判断をするべきである．国民皆保険制度で生み出される医療費は無尽蔵に容認されるものではない．製薬会社の鵜にならないよう気を引き締めて診療にあたるべきである．

## ま と め

1）われわれがNMS手術の成績を報告し始めた10年

前と比べると，NMS に関する研究報告は，近年本当に増えたと感じる．

　２）これまで欧米諸国と比すると，置き去りにされてきたような本邦の障がい児たちの未来が明るくなってきているのを沸々と感じている．ぜひ，諸施設で安全な NMS 手術が遂行されることを切に願う．

## 文　献

1) Soini V et al. Health-related quality of life after segmental pedicle screw instrumentation：a matched comparison of patients with neuromuscular and adolescent idiopathic scoliosis. Acta Orthop. 2023；**94**：165-70.
2) Miyanji F et al. Assessing the risk-benefit ratio of scoliosis surgery in cerebral palsy：surgery is worth it. J Bone Joint Surg Am. 2018；**100**：556-63.
3) Nakamura N et al. Scoliosis surgery for handicapped children. Spine Surg Relat Res. 2017；**1**：185-90.
4) Nakamura N et al. Transition of caregiver perceptions after pediatric neuromuscular scoliosis surgery. Spine Surg Relat Res. 2022；**6**：373-8.
5) Watanabe K et al. Is spine deformity surgery in patients with spastic cerebral palsy truly beneficial?：a patient/parent evaluation. Spine. 2009；**34**：2222-32.
6) Guzek RH et al. Mortality in early-onset scoliosis during the growth-friendly surgery era. J Pediatr Orthop. 2022；**42**：131-7.
7) Hollenbeck SM et al. The pros and cons of operating early versus late in the progression of cerebral palsy scoliosis. Spine Deform. 2019；**7**：489-93.
8) Sewell MD et al. A preliminary study to assess whether spinal fusion for scoliosis improves carer-assessed quality of life for children with GMFCS level Ⅳ or Ⅴ cerebral palsy. J Pediatr Orthop. 2016；**36**：299-304.
9) Saito N et al. Natural history of scoliosis in spastic cerebral palsy. Lancet. 1998；**351**：1687-92.
10) Victor K et al. Progression of scoliosis after skeletal maturity in patients with cerebral palsy：a systematic review. J Clin Med. 2024；**13**：4402.
11) Olafsson Y et al. Brace treatment in neuromuscular spine deformity. J Pediatr Orthop. 1999；**19**：376-9.
12) 稲見　聡ほか. 神経筋原性側弯症. 脊椎脊髄ジャーナル. 2014；**27**：1091-6.
13) Crawford L et al. The fate of the neuromuscular hip after spinal fusion. J Pediatr Orthop. 2017；**37**：403-8.
14) Helenius IJ et al. Cerebral palsy with dislocated hip and scoliosis：what to deal with first? J Child Orthop. 2020；**14**：24-9.
15) Rumalla K et al. Spinal fusion for pediatric neuromuscular scoliosis：national trends, complications, and in-hospital outcomes. J Neurosurg Spine. 2016；**25**：500-8.
16) Beckmann K et al. Surgical correction of scoliosis in patients with severe cerebral palsy. Eur Spine J. 2016；**25**：506-16.
17) Shao ZX et al. Comparison of combined anterior-posterior approach versus posterior-only approach in neuro-muscular scoliosis：a systematic review and meta-analysis. Eur Spine J. 2018；**27**：2213-22.
18) Miladi L et al. Minimally invasive surgery for neuromuscular scoliosis：results and complications in a series of one hundred patients. Spine. 2018；**43**：E968-75.
19) Sponseller PD et al. Deep wound infections after spinal fusion in children with cerebral palsy：a prospective cohort study. Spine. 2013；**38**：2023-7.
20) McCall RE et al. Long-term outcome in neuromuscular scoliosis fused only to lumbar 5. Spine. 2005；**30**：2056-60.
21) Strom SF et al. Is it necessary to fuse to the pelvis when correcting scoliosis in cerebral palsy? World J Orthop. 2022；**13**：365-72.
22) Glotzbecker MP et al. Best practice guidelines for surgical site infection prevention with surgical treatment of early onset scoliosis. J Pediatr Orthop. 2019；**39**：e602-7.
23) Faust M et al. Intraoperative antibiotic use in patients with early-onset scoliosis：current practices and trends. J Pediatr Orthop. 2023；**43**：373-8.
24) Sedra F et al. Perioperative optimization of patients with neuromuscular disorders undergoing scoliosis corrective surgery：a multidisciplinary team approach. Global Spine J. 2021；**11**：240-8.
25) Tipper GA et al. Reducing surgical site infection in pediatric scoliosis surgery：a multidisciplinary improvement program and prospective 4-year audit. Global Spine J. 2020；**10**：633-9.
26) Belthur M et al. Perioperative management of patients with cerebral palsy undergoing scoliosis surgery：survey of surgeon practices. J Pediatr Rehabil Med. 2019；**12**：205-12.
27) Nakamura N et al. Adoption of an enhanced recovery after surgery protocol for neuromuscular scoliosis shortens length of hospital stay. Spine Surg Relat Res. 2024；**8**：427-32.
28) de-Andrés-Beltrán B et al. Clinical and functional characteristics of a new phenotype of SMA type Ⅰ among a national sample of spanish children：a cross-sectional study. Children（Basel）. 2023；**10**：892.
29) Al Amrani F et al. Scoliosis in spinal muscular atrophy type 1 in the nusinersen era. Neurol Clin Pract. 2022；**12**：279-87.
30) Stettner GM et al. Treatment of spinal muscular atrophy with onasemnogene abeparvovec in Switzerland：a prospective observational case series study. BMC Neurol. 2023；**23**：88.
31) Xu AL et al. Hip pain in patients with spinal muscular atrophy：prevalence, intensity, interference, and factors associated with moderate to severe pain. J Pediatr Orthop. 2022；**42**：273-9.
32) Govoni A et al. Time is motor neuron：therapeutic window and its correlation with pathogenetic mechanisms in spinal muscular atrophy. Mol Neurobiol. 2018；**55**：6307-18.

# 脳性麻痺に伴う脊柱変形に対する治療*

浦山大紀　野原亜也斗　小野貴司　谷口優樹**

[別冊整形外科 87：62〜68, 2025]

## はじめに

　脳性麻痺に伴う脊柱変形は，合併症率の高さなどから手術が敬遠されてきた背景があり，多くの患児が側弯を放置したまま成人を迎えてしまっている．近年の医療技術の進歩により重症心身障害児の寿命は延びる一方で，側弯による呼吸機能障害や疼痛，日常生活動作（ADL）の制限といったさまざまな問題が深刻化している．一方で側弯症の手術成績の向上もみられ，合併症率が減少する中，治療の選択肢として手術の重要性が再評価されつつある．

　本稿では，脳性麻痺に伴う脊柱変形治療の現状と課題について考察し，その治療戦略の展望を示す．

## I. 概　　論

　脳性麻痺は，1968年に厚生省脳性麻痺研究班によって「受胎から生後4週間までの間に生じた，脳の非進行性病変に基づく，永続的な，しかし変化しうる運動および姿勢の異常」と定義された疾患である．その発生頻度は出生1,000人あたり約2〜3例と報告されている[1〜3]．

　脳性麻痺と脊柱変形は強い相関があり，運動能力の重症度の評価尺度である gross motor function classification system（GMFCS）level IVまたはVである歩行不能な患者の場合，50〜72％に側弯が生じる[4,5]．多くが10歳以前に発症し，発症直後から急速に進行し，一部の症例では20歳以降も年平均 1.4°〜5.2°ずつ，永続的に進行することに注意が必要である[6]．加えて15歳以前に40°以上のカーブを有していた患者は，60°以上の側弯症に進行する傾向が強いのに対し，15歳の時点で40°未満の

カーブの患者は，側弯の進行が緩やかであることが報告されている[7,8]．本知見は，予後や手術のタイミングを予測する有用な指標となりうる．進行する脊柱変形に伴い，疼痛，坐位保持障害，褥瘡，胸郭変形に伴う呼吸器障害や気管支圧排さらには消化器症状（便秘，嚥下障害，逆流性食道炎，食道裂孔ヘルニア，上腸管膜動脈症候群など），骨盤傾斜の悪化，股関節脱臼などが生じ，患者の生活の質（QOL）に重大な影響を与える[9〜13]．

## II. 保存療法

　脳性麻痺に伴う側弯症の保存療法として，主に装具療法やリハビリテーションが行われる．側弯矯正装具は，角度，年齢が早期であれば矯正効果は期待できるが，側弯の進行を抑制する明確なエビデンスはなく[14]，手術を回避するのではなく手術のタイミングを遅らせる目的が大きい．しかし，10歳以下での手術が回避でき11歳以降まで time saving ができればその意義は大きい．特発性側弯症の装具療法と比較し注意を要する点は多く，硬性体幹装具は褥瘡，疼痛によるストレス増大，装着の煩雑さなどの理由から使用困難例も多い．Dynamic spinal brace（DSB：通称プレーリーくん）は坐位姿勢の安定化には有用とされるが，側弯矯正効果の十分なエビデンスがない[14,15]．

　痙縮治療に用いられる髄腔内バクロフェン（intrathecal baclofen：ITB）は，脳性麻痺患者にもその有効性が確認されているが[16]，側弯への影響については見解の一致は得られていない[17〜20]．手術時には，ITBポンプの影響で感染，再手術，再入院のリスクが増加する可能性が報告されており注意を要する[21]．

## ■ Key words

cerebral palsy, scoliosis, surgical treatment, complication, pelvic obliquity

---

*Treatment of scoliosis with cerebral palsy
**D. Urayama：東京大学整形外科（Dept. of Orthop. Surg., Graduate School of Medicine, The University of Tokyo, Tokyo）；
A. Nohara（医長），T. Ono（部長）：JCHO 東京新宿メディカルセンター脊椎脊髄外科；Y. Taniguchi（講師）：東京大学整形外科/手術部．［利益相反：なし．］

## Ⅲ. 手　術　療　法

### ❶目的と課題

脳性麻痺に伴う側弯症に対するエビデンスを有する治療は手術療法のみである[5]．手術の目的は，坐位姿勢の安定，呼吸機能障害の防止，消化器症状の改善などによるQOLの改善である[12]．

手術適応に関しては，特発性側弯症のように側弯の分類やCobb角などに基づく共通の見解は存在せず，症例ごとに慎重に検討する必要がある．しかし本邦では，手術に対するデメリット，合併症などがまず患者家族に情報伝達されることが多く，手術への心理的抵抗感を助長し，側弯症に関する情報提供が十分ではない医療体制も相まって，側弯が重度に進行してしまった症例や，全身状態の悪化により手術を断念せざるをえない症例が散見される．手術適応は，海外では主カーブのCobb角が40°～60°と特発性側弯症に準じた基準で検討されているが，本邦では主カーブのCobb角が70°～90°と進行するまで手術が考慮されないことが多い．この結果，前方解離術や骨切りを追加せざるをえないことによる侵襲の増加，術後の側弯の残存，合併症率の増加といった課題が手術成績に直接的な影響を及ぼしているのが現状である[21]．

脳性麻痺に伴う側弯症は成長終了後も進行し，QOLや生命予後に重大な影響を与えることを念頭におき，適切なタイミングで手術が実施できる医療体制の整備が急務である．

### ❷術式選択

手術技術の向上により，側弯の矯正がより効果的に行えるようになった[22]．多くの症例は10歳以降に手術を計画するが，早期発症例の一部では，10歳未満で手術が施行せざるをえないこともある．成長温存手術も検討されるが，全身状態がわるい患児への複数回の手術が合併症リスクを増加させるため[23,24]，体重増加や骨成熟をある程度まった後に，脊椎固定術を施行することが一般的である．将来の呼吸機能にとっての指標とされるT1S1長も重要視されるが，活動性はそこまで高くないため，合併症リスクの少ない安全な手術遂行が優先されるべきである．

術中牽引は側弯矯正に非常に有効であり，前方解離術や骨切りの必要性を軽減する可能性があるため[25,26]，当科では全例に併用している．前方解離術は，Cobb角が大きく柔軟性に乏しい症例に対して，側弯と骨盤傾斜の良好な矯正と矯正損失の抑制，良好な骨癒合，術後のcrankshaft現象の予防などを目的に施行される[27~30]．一

方で，手術時間の延長や，入院期間，集中治療室滞在期間の増加がリスクとしてあげられ，後方手術の矯正率が良好になった現在は減少傾向である[31~33]．後方からの解離として，pedicle subtraction osteotomy（PSO）やvertebral column resection（VCR）を施行する場合があるが，術式の適応については一定の見解を得ていない[22,34]．改めて，手術技術，周術期管理の向上が認められる現状において，一期的手術，二期的手術，さらには将来的な成長後の追加手術，前方解離術，椎体骨切りの併用など症例に応じた治療戦略の再構築が必要であると考えられる．

### ❸固定範囲

骨盤固定の必要性については，多くの先行研究において議論されている．骨盤固定の利点として，側弯および骨盤傾斜の矯正効果の向上や矯正損失の抑制があげられるが，一方で手術時間の延長，出血量の増加に加え，創部感染やインプラント関連合併症といったリスクが指摘されている[35~37]．特に手術創の尾側への延長は肛門に近接することになるため，失禁への対策が重要となるほか，軟部組織の被覆が不十分となるとインプラントの突出や褥瘡のリスクが増加する可能性がある[38]．一方で骨盤固定を回避すると，腰仙椎および仙腸関節の可動性を温存することで，車椅子や床での動作の際の力学的負担を吸収できる可能性が期待される[39]．しかし，術後の矯正不足や矯正損失などから骨盤までの固定の延長を実施する症例も存在し，術前に骨盤傾斜が15°以上の症例では，術後に骨盤傾斜の残存や悪化のリスクが高く，骨盤固定を推奨されている[38,39]．しかしながら，骨成熟度，側弯のタイプ，矢状面のバランス，腰仙椎の形態異常など多くの交絡因子が存在することから，術前の骨盤傾斜のみを基準に固定範囲を決定するべきではなく，矯正率が向上した現状をふまえると，骨盤固定の適応基準についても再評価を行う必要があると考える．

また本邦は海外の先行研究と比較して，重度の側弯を呈する低年齢，低体重の症例が多い．長範囲固定の手術では，術野の展開やスクリュー挿入に時間を要し，出血量が増加し，側弯の解離や矯正などの肝心の部分が不十分にせざるをえない場合もある．当科では固定上位端は全例上位胸椎に設定してきた背景があるが，近年では胸郭変形が少なく，矢状面バランスもよく，胸腰椎側弯が中心の症例には，固定上位端を中下位胸椎に設定して手術を実施している．短期的には良好な成績を得ているが，これらの議論はあくまで画像上の評価であり，術後のADLや患者や家族の満足度，消化器症状や呼吸器症状などの全身状態の評価を用いた研究は少なく，真に求

II. 学童期側弯症 ◆ 5. 神経筋原性側弯症

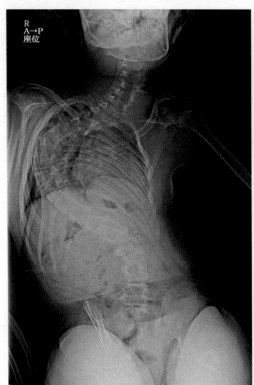

a．坐位単純X線正面像．Cobb角129°（Th4〜L1），骨盤傾斜10°の側弯を認める．

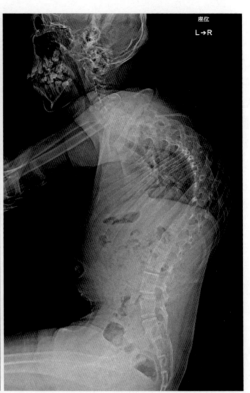

b．坐位単純X線側面像．胸椎後弯114°，腰椎前弯55°と胸椎後弯が強い．

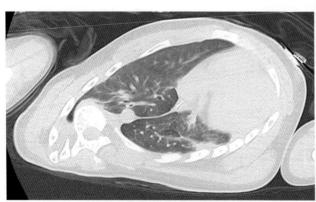

c．CT横断像．肺野条件

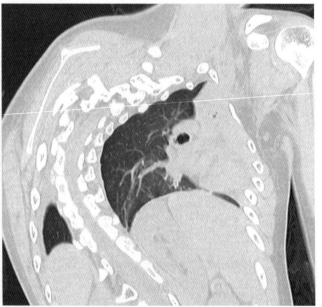

d．CT冠状断像．肺野条件．側弯および椎体の回旋変形，肋骨の変形による胸郭変形と無気肺を呈している．

図1．脳性麻痺に伴う側弯症例．10歳，女児．術前画像所見

められる矯正角度やそれに基づく術式選択についてはいまだ不明な点が多く，これらの課題を解決するためにはさらなる研究が必要である．

**❹術後成績**

脳性麻痺患者において，患者本人の意思を確認することができずに術後成績の評価は困難が多い．患者家族を対象としたアンケートでは術後の満足度が92〜95％と非常に高く[40,41]，さらにQOLの改善についても良好な結果が示唆されている[41〜45]．手術の侵襲による影響で，術後6ヵ月まではベースラインより悪化するものの，術後1年時点でベースラインを上回る改善が得られる[46]．し

かしながら，自然経過との比較，術式ごとの詳細な検討の報告は依然として不足しているのが現状である．本邦では患者と家族のQOLを評価するCaregiver Priorities and Child Health Index of Life with Disabilities（CP CHILD）を用いた先行研究はなく，手術成績が画像所見のみについてしか議論されていない．今後，本邦でも患者立脚型アウトカムを調査して，手術適応，時期や術式を包括的に検討することが肝要である．

### ❺ 合併症

神経筋原性側弯症に対する手術は合併症率が高く，27〜38％と報告されている[47〜50]．もっとも頻度が高い合併症は創部感染であり，発生率は1.1〜33％と特発性側弯症と比較して明らかに高かったが[51,52]，2013年に発表されたbest practice guidelines[53]に基づく対策の導入と栄養状態の改善により16.1％から4.4％に減少傾向と報告されている[50]．次いで頻度の高い合併症は呼吸器合併症であり，その発生率は10〜22％とされている[54]．その他の合併症としてはインプラント関連合併症（7.1％），消化器合併症（5.2％），偽関節（4.6％），神経学的合併症（2.9％）が報告されており，再手術率は9.6％と報告されている[49]．一方で，Scoliosis Research Society（SRS）のデータベースによると，2004〜2007年と比較して2012〜2015年は合併症率が約10％減少しており，現在ではさらに減少し手術成績が向上していることが予想される[50]．

## Ⅳ．当院の成績

対象は2016年6月〜2022年11月にGMFCS level ⅣまたはⅤの脳性麻痺患者で，当科で手術を行い，術後2年以上経過観察が可能であった30例を調査した．男性9例，女性21例，手術時年齢は13.2（10〜19）歳で，後方矯正固定術を18例に，二期的前後合併手術を12例に実施した．平均手術時間は460分，平均術中出血量は1,280 mlであった．主カーブのCobb角は術前106°から術後39°（矯正率63％）に，骨盤傾斜は術前26°から術後10°（矯正率62％）に改善した．

一方で，骨盤傾斜が残存する症例も認められることから，その危険因子についても調査を行った結果，術前の骨盤傾斜が危険因子として抽出され，そのカットオフ値は32°と同定された．先行研究においては術前の骨盤傾斜のカットオフ値が15°と報告されていたが，矯正率の向上に伴い，術前の骨盤傾斜が32°までは骨盤固定を回避しても良好な矯正が得られることが示され，適応範囲が拡大していると考える．この知見をふまえたうえで，治療方針の検討が必要であると考えられる．

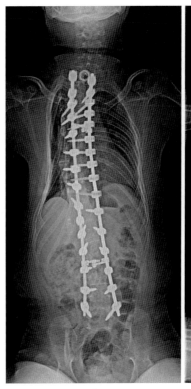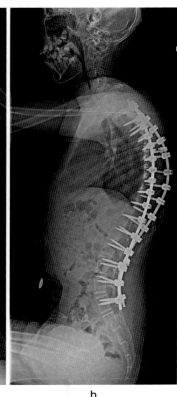

a　　　　　　　　　　b

a．坐位単純X線正面像．Cobb角49°，骨盤傾斜1°に改善している．
b．坐位単純X線側面像．胸椎後弯54°，腰椎前弯45°に改善している．

図2．症例．術後画像所見

## Ⅴ．症例提示

**症　例**．10歳，女児．身長145 cm，体重35 kg．
**現病歴**：Th4〜L1間でCobb角129°の側弯および10°の骨盤傾斜を認め，胸郭は著明に変形し，呼吸機能障害を合併していた（図1）．
**治療経過**：まだ10歳と若年であったが，側弯が高度に進行しており胸郭変形も著しく，体重は35 kgとある程度成長していたため手術の方針とした．初回手術としてTh6〜Th11前方解離術を行い，1週間後に二期的後方固定術（Th2〜L5）を実施した．総手術時間は736分（前方手術336分，後方手術400分），総出血量は480 mlであった．
**術後経過**：術後に無気肺を生じたが，吸痰処置および抗菌薬投与にて改善し，第33病日に退院とした．術後，主カーブのCobb角は49°（矯正率62％）に，骨盤傾斜は術後1°（矯正率90％）に改善し，術後2年でも矯正は維持された．しかし術前から胸郭変形が強く，脊柱が矯正された後も胸郭変形は残存した．胸郭変形が悪化する前に手術を検討すべきであったと考える症例であった（図2）．

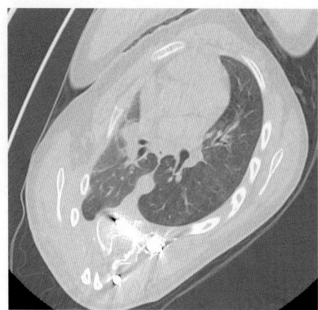 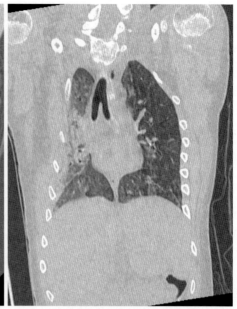

c．CT 横断像．肺野条件

d．CT 冠状断像．肺野条件．側弯および椎体の回旋変形は改善しているが，肋骨の変形による胸郭変形と無気肺は残存している．

図2．（つづき）

## まとめ

1）脳性麻痺に伴う側弯症は，成長期終了後も進行して高度の側弯を呈し，坐位保持障害，呼吸機能障害，消化管障害，疼痛などを引き起こす．

2）進行例には保存療法の適応はなく，手術療法も術式についての一定の見解はないが，昨今の医療技術の進化により合併症率も徐々に減少傾向である．

3）進行例では満足のいく治療成績が望めないことも多く，本邦でも海外と同様の手術適応時期に手術を選択できる環境をつくる必要があり，脳性麻痺に携わる医療チームの整備が急務であると考えられる．

## 文　献

1) Wimalasundera N et al. Cerebral palsy. Pract Neurol. 2016 ; 16 : 184-94.
2) Surveillance of Cerebral Palsy in Europe (SCPE). Surveillance of cerebral palsy in Europe : a collaboration of cerebral palsy surveys and registers. Dev Med Child Neurol. 2000 ; 42 : 816-24.
3) Surman G et al. UKCP : a collaborative network of cerebral palsy registers in the United Kingdom. J Public Health. 2006 ; 28 : 148-56.
4) Palisano R et al. Development and reliability of a system to classify gross motor function in children with cerebral palsy. Dev Med Child Neurol. 1997 ; 39 : 214-23.
5) Cloake T et al. The management of scoliosis in children with cerebral palsy : a review. J Spine Surg. 2016 ; 2 : 299-309.
6) Persson-Bunke M et al. Scoliosis in a total population of children with cerebral palsy. Spine. 2012 ; 37 : E708-13.
7) Victor K et al. Progression of scoliosis after skeletal maturity in patients with cerebral palsy : a systematic review. J Clin Med. 2024 ; 13 : 4402.
8) Loeters MJ et al. Risk factors for emergence and progression of scoliosis in children with cerebral palsy : a systematic review. Dev Med Child Neurol. 2010 ; 52 : 605-11.
9) Majd ME et al. Natural history of scoliosis in the institutionalized adult cerebral palsy population. Spine. 1997 ; 22 : 1461-6.
10) Delgadillo X et al. Arteriomesenteric syndrome as a cause of duodenal obstruction in children with cerebral palsy. J Pediatr Surg. 1997 ; 32 : 1721-3.
11) Sewell MD et al. Does spinal fusion and scoliosis correction improve activity and participation for children with GMFCS level 4 and 5 cerebral palsy. Medicine. 2015 ; 94 : e1907.
12) Griffiths et al. The radiology of the hip joints and pelvis in cerebral palsy. Clin Radiol. 1977 ; 28 : 187-91.
13) Kalen V et al. Untreated scoliosis in severe cerebral palsy. J Pediatr Orthop. 1992 ; 12 : 337-40.
14) Miller A et al. Impact of orthoses on the rate of scoliosis progression in children with cerebral palsy. J Pediatr Orthop. 1996 ; 16 : 332-5.
15) Yang Z et al. Efficacy of rehabilitation physiotherapy

combined with brace correction in patients with mild to moderate scoliosis secondary to cerebral palsy. J Back Musculoskelet Rehabil. 2024；**37**：1499-506.

16) Albright AL et al. Intrathecal baclofen for spasticity in cerebral palsy. JAMA 1991；**265**：1418-22.

17) Segal LS et al. Potential complications of posterior spine fusion and instrumentation in patients with cerebral palsy treated with intrathecal baclofen infusion. Spine. 2005；**30**：E219-24.

18) Senaran H et al. The risk of progression of scoliosis in cerebral palsy patients after intrathecal baclofen therapy. Spine. 2007；**32**：2348-54.

19) Sansone JM et al. Rapid progression of scoliosis following insertion of intrathecal baclofen pump. J Pediatr Orthop. 2006；**26**：125-8.

20) Caird MS et al. Outcomes of posterior spinal fusion and instrumentation in patients with continuous intrathecal baclofen infusion pumps. Spine. 2008；**33**：E94-9.

21) Hollenbeck SM et al. The pros and cons of operating early versus late in the progression of cerebral palsy scoliosis. Spine Deform. 2019；**7**：489-93.

22) Kim HS et al. Clinical issues in indication, correction, and outcomes of the surgery for neuromuscular scoliosis：narrative review in pedicle screw era. Neurospine. 2022；**19**：177-87.

23) McElroy MJ et al. Growing rods for the treatment of scoliosis in children with cerebral palsy：a critical assessment. Spine. 2012；**37**：E1504-10.

24) Sun MM et al. No difference in the rates of unplanned return to the operating room between magnetically controlled growing rods and traditional growth friendly surgery for children with cerebral palsy. J Pediatr Orthop. 2022；**42**：100-8.

25) Jackson TJ et al. Intraoperative traction may be a viable alternative to anterior surgery in cerebral palsy scoliosis ≧100 degrees. J Pediatr Orthop. 2018；**38**：e278-84.

26) Hasler CC. Operative treatment for spinal deformities in cerebral palsy. J Child Orthop. 2013；**7**：419-23.

27) Auerbach JD et al. The correction of pelvic obliquity in patients with cerebral palsy and neuromuscular scoliosis：is there a benefit of anterior release prior to posterior spinal arthrodesis? Spine. 2009；**34**：E766-74.

28) Tsirikos AI et al. Comparison of one-stage versus two-stage anteroposterior spinal fusion in pediatric patients with cerebral palsy and neuromuscular scoliosis. Spine. 2003；**28**：1300-5.

29) Boachie-Adjei O et al. Management of neuromuscular spinal deformities with Luque segmental instrumentation. J Bone Joint Surg Am. 1989；**71**：548-62.

30) Yazici M et al. The safety and efficacy of Isola-Galveston instrumentation and arthrodesis in the treatment of neuromuscular spinal deformities. J Bone Joint Surg Am. 2000；**82**：524-43.

31) Beckmann K et al. Surgical correction of scoliosis in patients with severe cerebral palsy. Eur Spine J. 2016；**25**：506-16.

32) Shao ZX et al. Comparison of combined anterior-posterior approach versus posterior-only approach in neuromuscular scoliosis：a systematic review and meta-analysis. Eur Spine J. 2018；**27**：2213-22.

33) Modi HN et al. Surgical correction and fusion using posterior-only pedicle screw construct for neuropathic scoliosis in patients with cerebral palsy：a three-year follow-up study. Spine. 2009；**34**：1167-75.

34) Bekmez S et al. Pedicle subtraction osteotomy versus multiple posterior column osteotomies in severe and rigid neuromuscular scoliosis. Spine. 2018；**43**：E905-10.

35) Tøndevold N et al. Should instrumented spinal fusion in nonambulatory children with neuromuscular scoliosis be extended to L5 or the pelvis? Bone Joint J. 2020；**102-B**：261-7.

36) Ramo BA et al. Surgical site infections after posterior spinal fusion for neuromuscular scoliosis：a thirty-year experience at a single institution. J Bone Joint Surg Am. 2014；**96**：2038-48.

37) Modi HN et al. Evaluation of pelvic fixation in neuromuscular scoliosis：a retrospective study in 55 patients. Int Orthop. 2010；**34**：89-96.

38) Myung KS et al. Early pelvic fixation failure in neuromuscular scoliosis. J Pediatr Orthop. 2015；**35**：258-65.

39) McCall Re et al. Long-term outcome in neuromuscular scoliosis fused only to lumbar 5. Spine. 2005；**30**：2056-60.

40) Tsirikos AI et al. Comparison of parents' and caregivers' satisfaction after spinal fusion in children with cerebral palsy. J Pediatr Orthop. 2004；**24**：54-8.

41) Watanabe K et al. Is spine deformity surgery in patients with spastic cerebral palsy truly beneficial?：a patient/parent evaluation. Spine. 2009；**34**：2222-32.

42) Sewell MD et al. A preliminary study to assess whether spinal fusion for scoliosis improves carer-assessed quality of life for children with GMFCS level Ⅳ or Ⅴ cerebral palsy. J Pediatr Orthop. 2016；**36**：299-304.

43) Mercado E et al. Does spinal fusion influence quality of life in neuromuscular scoliosis? Spine. 2007；**32**：S120-5.

44) Miller DJ et al. Improving Health-related quality of life for patients with nonambulatory cerebral palsy：who stands to gain from scoliosis surgery? J Pediatr Orthop. 2020；**40**：e186-92.

45) Askin GN et al. The outcome of scoliosis surgery in the severely physically handicapped child：an objective and subjective assessment. Spine. 1997；**22**：44-50.

46) DiFazio RL et al. Health-related quality of life and care giver burden following spinal fusion in children with cerebral palsy. Spine. 2017；**42**：E733-9.

47) Toll BJ et al. Perioperative complications and risk factors in neuromuscular scoliosis surgery. J Neurosurg Pediatr. 2018；**22**：207-13.

48) Luhmann SJ et al. Preoperative variables associated with respiratory complications after pediatric neuromuscular spine deformity surgery. Spine Deform. 2019；**7**：107-11.

49) Elmeshneb MA et al. Surgical complications in neuromuscular scoliosis surgery：systematic review and meta-analysis of the last ten years. Eur Spine J. 2024；**33**：2666-76.

50) Cognetti D et al. Neuromuscular scoliosis complication

rates from 2004 to 2015 : a report from the Scoliosis Research Society Morbidity and Mortality database. Neurosurg Focus. 2017 ; **43** : E10.

51) Sullivan BT et al. Deep infections after pediatric spinal arthrodesis. J Bone Joint Surg Am. 2019 ; **101** : 2219-25.

52) Stephan SR et al. Surgical site infection following neuro-muscular posterior spinal fusion fell 72% after adopting the 2013 best practice guidelines. Spine. 2021 ; **46** : 1147-53.

53) Vitale MG et al. Building consensus : development of a best practice guideline (BPG) for surgical site infection (SSI) prevention in high-risk pediatric spine surgery. J Pediatr Orthop. 2013 ; **33** : 471-8.

54) Yuan N et al. The effect of scoliosis surgery on lung function in the immediate postoperative period. Spine. 2005 ; **30** : 2182-5.

\* \* \*

II. 学童期側弯症　◆　5. 神経筋原性側弯症

# 脳性麻痺の側弯症に対する one-way self-expanding rod・腸仙骨スクリュー併用による低侵襲双極固定*

町田正文　町田真理**

## はじめに

脳性麻痺における側弯は 15～80％に発症し，片麻痺，対麻痺，四肢麻痺と重症度が増すにつれて罹患率は増加し，痙直型四肢麻痺では 80％に側弯が生じる．側弯 Cobb 角の重症度も麻痺の程度と関連が強い．脳性麻痺の側弯症は通常 3～10 歳の間に始まり，思春期の成長期に進行する早期発症型側弯症（early onset scoliosis：EOS）である[1]．Saito らは，15 歳時に 40°を超える側弯の 85％が 60°以上の側弯に進行することを報告している[2]．四肢麻痺，歩行不能児ほど重症化することが明らかで，実際には 15 歳以前に重症化している症例が多く，より早い時期での治療判断が迫られる．

重症例に対する装具療法を含めた保存療法は，側弯の進行を抑止する効果に限りがあり，脳性麻痺における側弯症の根治的治療は手術療法が唯一の選択肢である．一方，手術は術中大量出血，術後肺炎，深部創傷感染，周術期死亡，偽関節などの手術合併症が多いものの，進行性の側弯に対する脊椎固定術の有益性は多く報告されている．これまで脳性麻痺に対する手術療法として広範囲後方癒合固定術が行われてきたが，術後脊柱および胸郭の発育が障害されるため骨成熟が未熟な年少児には適応がなく，思春期以降に行われてきた．

脳性麻痺に対する脊椎矯正癒合固定術は侵襲度が高く，合併症も多いため，Miladi らは術後合併症を低減し，EOS を対象とした fusionless surgery である低侵襲双極固定（minimally invasive bipolar fixation：MIBF）法を 2011 年より開始した[3]．それにより従来の tradi-tional growing rod（TGR）法に比し合併症は少なくなったが，TGR 法に必須である反復延長手術をなくすためにロッドが自然に延長する one-way self-expanding rod（OWSER）［NEMOST, Euros 社］を 2014 年に考案し，それを用いた手術を確立した[4]．その結果，手術部位感染率は 16％から 9％とさらに低率となり，さらに脊柱変形と骨盤傾斜の大幅な矯正ができ，強固な固定力のために術後外固定の必要もなく，早期離床，退院が可能となった．また，残存変形もロッドの自然延長により矯正可能で，そのうえ骨成熟終了後には脊椎癒合が得られるため最終的な脊椎矯正癒合固定術の必要もなくなり，繰り返し手術や入院によるストレスや心理的影響も軽減し，患児や介護者の生活の質（QOL）を向上させ，治療費の削減にもつながる EOS にとって理想的な手術法となった[5]．

これまで国内において脳性麻痺をはじめ神経筋原性側弯症に対し，fusionless surgery は積極的に行われてこなかった．しかし，OWSER には多くの利点があることを考慮し，国内ではじめて OWSER を用いた MIBF 法を脳性麻痺に施行した．なお，OWSER は国内での使用が未承認のため患者，家族からの同意，倫理委員会からの承認（2018-99-32）のもと手術を行い，術後短期間であるが，その後の経過と有効性について検証したので報告すると同時に，本術式について紹介する．

## I. 術式の概念

OWSER を用いた MIBF 法は，これまでの繰り返し延長手術をなくすことにより早期の自己骨癒合と線維化に

## Key words

growth guidance surgery, early onset scoliosis, cerebral palsy, minimally invasive bipolar fixation, one-way self-expanding rod

---

*Minimally invasive bipolar fixation with one-way self-expanding rod and ilio-sacral screw for scoliosis in cerebral palsy
　要旨は第 57 回・58 回日本側彎症学会において発表した．
**M. Machida, M Machida（医長）：埼玉県立小児医療センター整形外科（☎ 330-8777　さいたま市中央区新都心 1-2；Dept. of Orthop. Surg., Saitama Children's Medical Center, Saitama）．［利益相反：なし．］

Ⅱ. 学童期側弯症 ◆ 5. 神経筋原性側弯症

よる軟部組織の拘縮を回避することができる強固で安定した構造に基づくもので，脊柱変形の適切な矯正と安定化を可能にする．骨成熟時には脊柱と胸郭の成長を維持し，骨成熟終了後には進行性の脊椎骨の癒合に発展し，最終的な脊椎癒合固定術の必要もなくなる[5]．

TGR法では，中間領域で繰り返し行われる延長操作により術後早期に自己骨癒合と線維化が起こるが，本術式では中間領域が完全に温存されるため，成長期にはこれらの合併症が生じない．中間領域の頭尾側で必要に応じてロッド延長効果が機能するため，骨癒合の前に残存変形の矯正ができ，脊柱の成長を確認することができる．

## Ⅱ. 術式と意義

### ❶遠位部の腸仙骨固定

Wiltse approach により腰仙骨関節の内側から仙骨翼，S1後仙骨孔遠位部までを展開する．腸仙骨コネクターは，L5/S1関節外側，S1仙骨孔上方に設置する．腸仙骨スクリューは，腸骨稜から始まり対側S1椎体皮質まで斜め後・前方向に挿入するが，コネクターにガイドジグを連結することで，イメージを用いることなく経皮的にスクリューを挿入し，コネクターのリングを通過させることが可能である（図1）．コネクターは設置高さが低く，深い部位に設置されるためインプラントの突出や褥瘡のリスクがなく，体重15 kg 未満の年少でやせた患者にも適応がある[6]．

腸仙骨スクリューには，多くの利点がある．スクリュー挿入の際に腸骨稜を展開しないため，軟部組織の血行を阻害することなく設置ができ，合併症の低減につながる．また，腸骨稜上の皮下筋の切除も不要で，インプラント突出のリスクも低減する．腸仙骨スクリューは仙腸関節を貫通せず，関節面に対し垂直に締め付けるため仙腸関節部の靱帯結合の効果が維持でき，仙腸関節の動きも軽度残り手術後の坐位での痛みを伴わない．手術後，早期に移動動作が可能で坐位も症状なく保持ができる．腸仙骨スクリューによる骨盤固定を併用した双極構造の安定性と強度は，幾何学的設計に基づいている[7]．OWSER は腸仙骨スクリューの中央部で接続され，スクリューの先端にロッドが接続されていない唯一のインストゥルメンテーションである（図1）．ほかのタイプの骨盤固定では，ロッドは直接または小さなコネクターロッドを介してスクリューヘッドに取り付けられている．腸仙骨スクリューの中央部にあるロッド接続部は，スクリューへの応力を近位と遠位の両方向に均等に分散し，近位部は腸骨稜におさまり，遠位部はS1椎体に保持される．骨脆弱性を有する神経筋原性側弯症でスクリューが引き抜きに耐えられるのは，腸骨の内・外の皮質を貫通し骨質の良好な仙骨椎体の対側に挿入固定され，その経路の良好な骨質の周囲骨と強固に接触しているためと考えられる[6,7]．さらに，腸仙骨スクリューの位置および向きは仙腸関節固定を維持し，そして安定させる（図1）．両側の OWSER を接続するクロスリンクも，さらに安定性を強化する．

### ❷近位部の胸椎固定

通常はTh1から始まる正中小切開によりTh1〜Th5の椎弓から横突起までを骨膜下に展開し，両側の Th1〜Th2 および Th4〜Th5 にラミナフックとペディクルフックを用いた double claw system で固定する．この double claw system は，脊柱後弯変形の症例でも引き抜き力に対し強い抵抗力を発揮する強力な固定法である．これらのフックに2本の生理的後弯を成形したロッドを接続し，2個のクロスリンクを追加固定することで強力な近位フレーム構造を実現する（図2）．

新鮮死体を用いた double claw system の生体力学的試験において，無傷標本の胸椎可動域（ROM）は屈曲伸展 17°（10.5°〜22.0°），側屈 27.9°（20.2°〜34.3°），軸回旋 29.5°（22.7°〜35.0°）であるのに対し，double claw system の固定によりそれぞれの ROM が 0.9°（0.4°〜1.6°），2.6°（0.8°〜3.9°），7.3°（3.6°〜10.6°）に減少する[8]．このような検証された生体力学的安定性によって，インプラント関連の合併症発生率が低下した．

### ❸ロッドの接続と矯正

中間ロッドを主カーブの凹側の背筋層下に挿入し，近位部ロッドの円筒形のコネクター部に連結し，遠位部は外側ロッドであるOWSERのドミノと接続する．OWSER は，遠位アンカーである腸仙骨コネクターに挿入・連結する．骨のアンカーを弱める操作を避けるため，ロッドに適切な弯曲を成形することが重要である．中間ロッドと遠位ロッドであるOWSERを接続するドミノには中間ロッドに対し緩やかな漸進的牽引操作を行い，冠状面の側弯変形を矯正する．必要に応じて，ベンダーで矢状面矯正を補足する．凸側の中間ロッドと遠位ロッドは，通常，追加の操作なしで接続する（図3）．

神経筋原性側弯症で凹側に術中牽引を行ったにもかかわらず骨盤傾斜が残存する場合には，凸側の圧迫操作を追加することにより改善する．最後に，長い構造物の遠位部をさらに強固で安定した固定にするために，クロスリンクを腸仙骨コネクターの近くに設置する（図3）．

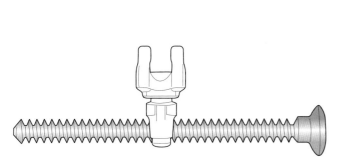
a．腸仙骨コネクターと腸仙骨スクリューの連結（TANIT）

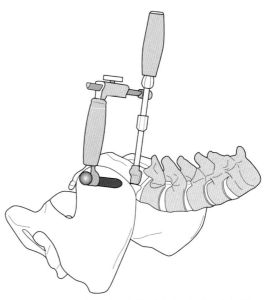
b．腸仙骨コネクターに連結したジグにより経皮的腸仙骨スクリューを挿入

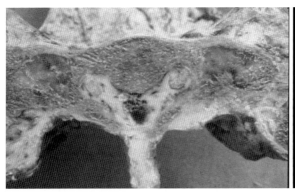
c．仙骨翼部は骨質が不良であるが，椎体部の骨質は良好

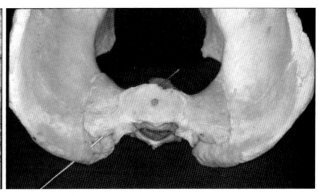
d．ピンガイドが腸骨よりS1椎体への腸仙骨スクリューの挿入経路を示す．

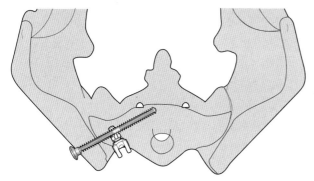
e．腸仙骨コネクターと腸仙骨スクリューの連結

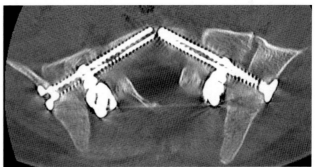
f．腸仙骨スクリュー挿入固定後のCT

図1．遠位部の腸仙骨固定

## III．症例提示

**症　例**．17歳，女児．脳性麻痺（144.2 cm，体重32.2 kg）．

**現病歴**：四肢運動障害（GMFCS level V），坐位保持不可，自力にて寝返りも不可能であった．3歳時にリハビリテーション目的にて当科を初診し加療を行った．9歳時にX線像上ではじめてCobb角17°（Th9〜L5）の側弯を指摘され，その後急速に進行し，13歳時に53°，15歳時79°，17歳時110°となり，骨成熟後も進行するためOWSERを用いたMIBF法を施行した（図3）．

**手術所見**：体性感覚誘発電位とてんかんの既往がないため頭蓋刺激による誘発筋電図を用いて，頭蓋下肢牽引前より手術終了まで脊髄機能モニタリングを行った．頭

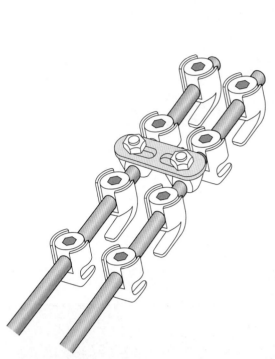 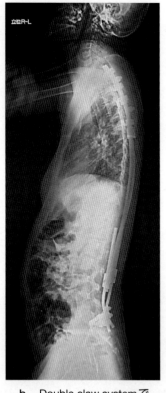

a．ラミナフックとペディクルフックによる
double claw system による近位部固定

b．Double claw system で
固定した X 線側面像

図2．近位部の胸椎固定

蓋を MAYFIELD Skull clamp（Integra LifeSciences 社）で固定し，両下肢には体重の 25〜30％の重錘を用いて，術中持続牽引による矯正を行った．なお，高度の骨盤傾斜があるため重錘による下肢牽引力は非対称とした．固定は Th1 から腸骨を含め仙骨までとし，近位部固定は Th1〜Th2 と Th4〜Th5 にラミナフックとペディクルフックによる double claw system を用いて，遠位は腸仙骨スクリューによる TANIT（Euros 社）固定を行った（図3）．手術時間は 239 分，出血量は 695 ml であった．

**術後経過**：術後に抜管を行い，術後翌日よりベッドアップにて摂食を開始した．小児集中治療室（PICU）在院日数は2日，一般病棟転棟後2日目より外固定を装着せず離床，車椅子とした．術前 Cobb 角 110° が術後 50° に矯正され，胸椎後弯，腰椎前弯は術前 4°，52° が術後 34°，33° に，術前 30° の骨盤傾斜が術後 18° に矯正され，良好な坐位バランスが得られた．周術期合併症もなく総入院日数 23 日で退院となった（図3）．

術後呼吸状態が改善し，経口摂食動作も容易となって食欲が増進し固形食も摂取可能となった．坐位作業も容易となり褥瘡も治癒し，家族・介護者の負担が著しく減少した．術後5ヵ月の身長は 154 cm，体重は 36.2 kg となった．Caregiver Priorities and Child Health Index of Life with Disabilities（CPCHILD）questionnaire を術前後で比較した結果，トータルスコアは術前 149 点が術後1年には 258 点と著明に改善し，特に personal care, positioning, comfort and emotion, QOL のドメインが術前の0点，0点，22点，100点が術後 19 点，4 点，43 点，160 点にそれぞれ改善した．退院時より坐位保持も安定傾向にあり，術後 15 ヵ月の X 線像上 OWSER の延長を認め，Cobb 角 37°，骨盤傾斜角 2° に改善した（図3）．

## IV．考　察

脳性麻痺患者にとって坐位保持は，機能と健康の基本的な姿勢である．直立姿勢により，視覚，コミュニケーション，移動が容易となり，また胃の逆流と誤嚥を最小限に抑えることで摂食をうながし，肺機能を増進する．骨盤は側弯の終椎となり，骨盤傾斜を併発する．長いシングルカーブは体幹の代償不全に発展し，直立を保つには支えが必要となる（図3）．骨盤傾斜が大きくなると坐骨結節上の組織に坐圧が高まり，重度の骨盤傾斜では大転子に圧力が集中する．骨盤傾斜を放置すると圧迫部に疼痛や褥瘡が発生し，坐位バランスの障害および著しい股関節の変形に発展するため，矯正固定術には骨盤を含めた固定が推奨される（図3）．

脳性麻痺による側弯に対する非手術療法は一部の症例には一時的効果があるが，側弯の進行を抑止する効果と

脳性麻痺の側弯症に対する one-way self-expanding rod・腸仙骨スクリュー併用による低侵襲双極固定

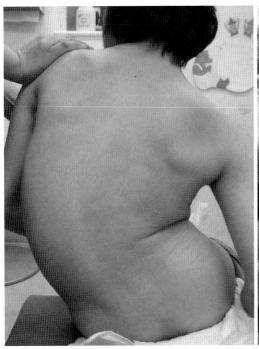
a．術前背部像

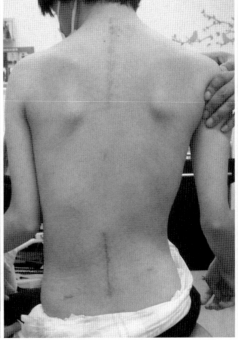
b．術後5ヵ月背部像

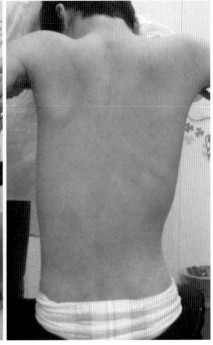
c．術後15ヵ月背部像

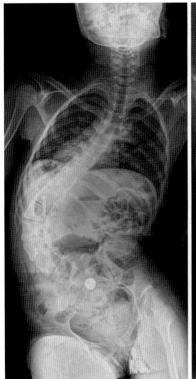
d．術前X線正面像

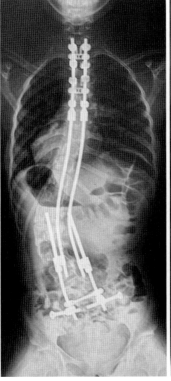
e．術後1ヵ月X線正面像

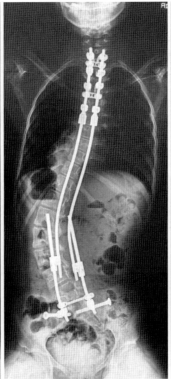
f．術後5ヵ月X線正面像

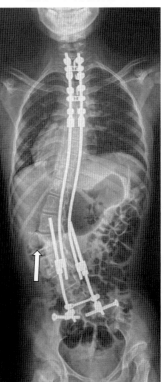
g．術後15ヵ月X線正面像

図3．症例．17歳，女児．手術前後の背部およびX線像の変化

しては限られており，脳性麻痺における側弯症の根治的治療は手術療法が唯一の選択肢となる．手術による矯正の目的には，良好な坐位バランスの獲得と維持，弯曲の進行防止，機能的QOLの向上などがある．しかし，併存症を伴う複雑な症例では手術による合併症のリスクが高く，手術の決定に難渋する．

脳性麻痺における変形の矯正は，摂食機能，呼吸機能，疼痛，坐位バランスなどを改善する．変形の矯正ではCobb角を最小にすることではなく，バランスのとれた体幹を備えた水平な骨盤を獲得することが重要である．手術では脊柱の柔軟性を改善し，残存する弯曲を最小限に抑え，水平な骨盤とバランスのとれた体幹の獲得に向

け，体幹代償不全または骨盤傾斜が存在する場合には骨盤を含めた固定が行われる．

脳性麻痺の手術には多くの合併症が，高率に併発する．脳性麻痺の脊椎手術を受けた患者の40〜80％に合併症が発生し，約1％に死亡がある．主な合併症は，重度の出血，呼吸不全，深部創傷感染，脊髄機能不全および偽関節である．手術中および術後の出血は，体血液量以上が一般的である．術後の呼吸不全は25％に発生し，5％では3日以上の長時間の人工呼吸器が必要となる．このような合併症は，術前の肺機能検査で努力肺活量が予測値の40％未満である場合にもっともよく発生する．深部創傷感染は6〜20％と報告されており，黄色ブドウ球菌が一般的な病原菌であるが，多くは多微生物性であり，腸内細菌，腸球菌，大腸菌などの微生物が含まれる[9,10]．感染の合併症は脳性麻痺を対象としたTGR法の30％に比べMIBF法では14.3％と低率である[5]．これはOWSERによるTGR法の反復手術の回避や設置後の死腔が少ないTANITを用いた腸仙骨固定のためであり，今後，手術部位感染率はさらに減少すると考えられる．手術による下肢の神経機能障害を伴う対麻痺を伴うことがある．歩行ができない症例に下肢機能の喪失は重要でないように思えるが，既存の腸や膀胱の制御機能の喪失や皮膚の保護感覚の喪失はQOL上，深刻な問題となる．

OWSERを用いたMIBF法は，骨成熟時に行われてきた脊椎最終固定術までの合併症を低率化させるためTGR法の代替法になりうると考えられる．手術後の骨延長終了後には，徐々に自己骨癒合が起こり始める．この遅延性自己骨癒合は，術後平均10.7年の10例の追跡調査で施行されたCTで，93％に確認されている[11]．MIBF法を用いた神経筋原性側弯症100例の5年間経過観察でのロッド破損は5例（5％）であり，EOSのTGR法の15〜42％，脳性麻痺の70％に比較しても低率であり，MIBF法は神経筋原性側弯症における脊椎後方固定術の代替手段になりうる[12]．本法は骨格成熟まで安定した満足のいく矯正結果を維持し，インプラント関連合併症の発生率を低減する．その理由は，double claw systemによる近位固定の堅牢性と近位ロッドの生理的弯曲および遠位部の腸骨仙骨スクリューによる骨盤固定の組み合わせによるものと考えられる．

TGR法と同様，MIBF法単独ではロッドを反復延長する手術が必要であり，感染のリスクがあった．OWSERはドミノが一方向のみにスライドして徐々に延長できるもので，延長予備部のnotch部分と弯曲が成形できるsmooth部分で構成されている．本ロッドは患者の日常の動作や脊椎の成長に受動的に，また体幹の対称または非対称軸方向牽引運動中に能動的に延長される．

OWSERには50mmまたは80mmの2種類の延長予備サイズがあり，従来のロッドと同様の強度を備えているため，交換したり，成長の終わりに関節固定術を行ったりすることなく，永久的に留置することができる[4]．

OWSERの大きな利点は，徐々に時間をかけて自然に延長できることである．それは，患者の覚醒時に延長するため神経学的リスクは少ないと考えられる．繰り返しの手術を避けることができるOWSERの使用により，進行性脊柱側弯症の患児に対し，特に低年齢での手術が可能となり，変形が柔軟である若年時に安全かつ容易に良好な矯正ができ，その後，内部の支柱（inner brace）として脊椎の成長を支援することができる．この新しいOWSERを用いたMIBF法により小児の進行性側弯症の治療にかかる総費用を削減し，若い患者のQOLを向上させ，繰り返しの手術や入院によるストレスや心理的影響を軽減することが可能となった．

脳性麻痺で進行性の高度の脊柱変形は機能を低下させ，生活をしていくうえでの多くの問題を有する．また，このような変形を発症する脳性麻痺は，合併症のリスクを高める多くの健康上の問題をすでに抱えている．手術の複雑さと潜在的な合併症や問題の多さにもかかわらず，脊椎固定術は有益であり，重篤な合併症に直面した場合でも，いずれも高い満足度が報告されている．多次元で検証された評価ツールにおける満足の最大は，矯正後の体幹の変化であり，これにより坐位が改善および簡素化し，移乗や身の回りのケアが容易になることが示されている．不満は変形の矯正が不十分で，その後の手術が必要となる再発性の変形，または解決されなかった重大な合併症などである[13,14]．今後，脳性麻痺を含めた神経筋原性側弯症のEOSに対し積極的にOWSERを用いたMIBF法を行うことにより，QOLを含めた満足度のさらなる向上が期待できる．

## まとめ

1）低侵襲アプローチ，満足のいく矯正，長期にわたる安定性，成長への適応能力により，OWSERを用いたMIBF法は脳性麻痺を含めた神経筋原性側弯症のEOSに対する安全かつ良好な手術法になりうる．また，時間の経過とともに進行する脊椎の癒合は遅延関節固定術として機能し，最終固定術を回避することもできる．

2）新しいOWSERの使用によりMIBF法はさらなる利点をもたらし，繰り返しの手術をなくすことにより患児とその介護者に実質的な利益をもたらす．その結果，MIBF法は小児の進行性側弯症の合併症率と治療にかかる総費用を大幅に削減し，費用対効果を増大させる．

## 文　献

1) Koop SE. Scoliosis in cerebral palsy. Dev Med Child Neurol. 2009；**51**：92-8.

2) Saito N et al. Natural history of scoliosis in spastic cerebral palsy. Lancet. 1998；**351**：1687-92.

3) Miladi L et al. Minimally invasive surgery for neuromuscular scoliosis：results and complications in a series of one hundred patients. Spine. 2018；**43**：E968-75.

4) Miladi L et al. One-way self-expanding rod for early-onset scoliosis：early results of a clinical trial of 20 patients. Eur Spine J. 2021；**30**：749-58.

5) Miladi L et al. The minimally invasive bipolar fixation for pediatric spinal deformities：a narrative review. Children. 2024；**11**：228.

6) Dubousset J et al. Ilio-sacral screw pelvic fixation when correcting spinal deformities with or without pelvic obliquity：our experience over 40 years. Spine Deform. 2021；**9**：665-70.

7) Gaume M et al. Pelvic fixation technique using the ilio-sacral screw for 173 neuromuscular scoliosis patients. Children. 2014；**11**：199.

8) Gaume M et al. Biomechanical cadaver study of proxi-mal fixation in a minimally invasive bipolar construct. Spine Deform. 2020；**8**：33-8.

9) Cloake T et al. The management of scoliosis in children with cerebral palsy：a review. J Spine Surg. 2016；**2**：299-309.

10) Toovey R et al. Outcomes after scoliosis surgery for children with cerebral palsy：a systemic review. Dev Med Child Neurol. 2017；**59**：690-8.

11) Gaume M et al. Spontaneous induced bone fusion in minimally invasive fusionless bipolar fixation in neuromuscular scoliosis：a computed tomography analysis. Eur Spine J. 2023；**32**：2550-7.

12) Gaume M et al. Minimally invasive surgery for neuromuscular scoliosis：results and complications at a minimal follow-up of 5 years. Spine. 2021；**46**：1696-704.

13) Watanabe K et al. Is spine deformity surgery in patients with spastic cerebral palsy truly beneficial?：a patient/parent evaluation. Spine. 2009；**34**：2222-32.

14) Nakamura N et al. Transition of caregiver perceptions after pediatric neuromuscular scoliosis surgery. Spine Surg Relat Res. 2002；**6**：373-8.

\*　　　\*　　　\*

Ⅱ．学童期側弯症 ◆ 5．神経筋原性側弯症

# 脳性麻痺患者の側弯症手術の周術期管理*

佐藤真亮　　野原亜也斗　　小口史彦　　岸田俊一　　松本葉子
梅香路英正　　小野貴司**

[別冊整形外科 87：76〜81, 2025]

## はじめに

脳性麻痺による側弯症は，神経筋原性側弯症（neuro-muscular scoliosis：NMS）のうちの上位ニューロン疾患によるものと分類され，脳性麻痺患者の21〜64％には側弯症の合併があると報告されている[1]．筋力低下や骨脆弱性，股関節脱臼により側弯は進行し，50°を超える弯曲は成長終了後も進行する[2]．特に gross motor function classification scale（GMFCS）がⅣまたはⅤである重度の麻痺をもつ患児は側弯進行のリスクが高い[3, 4]．骨盤が傾斜することで坐位の維持が困難となり，さらに高度に進行すると胸郭の変形が生じることで呼吸障害をきたす．たとえ胸椎部の変形が軽度であり腰椎部の変形のみであったとしても，腹腔内容積が低下し横隔膜が押し上げられることで呼吸障害が出てしまう．脳性麻痺患者の側弯症の治療の主目的は，こうした生命予後にかかわる呼吸障害を予防することにある[5]．

脳性麻痺の側弯症の治療としては，装具による保存療法，ボトックス注射，筋解離術などがあげられるが[6,7]，呼吸障害による死亡を防ぐには手術がもっとも有効な治療であるとされる[5]．しかし，脳性麻痺患者の側弯症手術は周術期の合併症発生率が高く，出血傾向や神経合併症，栄養不良に伴う低アルブミン（Alb）血症や貧血，創部感染・尿路感染などの感染症に加え，無気肺・肺炎などの呼吸器合併症，麻痺性イレウスや上腸間膜動脈（SMA）症候群などの消化器系合併症，骨脆弱性に伴う術後インプラントトラブルなど，通常の脊椎手術よりも気をつけるべき合併症が数多くあげられる[8]．もともとの患児の身体的脆弱性から致命的な合併症が起こってしまう可能性もあり，できる限りの予防策を講じる必要がある．

当科では2014年から60例を超える脳性麻痺患者の側弯症手術を行っており，本稿では，当科での周術期管理の工夫について述べる．

## Ⅰ．術前評価〜術中・術後管理〜退院後

### ❶外来での評価

初診時には画像評価に加え，問診，身体診察を入念に行う．問診では一般的な現病歴・既往歴に加え，表1にある内容を患者本人・両親から聴取する．身体診察では，

表1．問診内容

| 意思疎通 | 精神発達遅滞の有無，意思の表現方法 |
|---|---|
| 運動 | GMFCS，上下肢の麻痺の程度，日常生活動作（ADL），車椅子・下肢装具などの使用状況，学校でのリハビリテーション内容 |
| 食事 | 経口・経管・経胃瘻，食事形態，むせの程度 |
| 呼吸 | 痰の量・吸痰の頻度，非侵襲的陽圧換気療法（NPPV）などの呼吸器の使用の有無，気管切開の有無，風邪の頻度・入院歴 |
| てんかん | 種類，頻度，発作時の対応 |
| 排尿・排便 | 下剤の使用，浣腸の頻度 |

## ▌Key words

cerebral palsy，scoliosis，perioperative management

\*Perioperative management of scoliosis surgery in patients with cerebral palsy
\*\*S. Sato，A. Nohara（医長），F. Oguchi（医長），S. Kishida（医長），Y. Matsumoto（部長），H. Umekoji（医長），T. Ono（部長）：JCHO 東京新宿メディカルセンター脊椎脊髄外科（Dept. of Spine Surg., Japan Community Health Care Organization Tokyo Shinjuku Medical Center, Tokyo）．［利益相反：なし．］

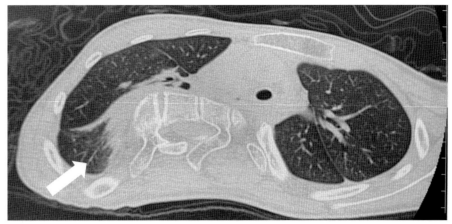

図1. 全身麻酔下の胸部単純CT. 特に呼吸器症状がない患児であったが, 右胸郭内の椎体ハンプにより右下葉の無気肺（矢印）を呈している.

上下肢の拘縮の有無, 胸郭運動の有無, 首の座り具合, 坐位の姿勢, 坐位・仰臥位での後弯の程度, 前後弯の柔軟性, 肋骨と骨盤の関係（rib-on pelvisの状態）, 皮膚の状態（ニキビ, 傷, 褥瘡など）観察などを行う.

装具療法も行うが, NMSに対しての装具療法は, 特発性側弯症に対しての効果ほどは期待できない[6]. 多くの症例が側弯の角度が大きく, 装具適応からはずれてしまっているからである. 坐位保持のためにも装具は必要であるが, 装具による皮膚トラブルや呼吸・胃腸障害がないかどうかの経過観察が必要である.

手術時期の決定には骨成熟度やCobb角などを参考にし, できれば胸郭の変形が少ない時期に手術を行うことが望ましい. しかし, 疾患の特性上側弯の進行が早く, 高度な変形をきたしてからの手術となってしまう場合も多い. 脳性麻痺患者の側弯症手術は周術期の合併症発生率が高く, 致命的な合併症が起こってしまう可能性があることを両親に十分に理解をしてもらう必要がある.

### ❷検査入院

手術療法を含めた治療を今後検討したいという希望がある場合には, 当科ではほぼ全例で入院での全身麻酔下の検査を行っている. さらに, 小児科医, 呼吸器内科医に事前にコンサルトを行い術前の評価をお願いしている. 経口での栄養摂取を行っている患児については口腔外科にコンサルトし嚥下評価も行っており, 現在の食形態が本人に適しているか否かを歯科口腔外科医, 栄養士に相談している. V-Pシャントが入っている場合にはMRI前後での圧確認が必要となる場合もあるため, 脳神経外科医にもコンサルトを行う.

検査入院ではMRIやCTなどの画像検査を行うことが主目的ではあるが, その他さまざまなメリットがある.

① 患児・両親に入院生活の実際のイメージをつかんでもらう, ② 病棟スタッフが患児の生活を把握することで, 実際の手術時の入院時に患児に応じたケアを計画できる, ③ 全身麻酔をかける際の注意点（手術室での患児の状態, 挿管困難の有無, 点滴のとりやすさ, 抜管後の呼吸状態や痰の量など）がわかる, ④ 麻酔下での側弯の柔らかさや四肢の拘縮を診察することで, 術中の体位に工夫が必要か否かを事前に検討できるなどである.

全身麻酔下検査後には, 画像検査の結果を検討する. 単純X線像では側弯・後弯の柔軟性を評価し, 手術の固定範囲の検討の際の参考にする. 特に仰臥位牽引像が有用である. 当科では手術時に頭蓋輪大腿牽引を行うため, 最終の固定範囲は麻酔下牽引中の単純X線像で決定している. CTでは, 椎体の先天奇形の有無や胸郭の変形, 胸郭内の椎体humpによる気管支の圧排などを評価する. 特に肺条件をみることで, 呼吸状態が一見問題ない患児でも無気肺や肺炎像の所見があることをしばしば経験する（図1）. MRIでは, Chiari奇形や脊髄空洞症, 脊髄係留などの神経奇形を含め全脊椎の評価を行う. 結果によっては上位頚椎手術を先行して行う場合や, 脳神経外科に係留解除などの手術を依頼する場合もある. また, 脊髄造影も可能であれば行うが, てんかんが既往にある患児には添付文書上禁忌であり実施していない.

その後, 患児の状態をもとに小児科医や呼吸器内科医, 麻酔科医と手術療法が可能か否かを協議し, 最終的には両親と相談し今後の治療方針を決定している.

特に問題なければ検査翌日の退院としているが, 検査入院だけでも肺炎を起こしてしまう患児もいるため注意を要する.

Ⅱ. 学童期側弯症 ◆ 5. 神経筋原性側弯症

**表2. 当院での手術例（63例）**

**a. 患者背景**

| | |
|---|---|
| 年齢（歳） | 14.6（10〜26） |
| 男/女（例） | 24/39 |
| 身長（cm） | 139.2（104〜174） |
| 体重（kg） | 28.7（14〜60） |
| BMI（kg/m²） | 14.8（10.1〜25.4） |
| GMFCS（例） | |
| Ⅱ | 2 |
| Ⅲ | 3 |
| Ⅳ | 15 |
| Ⅴ | 43 |
| 栄養投与（例） | |
| 経口 | 46 |
| 経管 | 11 |
| 胃瘻 | 6 |
| 抗てんかん薬の内服（例） | |
| あり/なし | 53/10 |
| てんかんのコントロール（例） | |
| 良好もしくはなし/不良 | 51/12 |

**b. X線評価**

| | |
|---|---|
| カーブタイプ（例） | |
| ラージCカーブ | 20 |
| ダブルカーブ（胸椎＞腰椎） | 8 |
| ダブルカーブ（胸椎＜腰椎） | 31 |
| ダブルカーブ（胸椎＝腰椎） | 3 |
| その他 | 1 |
| UIV（例） | |
| 上位胸椎（T1〜Th6） | 54 |
| 下位胸椎（T7〜Th12） | 9 |
| LIV（例） | |
| L4 or L5 | 56 |
| 骨盤 | 4* |
| その他 | 3 |
| X線パラメータ | |
| 術前メインカーブのCobb（°） | 96.7（53〜151） |
| 術前pelvic obliquity（°） | 21.9（1〜64） |
| 術後メインカーブのCobb（°） | 35.9（10〜87） |
| 術前pelvic obliquity（°） | 9.7（0〜31） |
| メインカーブの矯正率（%） | 63 |

*他院でL5まで固定後に当院で骨盤まで固定を延長した1症例を含む

**c. 手術関連**

| | |
|---|---|
| 二期的手術（例） | 15 |
| 前方手術（例） | 16 |
| 総手術時間（分） | 502（176〜1197） |
| 総出血量（ml） | 1,098（120〜3,050） |
| ICU在室日数（日） | 1.4（1〜8） |
| 入院日数（日） | 33.2（10〜66） |
| 食事開始時期（POD） | 5.0（1〜17） |
| 点滴終了時期（POD） | 12.7（2〜56） |

**d. 合併症**

| | |
|---|---|
| インプラント関連での再手術（例） | |
| インプラント入れ替え | 1 |
| 頭側への延長 | 1 |
| 尾側への延長 | 3 |
| 感染（例） | |
| SSI（表層/深層）での再手術 | 3/2 |
| 肺炎・肺化膿症 | 7 |
| 尿路感染 | 2 |
| その他 | 3 |
| 消化器関連（例） | |
| SMA症候群 | 1 |
| 消化管出血 | 1 |
| CDI | 1 |

BMI：body mass index, UIV：上位固定椎, LIV：下位固定椎, ICU：集中治療室, POD：術後日, SSI：手術部位感染, CDI：*Clostridium Difficile* 感染症

❸**手術入院時（術前・術中）**——————

基本的には術前平日の入院としている. 高侵襲な手術であることに加え, ほとんどが低体重の患児であるため術中の出血に備えて十分な輸血を準備する[1]. 抗てんかん薬であるバルプロ酸ナトリウムは凝固異常を起こすことが知られている[9]. 術中, 麻酔科医の判断で凝固異常が起こる前に早めの輸血がされており, 術野展開終了までには輸血が開始されていることが多い. 高侵襲の手術となるが, できるだけ出血をさせないように注意し, しかし手早く手術を行う必要性がある. 出血量が多いと予定していた骨切りなどの手技が行えなくなってしまう. 当科のデータでも平均1,098（120〜3,050）mlの総出血量となっており, 低体重の患児にとっては大きな侵襲となってしまっている（表2）.

当科では麻酔導入後に麻酔科医に全例で中心静脈を留置してもらっている（V-Pシャントがある場合には逆側の内頚静脈の留置が望ましい）. 末梢点滴確保困難の患児が多いこと, 術後中心静脈栄養が必要となることが理由である.

手術はアレンベッド（村中医療器社）を用い, 頭蓋輪

大腿牽引（halo-femoral traction）を行っている．基本的には大腿骨の直達牽引としている．大腿骨が非常に細い患児においては介達牽引とすることもあるが，牽引力が低下してしまううえに，皮膚トラブルに注意しなければならない．V-P シャントがある場合にはhaloピンでシャントを潰さないように気をつける（術前のCTで位置を確認し，刺入の際はシャント部をマーキングするなど対応する）．てんかんをもっている患児が多いが，全例で運動誘発電位（MEP）を使用しており，牽引を行う前後でMEPの波形をチェックしている．

## ❹手術入院時（術後）

### a．呼　　吸

ICU 入室後から high-flow nasal cannula（HFNC）もしくはNPPVの管理を行っている[10,11]．状態が安定していれば，術翌日に一般病棟へ帰室するが，その後もしばらくはHFNC/NPPVでの管理を行う．呼吸状態や胸部X線像，離床のすすみ具合をみながら数日〜1週程度続ける場合が多い．排痰，呼吸リハビリテーションも術翌日から開始する．創部痛などの理由で痰の喀出がうまくいかない患児も多く，ネブライザーやコンフォートカフ（C-VENTEC 社）を用いて痰の喀出をうながし吸引を行い，唾液が多い場合にはメラチューブ（泉工医科工業社）による唾液吸引を行う．術前CTで背側に浸潤影がある例や排痰困難な例には，腹臥位療法も無気肺・肺炎予防に有効である．栄養を開始した段階でも痰が増えることも多い．経管や胃瘻を使用している患児よりも，経口摂取の患児の栄養再開のほうが注意を要し，誤嚥が起こらないようにしなければならない．嚥下機能が落ちたことで誤嚥を起こすため，経口から経管栄養への変更を余儀なくされた症例も存在する．

開胸での前方手術だけでなく，後方のみの手術においても胸郭が矯正されているため，肺拡張を得るためにもHFNC/NPPVの管理は有用である．開胸での前方手術の場合には，術後の胸腔ドレーン管理が必要となる．術直後からドレーンは陰圧をかけ，体重にもよるがおおむね排液量が100 ml/日以下かつ性状が血性でなくなれば水封とする．水封にして排液が増えなければ翌日に抜去を行う．おおむね術後4〜5日で抜去する場合が多い．当科のデータでは，前方併用手術16例中3例（18.8％），後方のみの手術47例中4例（8.5％）に呼吸器合併症が起こっており，開胸により呼吸器合併症は増える印象である．

### b．栄　　養

術後から中心静脈栄養を開始しているが，できるだけ早期にもともとの栄養摂取形態に戻すことを確認する．

術後の疼痛軽減目的のためにフェンタニルを経静脈的自己調節鎮痛法（iv-PCA）として使用していることも理由の一つであるが，術後の麻痺性イレウスはほぼ必発である．胃管からのガス抜きや浣腸により腸管内ガスを減らしつつ，フェンタニルの流量を下げていく．腸蠕動音が聞こえ始めたところで飲水を許可し，少しずつ食形態をもとに戻していくようにしている．しかし，近年ではenhanced recovery after surgery（ERAS）という概念が広まってきており，術後超早期（術当日）からの経腸栄養の開始の有用性が報告されている[12, 13]．当科でも現在は，術前は経口のみの栄養経路である患児においても経管栄養を術後早期から開始することで早期に栄養状態を上げようと取り組んでいる．

術後1週を超えたあたりから中心静脈カテーテル感染を疑わせる発熱が起こり抜去を余儀なくされることがあるため，それまでに栄養を元の状態に戻しておきたい．むずかしい場合には，別部位に中心静脈を取り直すことが必要となることもある．

やせ型の患児が多く，術後の腹部症状に対してSMA症候群を念頭におくことも大切である（図2）．SMA症候群は腸閉塞の状態であり腸蠕動音は亢進することも多く，麻痺性イレウスの所見とは異なるため注意する[14]．腹部症状がある場合には聴診所見のみで食事量を増やさないように注意を要する．

### c．後 療 法

スクリューの固定力が不十分な場合や，骨脆弱性の強い症例以外では，術翌日（コルセット完成前）から早期離床をすすめる方針としている．ダーメンコルセットを作成し，基本的には半年間の着用を指示している．矯正により坐位バランスが変化するため，車椅子の調整も必要となる．インプラントに負担をかけないような抱っこや移乗の姿勢を入院中から家族へ指導し，日常生活にスムーズに移行できるようにする．

低栄養，低活動，抗てんかん薬などの影響で骨脆弱症例が多く，インプラント合併症も多い[15,16]．当科では骨盤の動きを少しでも残すことを目的に，初回手術で下位固定椎（LIV）を下位腰椎（L4やL5）とすることが多い．初回手術でLIVを骨盤とした症例は3例と少ないが，その他の症例で後日骨盤への延長を要したのは3例であった（表2）．

### d．創部管理

表皮にはステリストリップ（3M社）を用いている．術後2〜3日でドレーン抜去，その2日後に創部チェックを行い，シャワーを許可する．問題なければ術後1週で創部を開放している．皮膚が脆弱な患児も多く，創傷被覆材をはがす際には剥離剤を使用する．1週間程度の被

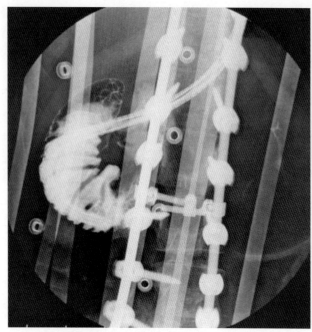 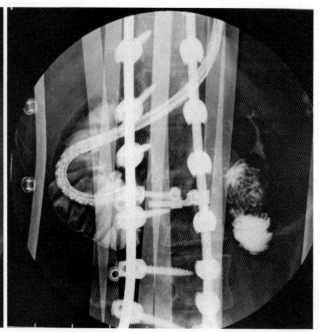

a. 造影剤が十二指腸より先にすすんでいない．　　b. 患者を左側臥位にすると徐々に造影剤が先にすすんでいる．

図2．消化管造影像

覆材の貼付でも創部のかぶれが起こることもある．痩身の患児が多く，インプラントの突出や圧迫による創部癒合不全（特に胸椎後弯頂椎部・腰仙椎部）に注意を要する．保護剤での圧迫予防や完全仰臥位の禁止などの工夫を行うこともある．

### ❺ 退院後

退院後の外来ではX線像や採血に加え，創部含め皮膚状態のチェックなどを行う．縫合糸膿瘍を呈する患児をしばしば経験する．術後短期間の経過観察でも日常生活での変化を話す両親は多く，たとえば食事量・体重の増加，排便量の増加，下剤が不要となった，声が大きくなった，風邪を引かなくなったなどさまざまである．

Pelvic obliquityの改善による良好な坐位バランスの獲得がADLの向上に重要であるのは論をまたない．しかし，Pelvic obliquityの値は坐位保持のとり方次第で大きくかわり，そもそも坐位がとれない場合には車椅子の調整で坐位を獲得するため，脳性麻痺患者に対する側弯症手術の効果を論ずる際にX線パラメータに着目するだけでは不十分で，日常生活の変化にも目を向けるべきである．当科では健康関連QOL調査票としてCaregiver Priorities and Child Health Index of Life with Disabilities（CP CHILD）により術前後の患児の評価を行っている[17]．

### まとめ

1）脳性麻痺の側弯症患者の治療過程を当科のデータを用いながら示した．脳性麻痺の側弯症治療において，"手術"はごく一部のプロセスでしかなく，外来での保存療法・両親との対話，術前準備・術後管理，退院後の経過観察など手術療法以外の部分で苦慮する部分が非常に多い．脳性麻痺の側弯症治療を脊椎外科医のみで完結することはむずかしく，他科の医師との連携，看護師，薬剤師，栄養士，医療ソーシャルワーカー（MSW）などのコメディカルとの協力体制の構築が必須である[1]．

2）脳性麻痺の側弯症治療の目的は，良好な坐位バランスを獲得しADLを上げることだけでなく，体幹臓器の圧迫の解除や呼吸状態の改善など，生命維持機能自体を向上させることが最大の目的であり，術後急性期を乗り越えれば家族・介助者にとっても満足度の高い手術である[18]．

3）患児が最初に相談するであろう小児科医や小児整形外科医の中でも，脳性麻痺患者の側弯症の手術療法の必要性について十分な理解が得られているとはいえないのが現状である．

4）高度の変形をきたしてからの紹介となる場合も多く，呼吸器合併症などがすでに重度であり，折角紹介していただいたものの手術を断念せざるをえない症例も少なからず存在した．

5）適切な手術時期を逸しないためにも脳性麻痺にかかわる専門家への啓蒙と連携が重要であり，本稿がその一助となれば幸いである．

## 文　献

1）Cloake T et al. The management of scoliosis in children with cerebral palsy : a review. J Spine Surg. 2016 ; 2 : 299-309.
2）Saito N et al. Natural history of scoliosis in spastic cerebral palsy. Lancet. 1998 ; 351 : 1687-92.
3）Pettersson K et al. Development of a risk score for scoliosis in children with cerebral palsy. Acta Orthop. 2020 ; 91 : 203-8.
4）Persson-Bunke M et al. Scoliosis in a total population of children with cerebral palsy. Spine. 2012 ; 37 : E708-13.
5）Ahonen M et al. Mortality and causes of death in children with cerebral palsy with scoliosis treated with and without surgery. Neurology. 2023 ; 101 : E1787-92.
6）Terjesen T et al. Treatment of scoliosis with spinal bracing in quadriplegic cerebral palsy. Dev Med Child Neurol. 2000 ; 42 : 448-54.
7）Wong C et al. The effect of botulinum toxin A injections in the spine muscles for cerebral palsy scoliosis, examined in a prospective, randomized triple-blinded study. Spine. 2015 ; 40 : E1205-11.
8）Yaszay B et al. Major complications following surgical correction of spine deformity in 257 patients with cerebral palsy. Spine Deform. 2020 ; 8 : 1305-12.
9）Chambers HG et al. The effect of valproic acid on blood loss in patients with cerebral palsy. J Pediatr Orthop. 1999 ; 19 : 792-5.
10）Chong HS et al. Usefulness of noninvasive positive-pressure ventilation during surgery of flaccid neuromuscular scoliosis. J Spinal Disord Tech. 2015 ; 28 : 298-300 .
11）Lee JH et al. Application of a high-flow nasal cannula for prevention of postextubation atelectasis in children undergoing surgery : a randomized controlled trial. Anesth Analg. 2021 ; 133 : 474-82.
12）Yang YJ et al. An optimized enhanced recovery after surgery（ERAS）pathway improved patient care in adolescent idiopathic scoliosis surgery : a retrospective cohort study. World Neurosurg. 2021 ; 145 : e224-32.
13）Zhang H et al. Short-term outcomes of an enhanced recovery after surgery pathway for children with congenital scoliosis undergoing posterior spinal fusion : a case-control study of 70 patients. J Pediatr Orthop B. 2024 ; 33 : 258-64.
14）Sinagra E et al. Superior mesenteric artery syndrome : clinical, endoscopic, and radiological findings. Gastroenterol Res Pract. 2018 ; 2018 : 1937416.
15）Seaver CD et al. Long-term reoperation rates following spinal fusion for neuromuscular scoliosis in nonambulatory patients with cerebral palsy. Spine Deform. 2024 ; 12 : 1393-401.
16）Farhat G et al. Effect of antiepileptic drugs on bone density in ambulatory patients. Neurology. 2002 ; 58 : 1348-53.
17）Bohtz C et al. Changes in health-related quality of life after spinal fusion and scoliosis correction in patients with cerebral palsy. J Pediatr Orthop. 2011 ; 31 : 668-73.
18）Tsirikos AI et al. Comparison of parents' and caregivers' satisfaction after spinal fusion in children with cerebral palsy. J Pediatr Orthop. 2004 ; 24 : 54-8.

＊　　　＊　　　＊

## はじめに

本邦の多施設研究では思春期特発性側弯症の周術期合併症率が3.7～8.8%であるのに対し，神経筋原性側弯症（neuromuscular scoliosis：NMS）では15.8～21.9%とそのリスクが高いことが指摘されている[1]．本研究の目的は，NMSの周術期合併症を思春期特発性側弯症（adolescent idiopathic scoliosis：AIS）と比較し，合併症発生，集中治療室（ICU）滞在期間に影響を与える因子を明らかにすることである．

## Ⅰ. 対象および方法

対象は後方固定術を受けたNMS 15例（NMS群），AIS 34例（AIS群）とした．手術時年齢は，NMS群14.4±2.2歳，AIS群14.9±1.7歳であった（$p=0.869$）．男性はNMSで46.7%（7例），AIS群で5.9%（2例）であり，NMS群で有意に高率であった（$p=0.002$）．Body mass index（BMI）は，NMS群で17.9±4.1 kg/m$^2$，AIS群で19.8±2.1 kg/m$^2$であり，2群間に有意差はなかった（$p=0.099$）．NMS群において歩行可能な症例は46.7%（7例）であった（表1）．

術前の血液データとしてヘモグロビン（Hb, g/d$l$），総蛋白（TP, g/d$l$），アルブミン（Alb, g/d$l$），術前主胸椎Cobb角（°），腰椎Cobb角（°），手術時間（分），術中出血量（m$l$），固定椎体数，術後90日以内の合併症，ICU滞在期間（日），入院期間（日）を評価した．検討項目は，NMS群とAIS群の2群間の各評価項目の比較，合併症発生，ICU滞在期間に関連する因子分析である．

統計解析として，2群間の評価項目の比較にMann-Whitney $U$ 検定，$\chi^2$ 検定を用い，合併症発生の関連因子の探索に合併症の有無を従属変数としたロジスティック回帰分析を，ICUの滞在期間の関連因子の探索にICU滞在日数を従属変数とした重回帰分析を用いた．独立変数は，患者因子として年齢，性別，BMI，側弯の分類（NMS，AIS），Hb，TP，Alb，Cobb角，手術関連因子として手術時間，術中出血量，固定椎体数を用いた．多項ロジスティック回帰分析，重回帰分析の独立変数には，いずれも単回帰分析にて $p<0.05$ であった因子を用いた．また，多項ロジスティック回帰分析で有意であった因子については，receiver operating characteristic（ROC）解析を行った．有意水準を $p<0.05$ とした．

## Ⅱ. 結　果

### ❶2群間の評価項目の比較

NMS群の手術時間はAIS群よりも有意に長く（433±101分 vs. 317±89分，$p=0.001$），術中出血量は有意に多

**表1. 術前データ**

| | NMS<br>($n=15$) | AIS<br>($n=34$) | $p$値 |
|---|---|---|---|
| 年齢（歳） | 14.4±2.2 | 14.9±1.7 | 0.869 |
| 男：女 | 7：8 | 2：32 | 0.002 |
| BMI（kg/m$^2$） | 17.9±4.1 | 19.8±2.1 | 0.099 |
| 歩行可能/歩行不能 | 7/8 | | |
| Hb（g/d$l$） | 14.4±1.1 | 13.0±2.4 | 0.042 |
| TP（g/d$l$） | 7.4±0.5 | 7.2±0.4 | 0.752 |
| Alb（g/d$l$） | 4.5±0.4 | 4.6±0.4 | 0.243 |
| 胸椎Cobb角（°） | 76.2±9.5 | 53.4±17.4 | 0.002 |
| 腰椎Cobb角（°） | 67.9±20.2 | 44.9±11.6 | 0.003 |

Hb：ヘモグロビン，TP：総蛋白，Alb：アルブミン

## ▌Key words

neuromuscular scoliosis, adolescent idiopathic scoliosis, complication, surgery

---

*Comparison of perioperative complications between pediatric patients with neuromuscular scoliosis and idiopathic scoliosis
**K. Wada（准教授），G. Kumagai（講師），K. Aburakawa, O. Takeda, K. Koyama, Y. Ishibashi（教授）：弘前大学大学院整形外科（Dept. of Orthop. Surg., Hirosaki University Graduate School of Medicine, Hirosaki）．［利益相反：なし．］

表2. 手術データ，ICU滞在期間，入院期間

|  | NMS (n=15) | AIS (n=34) | p値 |
|---|---|---|---|
| 手術時間（分） | 433±101 | 317±89 | 0.001 |
| 術中出血量（ml） | 1,443±965 | 706±696 | 0.001 |
| 固定椎体数 | 12.4±2.3 | 9.0±2.5 | <0.001 |
| ICU滞在期間（日） | 4.0±3.8 | 2.1±0.2 | <0.001 |
| 入院期間（日） | 25.0±4.9 | 22.1±11.9 | 0.005 |

表3. 合併症発生に関連する患者因子

|  | 単回帰 OR | 95%CI | p値 | 補正後 OR | 95%CI | p値 |
|---|---|---|---|---|---|---|
| 年齢 | 0.972 | 0.683〜1.384 | 0.875 | | | |
| 性 | 0.450 | 0.104〜1.954 | 0.286 | | | |
| NMS | 11.250 | 2.591〜48.839 | 0.001 | 13.408 | 1.518〜118.435 | 0.001 |
| BMI | 0.849 | 0.692〜1.041 | 0.115 | | | |
| Hb | 1.280 | 0.803〜2.041 | 0.299 | | | |
| TP | 2.255 | 0.513〜9.904 | 0.281 | | | |
| Alb | 0.601 | 0.118〜3.066 | 0.541 | | | |
| 胸椎Cobb角 | 1.047 | 0.996〜1.101 | 0.073 | | | |
| 腰椎Cobb角 | 1.121 | 1.037〜10.213 | 0.004 | 1.110 | 1.000〜1.233 | 0.004 |

OR：オッズ比，95%CI：95%信頼区間
ロジスティック回帰分析，従属変数：合併症発生

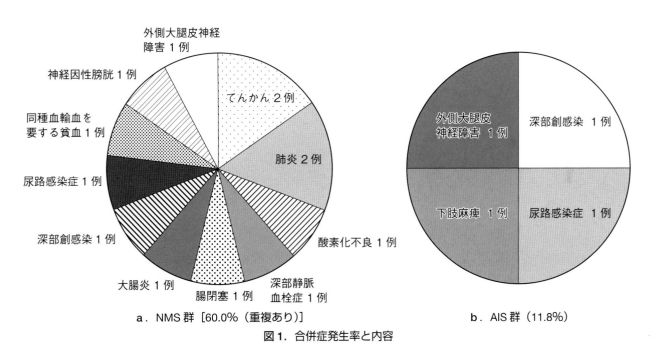

図1. 合併症発生率と内容
a．NMS群［60.0%（重複あり）］
b．AIS群（11.8%）

かった（1,443±965 ml vs. 706±696 ml, p=0.001）．NMS群の固定椎体数はAIS群よりも有意に多かった（12.4±2.3椎体 vs. 9.0±2.5椎体, p<0.001）．NMS群でICU滞在期間（4.0±3.8日 vs. 2.1±0.2日, p<0.001），入院期間（25.0±4.9日 vs. 22.1±11.9日, p=0.005）とも有意に長かった（表2）．

❷合併症発生率と関連因子探索

術後合併症の発生率は，NMS群で60.0%，AIS群で11.8%であり，NMS群で有意に高かった（p<0.001）［図1］．合併症発生には，患者因子としてNMS［オッズ比（OR）13.408］，術前腰椎Cobb角（OR 1.110）［表3］，手術因子として固定椎体数（OR 1.570）［表4］が関連していた．術前の腰椎Cobb角のカットオフ値は51°［area under the curve（AUC）0.884，感度0.900，特異度

Ⅱ. 学童期側弯症 ◆ 5. 神経筋原性側弯症

**表4. 合併症発生に関連する手術因子**

| | 単回帰 | | | 補正後 | | |
|---|---|---|---|---|---|---|
| | OR | 95%CI | p値 | OR | 95%CI | p値 |
| 手術時間 | 1.013 | 1.005〜1.022 | 0.001 | 1.015 | 0.967〜1.066 | 0.539 |
| 術中出血量 | 1.002 | 1.001〜1.004 | 0.009 | 1.001 | 1.000〜1.003 | 0.153 |
| 固定椎体数 | 1.898 | 1.299〜2.774 | 0.001 | 1.570 | 1.044〜2.359 | 0.030 |

ロジスティック回帰分析，従属変数：合併症発生

**表5. ICU滞在期間に関連する患者因子**

| | 単回帰 | | | 補正後 | | |
|---|---|---|---|---|---|---|
| | B | β | p値 | B | β | p値 |
| 年齢 | −0.004 | −0.003 | 0.982 | | | |
| 性 | −0.438 | −0.088 | 0.548 | | | |
| NMS | 1.608 | 0.369 | 0.009 | 1.413 | 0.324 | 0.020 |
| BMI | −0.169 | −0.311 | 0.030 | −0.138 | −0.253 | 0.065 |
| Hb | 0.030 | 0.033 | 0.822 | | | |
| TP | 0.907 | 0.207 | 0.154 | | | |
| Alb | −1.249 | −0.238 | 0.100 | | | |
| 胸椎Cobb角 | 0.004 | 0.270 | 0.080 | | | |
| 腰椎Cobb角 | 0.011 | 0.095 | 0.551 | | | |

従属変数：ICU滞在期間

**表6. ICU滞在期間に関連する手術因子**

| | 単回帰 | | | 補正後 | | |
|---|---|---|---|---|---|---|
| | B | β | p値 | B | β | p値 |
| 手術時間 | 0.008 | 0.432 | 0.002 | 0.003 | 0.140 | 0.496 |
| 術中出血量 | 0.001 | 0.567 | <0.001 | 0.001 | 0.514 | 0.003 |
| 固定椎体数 | 0.233 | 0.331 | 0.020 | −0.050 | −0.070 | 0.706 |

従属変数：ICU滞在期間

0.781］，固定椎体数のカットオフ値は10椎体（AUC 0.869，感度0.846，特異度0.778）であった．

### ❸ICU滞在期間と関連因子探索

ICU滞在期間には，患者因子としてNMS［偏回帰係数（B）＝1.413，標準偏回帰係数（β）＝0.324，$p=0.020$］（表5），手術因子として出血量が関連していた［B＝0.001，$β=0.514$，$p=0.003$）［表6］.

## Ⅲ. 考　　察

NMS群はAIS群と比較して，手術が高侵襲となり，周術期合併症の発生率が高かった．また，ICU滞在期間の延長には，低BMI，出血量の増加が関連していた．

米国の大規模調査ではNMS手術の合併症率は40.8%であり[2]，近年のメタ解析でも創感染が13.3%，呼吸器

合併症が11.8%とその合併症率は高いことが報告されている[3]．危険因子としては，American Society of Anesthesiologists（ASA）Physical Status Classification System が3以上[4]，歩行不能[5]，60°より大きなCobb角[5]，術中大量出血[2]，固定椎体数[2]，骨盤までの固定[6]，Rett症候群[7]があげられる．本研究では，NMS，大きな腰椎Cobb角，10を超える固定椎体数が周術期合併症リスクを上昇させる可能性があった．NMS手術例においては，50°以上の腰椎側弯，固定範囲が10椎体以上という症例は少なからず存在し，調整が困難な可能性が高い．ICU滞在期間の延長には，4時間を超える手術時間，精神遅滞，高い粗大運動能力分類システム，てんかん，肺炎の既往，低体重，骨盤までの固定が関連する[8]．本研究では，術中出血の多量がICU滞在期間を延長させる可能性があり，術中の出血低減に努める必要がある．

また，近年 enhance recovery after surgery（ERAS）が NMS 手術の周術期管理に取り入られている[9]．ERAS 経路では，肺の基礎疾患，胃管，低 BMI，脳室シャントに注目した術前評価を集学的に行い，小児 ICU 管理の必要な患者の振り分け，術後早期からベースラインの食事摂取，ドレーンの早期除去，マルチモーダルな経腸鎮痛薬管理，早期からの高頻度の理学療法などが行われる．周術期合併症の危険因子に配慮された有用な管理法である可能性があり，周術期合併症発生の低減，ICU，入院期間の短縮につなげられるかの検証が必要である．

本調査の限界は，少ない症例数，後ろ向き調査，多様な背景疾患があげられ，今後より大きな規模の前向き調査が必要と考えられる．

## ま と め

1）脊柱側弯症の後方固定術において，合併症発生率は NMS 群が，AIS 群に比べ有意に高率であった．

2）NMS，大きな腰椎側弯，多い固定椎体数が合併症発生に関連していた．

3）NMS，出血量の増加が ICU 滞在期間の延長に関連していた．

### 文　献

1）Sugawara R et al. The Japanese scoliosis society morbidity and mortality survey in 2014：the complication trends of spinal deformity surgery from 2012 to 2014. Spine Surg Relat Res. 2019；3：214-21.

2）Rumalla K et al. Spinal fusion for pediatric neuromuscular scoliosis：national trends, complications, and in-hospital outcomes. J Neurosurg Spine. 2016；25：500-8.

3）Elmeshneb MA et al. Surgical complications inneuromuscular scoliosis surgery：systematic review and meta-analysis of the last ten years. Eur Spine J. 2024；33：2666-76.

4）Basques BA et al. Predicting short-term morbidity in patients undergoing posterior spinal fusion for neuromuscular scoliosis. Spine. 2015；40：1910-7.

5）Master DL et al. Risk factors for major complications after surgery for neuromuscular scoliosis. Spine. 2011；36：564-71.

6）Rajkumar S et al. Frequency and predictors of complication clustering within 30 days of spinal fusion surgery：a study of children with neuromuscular scoliosis. Spine Deform. 2024；12：727-38.

7）Cohen JL et al. Respiratory complications after posterior spinal fusion for neuromuscular scoliosis：children with Rett syndrome at greater risk than those with cerebral palsy. Spine. 2019；44：1396-402.

8）Brooks JT et al. Do all patients with cerebral palsy require postoperative intensive care admission after spinal fusion? Spine Deform. 2019；7：112-7.

9）Nakamura N et al. Adoption of an enhanced recovery after surgery protocol for neuromuscular scoliosis shortens length of hospital stay. Spine Surg Relat Res. 2024；8：427-32.

＊　　　＊　　　＊

# Ⅲ．成人脊柱変形

Ⅲ. 成人脊柱変形 ◆ 1. 自然経過

# 高齢者の脊柱変形における腰痛
## —— 椎体終板障害に着目して*

中前稔生　　藤本吉範　　山田清貴　　安達伸生**

[別冊整形外科 87：88〜94, 2025]

## はじめに

　昨今の超高齢社会の到来に伴い，変性を基盤とした脊柱変形を伴う慢性腰痛患者が急増して社会的問題となっているため，これら高齢者の慢性腰痛への対策が急務である[1〜4]．近年では腰痛に伴う運動器障害が高齢者の要支援・要介護の主因となっており，社会活動や日常生活動作（ADL）が腰痛により強く制限されている[5]．

　脊柱変形における腰痛の原因としては，これまで単純X線像での脊柱アライメントにおける各種パラメータが重要であるといわれており，高齢者の脊柱アライメントを多大な侵襲およびコストを用いて矯正する手術が世の中で数多く行われている[6,7]．しかしながら，これら単純X線像では形態的な評価のみであり，脊柱組織の質的評価は行われておらず，高齢者脊柱変形の腰痛の病態は依然として不明であることが多い．腰痛の原因が特定できなければ適切な治療選択が困難となり，腰痛を難治化させる，もしくは病態に即していない手術療法を行うことになる．このように腰痛の解決には，まず病態解明が喫緊の課題である．

　高齢者の腰痛の要因には種々の病態があるが，慢性腰痛の要因の一つとしてわれわれは椎体終板障害に注目しこれまで研究を行ってきた[8〜14]．本稿では，高齢者の脊柱変形患者における腰椎椎体終板障害の病態と診断について解説し，われわれが行っている病態に即した手術療法を紹介する．

## Ⅰ. 椎体終板障害の病態

　終板は軟骨終板と骨性終板から形成されており，椎間板の構成要素である髄核と線維輪を上下から挟み，椎体と隔てるような構造を形成している[15]．椎体には椎間板と異なり，basivertebral nerve による豊富な神経分布を認め，椎間板変性に伴う生体力学的ストレスにより椎体終板への血流および神経分布が増加し腰痛の起源となりうる[16〜20]．椎間板変性に伴う生体力学的ストレスはまた炎症性サイトカインなどの活性化を椎体終板で惹起させ，椎体終板で浮腫あるいは炎症を生じ腰痛が発生する病態が報告されている[18,21〜24]．Modic らは MRI T1 強調画像および T2 強調画像を用いて椎体終板周囲の骨髄変化を評価している[25]．

　椎体終板障害の基礎研究として，われわれはラットの腰椎を用いて，椎体終板には直接操作を加えず椎間板のみを掻爬し椎間不安定性を生じさせた椎体終板障害モデルを作成した[13]．その結果，動物用 MRI で椎体終板周囲の骨髄の信号変化および μCT で椎体終板の骨硬化を経時的に認め，ラットの自発行動における疼痛関連行動の増加，また組織学的に椎体終板では破骨細胞や疼痛関連ペプチドであるカルシトニン遺伝子関連ペプチド（CGRP）の発現の増加を認め，椎体終板が疼痛の発生源となりうることを示した[13]．また，われわれの別の基礎研究では，解糖系のグリセルアルデヒド-3-リン酸水素酵素（GAPDH）阻害により軟骨細胞のアポトーシスを引き起こすことが知られているモノヨードアセテート（MIA）をラットの腰椎椎間板内に注入し，椎間不安定性を惹起させることでラットの疼痛関連行動に変化を認め，CT や組織学的評価で MIA の濃度依存性に椎体終板の経時的な変化を観察することができ，椎体終板障害の病態解明に有用なモデルであることを報告した[14]．今後

## ▌Key words

low back pain,　bone marrow edema,　spinal deformity

---

*Low back pain with endplate lesion in the elderly spinal deformity
**T. Nakamae（准教授）：広島大学整形外科（Dept. of Orthop. Surg., Graduate School of Biomedical and Health Sciences, Hiroshima University, Hiroshima）；Y. Fujimoto,　K. Yamada：アマノリハビリテーション病院整形外科；N. Adachi（教授）：広島大学整形外科．［利益相反：なし.］

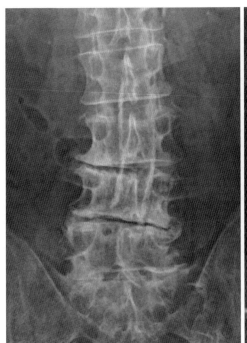 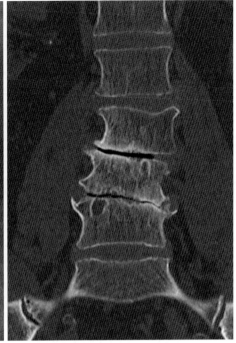

a. 単純 X 線像　　　　　　　　　　　b. CT

図1. 単純 X 線像および CT. 椎間板腔バキュームや椎体終板骨硬化などの椎間板変性や椎体の状態を確認する.

はこれらの動物モデルを用い，椎体終板障害の病態解明をすすめていく予定である．

## II. 診　断

### ❶ 臨床所見

椎体終板障害による腰痛は，起き上がりや歩き始めなどの体動時痛が特徴的である．すなわち，体動などにより可動性のある椎間に力学的ストレスが加わり，椎体終板の神経終末に刺激が加わり腰痛を呈すると考えている．台所などでの長時間立位による腰痛は，脊柱アライメント異常からの腰痛である可能性がある．また圧痛は椎体終板性腰痛の診断に非常に有用である．患者を診察台に腹臥位とし，手掌全体でゆっくりと腰椎に圧迫力をかけ腰痛の有無を判断する．診察室で患者を椅子に座らせた状態での圧痛は椎体終板障害の診断には適さないと考える．

### ❷ 画像所見

#### a．単純 X 線像，CT

椎間板腔バキュームや椎体終板骨硬化などの椎間板変性や椎体の状態を確認する必要がある（図1）．特に単純 X 線像では坐位，臥位での椎間可動性を確認しておくとともに，全脊柱 X 線像でのアライメントを評価し，アライメント不良による腰痛の合併についても十分評価しておく必要がある．

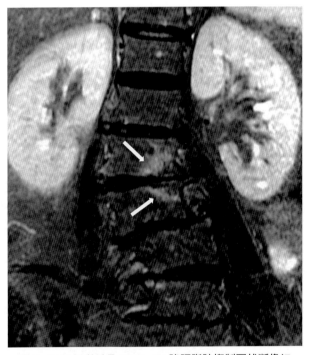

図2. MRI における BME. T2 強調脂肪抑制冠状断像において椎体終板周囲に高信号領域である BME を認める（矢印）．

#### b．MRI

脊椎組織の質的評価のため MRI で椎体終板周囲の骨髄浮腫（bone marrow edema：BME）を確認することは，椎体終板障害による腰痛の診断のためには非常に重

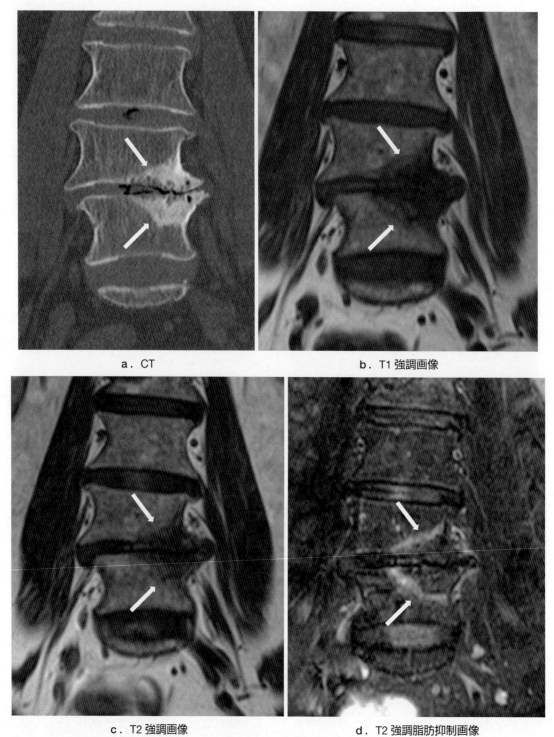

a．CT　　　　　　　　　　　　　　　b．T1強調画像

c．T2強調画像　　　　　　　　　　　d．T2強調脂肪抑制画像

図3．終板骨硬化を伴う症例のCTおよびMRI．CTで椎体終板に骨硬化（a：矢印）を伴う症例では，T1強調画像およびT2強調画像において低信号領域を認め（b，c：矢印），Modic change type 3と判断されるが，T2強調脂肪抑制画像を用いることでBME（d：矢印）を明瞭に描出することができる．

要である（図2）．前述のModic change[25]が広く臨床で使用されているが，高齢者で終板に高度な骨硬化を生じているような症例では，T1およびT2強調画像のみの評価では不十分である（図3）．われわれはT2強調脂肪抑制画像を用いてBMEを評価している[8]．脂肪抑制画像にはchemical shift selective（CHESS），short TI inversion recovery（STIR），Dixon（IDEAL）などさまざまな方法があるが，それぞれの施設で使用されている脂肪抑制方法で構わない．また高齢者で多く認める腰椎変性側弯では，T2強調脂肪抑制冠状断像を用いることで椎体終板側方のBMEを確実に評価できる（図4）．

BMEの組織学的検討では，T2強調脂肪抑制画像にお

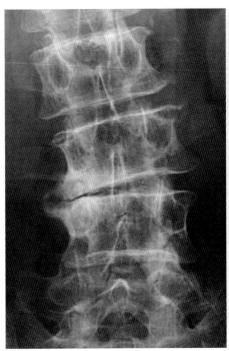 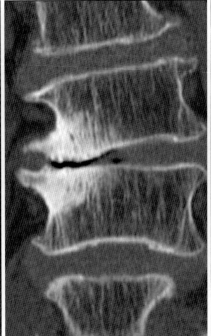 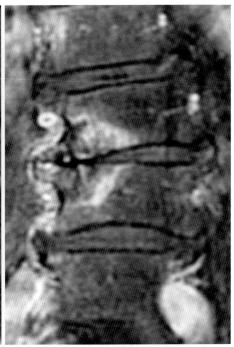

a．単純X線正面像　　　　　　　b．CT冠状断像　　　　　　　c．MRI T2強調脂肪抑制冠状断像

図4．腰椎変性側弯症の画像所見．高齢者で多く認める腰椎変性側弯では，冠状断像を用いることで椎体終板側方のBMEを確実に評価できる．

ける高信号領域は脂肪を含んだ正常な骨髄が炎症に伴い水分に富んだ組織に置換されたものであると報告されている[26]．さらには，BMEは骨代謝亢進に伴った組織への血流増加による水分含有量の増加を示すものであるとの報告もある[27]．BMEは骨髄内の炎症に伴う疼痛に関与するMRI所見と考える[28]．

## III．腰椎変性側弯症における腰痛とBMEとの関連

われわれは，65歳以上でCobb角が10°以上の腰椎変性側弯症患者を調査し，腰痛の有無に分け検討した[8]．腰痛の定義は，胸郭下縁から腸骨稜までの範囲に生じる軸性疼痛とした．臨床評価としては腰痛およびADLおよび圧痛を検討し，画像評価としては単純X線像，CTでの評価とともにMRI T2強調脂肪抑制冠状断像における骨組織の高信号領域をBMEとして評価した．すると，単純X線像における各種パラメータは腰痛群，非腰痛群間に有意差はなかったが，BMEに関しては腰痛群では非腰痛群に比べ有意に多かった（97％ vs. 36％）．また腰痛の程度とBMEの広がりが正の相関を認めた．BMEは側弯の凹側部に有意に発現しており，椎間板腔を挟んで上下椎体に対に出現していた．圧痛の発現率は腰痛群で有意に多く（81％ vs. 7％），圧痛の高位とBMEの局在が一致していた．

以上より，高齢者腰椎変性側弯症に伴う腰痛は，側弯凹側部の微小な動きに伴う椎間可動性による椎体終板周囲のBMEが関連すると考えられた．よって腰椎変性側弯症患者の腰痛は，側弯凹側部に伝わる生体力学的負荷が原因の可能性が高いと考えられる．要するに腰椎変性側弯症に対しては脊柱アライメントを直す手術を高齢者に行わなくても，BMEおよび腰部圧痛の検索によって腰痛の責任椎間を同定し安定化させ，この責任椎間に対するピンポイント治療が新しい低侵襲手術になる可能性がある．

## IV．椎体終板障害の治療

病態に即する治療が基本となることはいうまでもない．脊柱変形のアライメント不良による腰痛であれば，アライメント改善を目的とした長範囲の脊柱矯正固定術が必要となる．画像上，脊柱変形を呈していても腰痛の原因が前述したような終板障害による腰痛であれば，局所の安定化のみで腰痛は改善されるとわれわれは考えている．障害高位の詳細な診断には，椎間板ブロックの効果を判断することで，より正確に腰痛の発生高位を特定することが可能となる．

### ❶Short-segment fusion（図5）

慢性腰痛を主訴に受診した50歳以上の脊柱変形患者

Ⅲ. 成人脊柱変形 ◆ 1. 自然経過

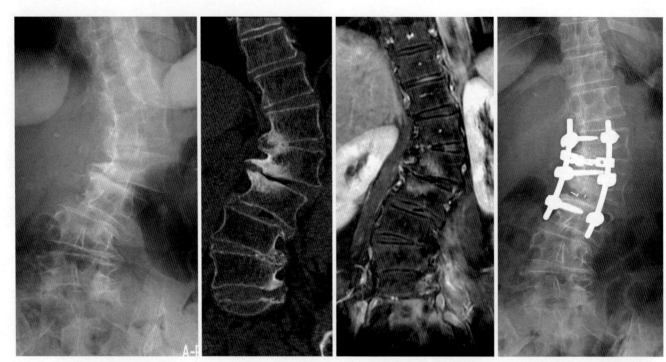

a. 術前単純X線正面像　　b. 術前CT冠状断像　　c. 術前MRI T2強調脂肪抑制冠状断像　　d. 術後単純X線正面像

図5. 腰椎椎体終板障害に対する short-segment fusion. BME高位に限局した固定術を行うことで,アライメントの改善は認めないが腰痛は改善している.

で,①体動時の腰痛で visual analogue scale (VAS):40/100 mm以上,②腰椎に圧痛を認める,③MRI T2強調脂肪抑制画像で椎体終板周囲にBMEを認める症例を対象とし,BME高位に限定した脊椎固定術を行った.すると,臨床症状では腰痛のVAS, Oswestry Disability Index (ODI) は術前と比べ術後1ヵ月,最終経過観察時(術後平均32ヵ月)で有意に改善していた.画像評価では,単純X像線における sagittal vertical axis (SVA), pelvic incidence (PI), lumbar lordosis (LL), pelvic tilt (PT)などの脊柱パラメータに関して術後の改善は得られなかったが,一方でMRI T2強調脂肪抑制画像におけるBMEに関しては術後に縮小していた.すなわち,アライメントの改善は得られなかったが,BMEの改善とともに患者の腰痛,ADLは改善された.このことから,腰痛を伴う脊柱変形患者に対し,椎体終板周囲のBME高位に限定した short-segment fusionは,アライメントの改善は得られなくても腰痛の改善が得られ有用であると考える[29].

❷経皮的椎間腔バキューム内骨セメント注入療法（percutaneous intervertebral-vacuum polymethylmethacrylate injection：PIPI）[図6]——

椎間腔バキューム内に骨セメントを経皮的に注入する低侵襲治療であり,高齢者で併存疾患の多い患者などが対象となる.適応基準としては,①体動時の慢性腰痛を主訴とした65歳以上の脊柱変形患者,②腰痛のVASが50/100 mm以上,③6ヵ月以上の系統的保存療法に抵抗,④CTで椎間腔内に著明なバキュームを認め,その上下の椎体終板の骨硬化を認める,⑤MRI T2強調脂肪抑制画像における椎体終板周囲のBME,⑥腰椎圧迫による腰痛の再現とした.骨粗鬆症例や感染症例は適応外とした.手術では患者を腹臥位とし2方向透視下に行う.経皮的,経椎弓根的に骨生検針を上方の椎間腔バキューム内に刺入する.椎間腔バキューム内に造影剤を注入し,椎間腔外への漏出の有無と造影剤の注入量を確認し,バキューム内の造影剤を生理食塩水で除去した後,注入した造影剤と同量の骨セメントを椎間腔バキューム内に充填する.手術時間は20分程度である.後療法は軟性コルセットを装着し,翌日より立位・歩行を開始している.するとPIPI直後より腰痛は劇的に軽減し,ADLも改善した.またPIPI後の経時的変化では,腰痛の改善とともにBMEの範囲が有意に縮小し,それとともに椎体の骨棘が伸展・架橋した.合併症としては骨セメントの漏出が問題となることがあり,実際にわれわれも1例で骨セメントが椎間孔に漏出し一過性の下肢痛を呈したが保存的に改善した.術後感染症や神経・血管損傷,肺塞栓などの全身性合併症をきたした症例は認めなかった[9].

高齢者の脊柱変形における腰痛

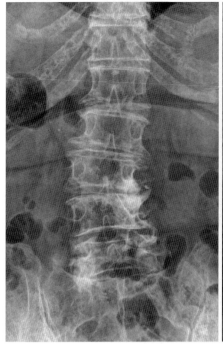
a．術前単純X線正面像

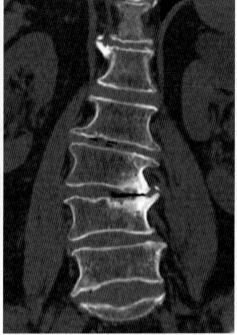
b．術前CT冠状断像

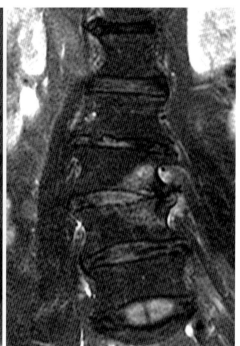
c．術前MRI T2強調脂肪抑制冠状断像

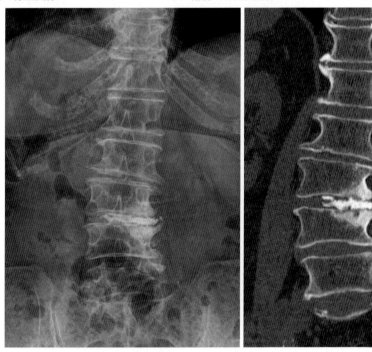
d．術後単純X線正面像　　　　　　　e．術後CT冠状断像

図6．腰椎椎体終板障害に対するPIPI．最小侵襲手術であるPIPIを行うことで腰痛は改善している．

　これらの局所の安定化にターゲットを絞った治療は，アライメントを直す脊柱矯正固定術と比べ，侵襲が少なく入院期間も短く，医療材料が低コストであるなどの利点がある．これら低侵襲治療の術後成績を保つためには，ただ単純X線像をみるだけではなく，患者を十分にみてMRIでBMEを確認し椎間板ブロックをするなど，術前の診断，すなわち椎体終板障害による腰痛か否かの見極めが非常に重要となる．

## まとめ

1) 椎体終板障害は特に高齢者の慢性腰痛の原因の一つとして，われわれ臨床医が理解しておかなければならない病態である．

2) 単純X線像による全脊柱アライメント異常などの形態的な評価だけではなく，MRIによる質的評価により正確な病態の把握が必須となる．MRI上のBMEは腰

Ⅲ．成人脊柱変形 ◆ 1．自然経過

痛の局在を示す画像所見として重要であり，圧痛などの理学所見を加えた総合的な診断により，椎体終板障害をターゲットとした低侵襲治療が可能となる．

**文 献**

1) Everett CR et al. A systematic literature review of non-surgical treatment in adult scoliosis. Spine. 2007 ; **32** : S130-4.
2) Li G et al. Adult scoliosis in patients over sixty-five years of age : outcomes of operative versus nonoperative treatment at a minimum two-year follow-up. Spine. 2009 ; **34** : 2165-70.
3) Smith JS et al. Improvement of back pain with operative and nonoperative treatment in adults with scoliosis. Neurosurgery. 2009 ; **65** : 86-93.
4) Bridwell KH et al. Does treatment (nonoperative and operative) improve the two-year quality of life in patients with adult symptomatic lumbar scoliosis : a prospective multicenter evidence-based medicine study. Spine. 2009 ; **34** : 2171-8.
5) 厚生労働省．平成 28 年国民生活基礎調査の概況．
6) Schwab FJ et al. Adult scoliosis : a quantitative radiographic and clinical analysis. Spine. 2002 ; **27** : 387-92.
7) Glassman SD et al. Correlation of radiographic parameters and clinical symptoms in adult scoliosis. Spine. 2005 ; **30** : 682-8.
8) Nakamae T et al. Bone marrow edema and low back pain in elderly degenerative lumbar scoliosis : a cross-sectional study. Spine. 2016 ; **41** : 885-92.
9) Yamada K et al. Targeted therapy for low back pain in elderly degenerative lumbar scoliosis : a cohort study. Spine. 2016 ; **41** : 872-9.
10) Yamada K et al. Long-term outcome of targeted therapy for low back pain in elderly degenerative lumbar scoliosis. Eur Spine J. 2021 ; **30** : 2020-32.
11) Nakamae T et al. Percutaneous intervertebral-vacuum polymethylmethacrylate injection for foraminal stenosis with degenerative lumbar scoliosis. World Neurosurg. 2022 ; **165** : e712-20.
12) Nakamae T et al. Quantifying bone marrow edema adjacent to the lumbar vertebral endplate on magnetic resonance imaging : a cross-sectional study of patients with degenerative lumbar disease. Asian Spine J. 2022 ; **16** : 254-60.
13) Morisako T et al. Development of a rat model with lumbar vertebral endplate lesion. Eur Spine J. 2022 ; **31** :

874-81.
14) Maruyama T et al. Development of a novel animal model of lumbar vertebral endplate lesion by intervertebral disc injection of monosodium iodoacetate in rats. Eur Spine J. 2024 ; **33** : 2116-28.
15) Adams M et al. The Biomechanics of Back Pain, 2nd Ed, Churchill Livingstone, London, p149-50, 2006.
16) Antonacci MD et al. Innervation of the human vertebral body : a histologic study. J Spinal Disord. 1998 ; **11** : 526-31.
17) Bailey JF et al. Innervation patterns of PGP 9.5-positive nerve fibers within the human lumbar vertebra. J Anat. 2011 ; **218** : 263-70.
18) Salo J et al. Plasmin-matrix metalloproteinase cascades in spinal response to an experimental disc lesion in pig. Spine. 2008 ; **33** : 839-44.
19) Brown MF et al. Sensory and sympathetic innervation of the vertebral endplate in patients with degenerative disc disease. J Bone Joint Surg Br. 1997 ; **79** : 147-53.
20) Moore RJ. The vertebral endplate : disc degeneration, disc regeneration. Eur Spine J. 2006 ; **15** : S333-7.
21) Wang Y et al. A morphological study of lumbar vertebral endplates : radiographic, visual and digital measurements. Eur Spine J. 2012 ; **21** : 2316-23.
22) Wang Y et al. Lumbar vertebral endplate lesions : associations with disc degeneration and back pain history. Spine. 2012 ; **37** : 1490-6.
23) Wang Y et al. Lumbar vertebral endplate lesions : prevalence, classification, and association with age. Spine. 2012 ; **37** : 1432-9.
24) Ploumis A et al. Degenerative lumbar scoliosis associated with spinal stenosis. Spine J. 2007 ; **7** : 428-36.
25) Modic MT et al. Degenerative disk disease : assessment of changes in vertebral body marrow with MR imaging. Radiology. 1988 ; **166** : 193-9.
26) Schett G. Bone marrow edema. Ann N Y Acad Sci. 2009 ; **1154** : 35-40.
27) Shabestari M et al. Bone marrow lesions in hip osteoarthritis are characterized by increased bone turnover and enhanced angiogenesis. Osteoarthritis Cartilage. 2016 ; **24** : 1745-52.
28) 中前稔生．腰椎分離症に対する MRI 定量評価．関節外科．2024 ; **43** : 513-9.
29) Nakamae T et al. Short-segment spinal fusion for chronic low back pain with bone marrow edema adjacent to the vertebral endplate in adult spinal deformity. Eur Spine J. 2024 ; **33** : 1061-8.

\* \* \*

Ⅲ. 成人脊柱変形 ◆ 2. 診断

# 成人脊柱変形における手術での
# 矢状面アライメントの目標値*

大内田　隼　　中島宏彰　　伊藤定之　　世木直喜　　山内一平
今釜史郎**

[別冊整形外科 87：95〜99, 2025]

## はじめに

　成人脊柱変形（adult spinal deformity：ASD）は主に加齢に伴う脊椎の変性変化により，脊柱アライメントに変化（矢状面・冠状面）が生じる疾患である．一般的には加齢によりまず腰椎前弯の減少が生じると，続いて胸椎前弯化，骨盤後傾，頚椎前弯化といった脊椎骨盤での代償性アライメント変化が生じ，進行期では膝関節の屈曲も脊柱のアライメント代償に動員される．"cone of economy"の概念は，Dubousset によって提唱された足部から頭蓋骨までのアライメント連鎖により，最小の円錐内での動揺と最小の筋エネルギーで立位姿勢が維持される概念である[1]．この視点は，ASD 患者における脊柱矢状面のアライメント変化が，脊椎の症状にとどまらず患者の生活の質（QOL）に大きく影響を与える多くの研究の裏づけとなるものである．

　ASD の病態は進行性であり，薬物療法や装具療法など保存療法が無効な症例には，適切なアライメント獲得を目的とした手術療法が適応となる[2]．本稿では，ASD に対する手術で目標とすべき矢状面アライメントの設定やその限界について，これまで研究されてきた基準値を参照し考察する．

## Ⅰ. 脊柱矢状面アライメント

　近年，矢状面アライメントの悪化やそれに伴う立位バランス不良と臨床症状の関連が多くの研究で示され，ASD 治療において矢状面アライメントの評価は必要不可欠なものとなっている．本評価では立位全脊椎 X 線像が用いられ，矢状面での頚椎前弯（C2〜C7），胸椎後弯（Th1〜Th12 もしくは Th4〜Th12），腰椎前弯（L1〜S1）

の各脊椎セグメントの弯曲が計測されてきた．脊柱のもっとも尾側にあたるのは仙骨（骨盤）であり，sacral slope（SS）により仙骨終板の傾きが示される．SS を含めた骨盤パラメータは肥満や側弯，骨減少により計測誤差が大きくなることがある[3]．股関節はもっとも強力な脊柱バランス維持機構であり，垂直線に対する骨盤の回旋は pelvic tilt（PT）で示される．これらの頚椎（頭蓋骨）から骨盤までのアライメントの連鎖により立位での全脊柱（グローバル）アライメントが構成され立位バランスが保持されている．グローバルアライメントの指標でもっとも広く用いられているのは C7 椎体と仙骨終板後上縁のオフセットを示す sagittal vertical axis（SVA）である．また，立位バランスは頭部重心と密接に関連があり，C2 歯突起や外耳道中心（CAM）を通る垂線と股関節軸（大腿骨頭中心）のオフセットを示す odontoid-hip axis angle（OD-HA）や，CAM-HA などの重心パラメータの有用性も報告されている[4]．それらのグローバルアライメントや重心パラメータの臨床的意義における優劣は今のところ示されていないが，それぞれ共通しているのは立位バランスが健全な健常者ではそれらのパラメータは一定であるということである．

　一方で ASD 患者では，アライメント変化の小さな初期ではほかのセグメントの代償性変化により重心の移動は抑えられ立位バランスが保たれるものの，高度の変形をもつ進行期の ASD 患者ではグローバルアライメントや重心パラメータは正常範囲を脱し，異常な立位バランスを呈す．この状態では患者の日常生活動作（ADL）は大きく損なわれ，手術療法による適切な矢状面アライメントの獲得が検討される．

## ▍Key words

sagittal alignment, adult spinal deformity, spinal fusion

*Target values of sagittal alignment in spinal fusion surgery for adult spinal deformity
**J. Ouchida, H. Nakashima（准教授），S. Ito, N. Segi, I. Yamauchi, S. Imagama（教授）：名古屋大学整形外科（Dept. of Orthop. Surg., Nagoya University School of Medicine, Nagoya）．[利益相反：なし.]

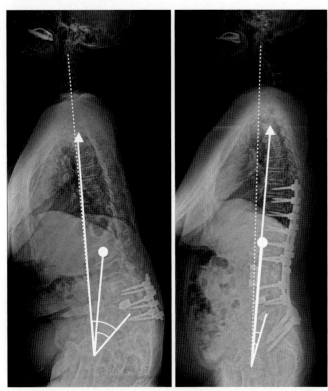

図1. 症例. 78歳, 女. L4〜S1の後方固定術の既往あり, L3骨折と固定近位隣接椎間の後弯がありTh9〜腸骨の固定追加手術を行った. 術前のTh4PA（三角印）は47°, L1PA（丸印）は38°である. 術後ではTh4PA, L1PAともに約12°で一致（Th4〜L1PAミスマッチ0）し, C2tiltは術前5°から術後−2°となっている. PI-LLは術前54°, 術後19°である.

## II. 手術における目標アライメント

### ❶ 局所角を用いたアライメント目標の設定

ASDの手術療法の第一目標は, 患者の機能やQOLの改善である. この目標を達成するために矢状面アライメントの修正を行うのがASDに対する手術療法の目的である. これまで多くの理想的な局所矢状面アライメントの目標値（フォーミュラ）が報告されているが, 多くに共通しているのはpelvic incidence（PI）に基づき基準値を設定しているという点である. PIは脊柱の土台となる骨盤パラメータであり, 患者固有のPIをもとに理想的な（主に腰椎）セグメントの局所矢状面アライメントが決定されるという考え方が, これまでのASD手術における目標値の設定方法の主流である.

矢状面アライメントの基準において, 現在までにもっとも広く用いられているものは2012年に提唱されたScoliosis Research Society（SRS）-Schwab分類である[5]. 本分類では, 脊柱X線側面像で計測されるPIとlumbar lordosis（LL）の差が10°未満, PTが20°未満,

SVAが40 mm未満であることが目標値とされており, 現在でもASDのパラメータの基準として多くの研究で参照されている. Lafageらはさらに年齢によってASD手術療法の目標値を層別化し, 35歳未満の患者ではPT = 10.9°, PI-LL = −10.5°, SVA = 4.1 mm, 75歳以上の患者ではPT = 28.5°, PI-LL = 16.7°, SVA = 78.1 mmの閾値を報告している[6]. これらのパラメータの基準値は, X線像での計測値のみならず, 患者の機能障害や健康関連の生活の質（HRQOL）との関連に基づいている点で重要である. 本邦では理想的な腰椎前弯を示す新潟フォーミュラ（LL = 0.6 × PI + 32.9 − 0.23 × 年齢）[7], 獨協フォーミュラ（LL = 0.59 × PI + 11.1）[8], 浜松フォーミュラ（LL = 0.45 × PI + 31.8）[9]が報告されている.

### ❷ "T4-L1-hip axis"を用いたアライメント目標の設定

ASDの手術療法ではグローバルアライメントの改善を目的に局所矢状面アライメントの矯正を行うが, LLやthoracic kyphosis（TK）といった局所角パラメータからグローバルアライメントを正確に説明することはむずかしい. これは各局所角パラメータが同じ値であっても, 実際には脊椎セグメント内での角度配分などによりグローバルアライメントが大きく異なるからである. 2022年にInternational Spine Study Group（ISSG）より報告された"T4-L1-hip axis"は, 角度パラメータvertebral pelvic angle（V-PA）を用いたグローバルアライメントの新しい評価法である[10]. V-PAはそれぞれの椎体と股関節軸を結んだ線と仙骨終板中央と股関節軸を結んだ線のなす角であり, それぞれ胸椎と腰椎における弯曲の指標であるTh4PAとL1PAに注目している. 本報告では矢状面アライメントが正常である健常者のX線像データをもとにC2椎体と垂直線のなす角であるC2 tiltが健常者でほぼ一定（平均値 −2.7°）であり, L1PAがL1PA = PI × 0.5 − 21°の基準式で正確に示されることを報告した. さらに正常な立位バランスにおいてTh4-L1ミスマッチ（Th4PA-L1PA）の基準値は4°以下であった. その後の研究で, このTh4-L1ミスマッチの基準はASDに対する手術後の機械的合併症発生との関連が報告されている[11]（図1）. 一方で, 実際のASDの治療においてこのT4-L1-hip axisの目標値を手術によってどのように達成するかは今後の課題である.

### ❸ 術後機械的合併症の発生に関連するスコアリングシステム

European Spine Study Groupが提唱したglobal alignment and proportion（GAP）スコアは, 脊椎矯正手術後

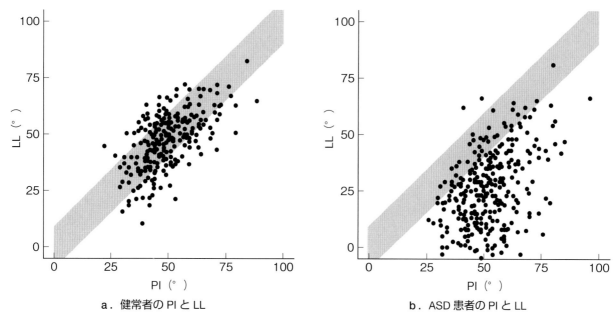

図2. 健常者 (a) とASD患者 (b) におけるPIとLLの分布. 灰色で示された領域は, PI-LL<10°の範囲を示している. ASD患者ではLLの低下によりPI-LLが大きくなる.

の機械的合併症のリスクを予測する矢状面アライメントのスコアリング法である[12]. 本システムは骨盤傾斜, 腰椎前弯などの重症度を加点していくスコアリングシステムであり, 腰椎前弯の配分（上位腰椎：L1～L3, 下位腰椎：L4～S1）に配点が含まれている点が特徴である. 近年ではこのGAPスコアの精度をより高めるためbody mass index (BMI) や骨密度を加味したmodified GAPスコアや[13], フレイル（虚弱）のスコアリング (mASD-FI) を加味したfrailty-adjusted realignment (FAR) scoreが提唱されている[14]. 本スコアリングは2年目における近位隣接椎間障害 (PJF), 機械的合併症, 再手術率と関連していた.

これらのスコアリングシステムの研究において, いずれも機械的合併症の発症率は年齢と密接に関連していたが, 加齢に伴う骨粗鬆症, サルコペニア, および加齢に関連する神経変性との関連については現在も研究が行われているところである. 矢状面アライメントだけでなく, ASD術後の機械的合併症発生は多因子が複雑にかかわっているといえる.

## III. 矢状面アライメントを用いた手術計画の限界

### ❶ 健常者, ASD患者におけるPI-LL

われわれは, 脊椎ドックを受診した256例の健常者を対象に全身X線側面像で矢状面アライメントパラメータを調査した. 有症状とされるOswestry Disability Index (ODI) が12以上の参加者は解析から除外され[15],

さらに脊椎疾患の診断歴や治療歴のある患者は除外されている. 年齢は58.0±12.8歳で, 女性は144例 (56.3%) であった. 図2aは健常者におけるPIとLLの分布である. 本コホートにおけるPIとLLは中等度に相関していた（Pearson積率相関係数 $r=0.602$, $p<0.001$）. PI-LLが10°未満の例は195例 (76.2%) であった. 対照群として多施設ASDデータベースよりSRS-Schwab分類を満たす335例のASD患者 [66.4±15.0歳, 女性219例 (65.4%)] を対象に解析したPIとLLの分布を図2bに示す. このASD群ではPI-LLが10°未満の例は42例 (12.5%) であった. 健常群のPI-LLの平均は2.2°±10.3°, ASD群は28.6°±18.0°であった. さらに健常群のPIとPI-LLの分布を図3に示す. これらの結果ではLLはPIによく関連しており, ASD患者では主にLLの減少によりそのギャップが大きくなるというこれまでの研究結果に一致するものであった. その一方で, 外科医は健常者においてもPI-LLが10°未満という基準は集団としてはある程度正しいものの, すべての患者において個々の適正なアライメントを説明するには限界があることを考慮しなければいけない.

### ❷ 矢状面アライメントのエビデンスと臨床応用の問題点

アジア人と他人種, さらには性別間では脊柱アライメントやその加齢性変化には違いがある可能性が近年示唆されている[16]. 異なった背景をもつ患者における層別化された適正アライメントの基準値や治療成績との関連は

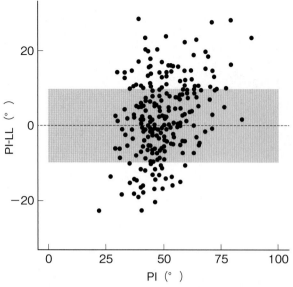

図3. 健常者におけるPIとPI-LLの分布. 灰色で示された領域はPI-LL<10°の範囲を示している. 症状のない健常者においてもPI-LLの分布は偏在している.

現在のところ不足しており，今後必要な研究であるといえる．KiramらはComing中国の人口における健常者のデータをもとにGAPスコアを改良したC-GAPスコアを報告している[17]．本研究の中では中国におけるASD手術後では，オリジナルのGAPスコアよりC-GAPスコアの機械的合併症の予測率が高かった．

また，高齢者における歩行障害や症状の原因は非常に多因子である．筆者らは手術を施行されたASD患者の術前，術後2年での歩行形態を独歩，杖歩行，歩行器，歩行不能に分類しその変化を調査した．本研究では後方固定術後2年の経過観察時の脊椎矢状面アライメントは著明な改善を示す一方で，歩行形態は術前と有意に変化しているとはいえなかった[18]．

これまで多くの研究でASD患者治療における目標アライメントが報告されてきたが，その数値はあくまでも研究に含まれたコホートにおいて標準化されたスペクトラムを示しているにすぎない．PIに基づいた理想的なLLの基準値は計測が非常に簡便であり臨床において目標としやすいが，矢状面アライメントは個人間のばらつきが大きく，さらに年齢やその他の多くの患者因子により影響を受けることがわかってきた．ASD患者背景ごとに層別化された研究が将来必要であり，実際の臨床では患者ごとに異なる病態を理解し，手術の侵襲や治療効果を考慮した適切なアライメントの目標設定や治療計画が重要である．

## まとめ

1）立位バランスは頭部の重心を支える全身のアライメント連鎖の結果であり，ASD患者では多くの代償機構が働いている．

2）健常者では，PIと適正な脊柱アライメントは相関しており，手術により骨盤パラメータに見合った標準的な脊柱アライメントを獲得することがASD手術療法の目標である

3）PI-LLといった局所角パラメータの基準値は簡便であるが，脊柱グローバルアライメントを説明することには限界があり，T4-L1-hip axisが有用である．

4）適正な脊柱アライメントに関するさまざまなフォーミュラを理解して手術での矯正を考慮すると同時に，個々の病態に応じた治療計画の策定が重要である．

## 文献

1) Hasegawa K et al. Cone of economy with the chain of balance-historical perspective and proof of concept. Spine Surg Relat Res. 2022；**6**：337-49.
2) Kelly MP et al. Operative versus nonoperative treatment for adult symptomatic lumbar scoliosis. J Bone Joint Surg Am. 2019；**101**：338-52.
3) Ouchida J et al. Impact of obesity, osteopenia, and scoliosis on interobserver reliability of measures of the spinopelvic sagittal radiographic parameters. Spine Surg Relat Res. 2023；**7**：519-25.
4) Ouchida J et al. The age-specific normative values of standing whole-body sagittal alignment parameters in

healthy adults : based on international multicenter data. Eur Spine J. 2023 ; **32** : 562-70.

5) Schwab F et al. Scoliosis Research Society-Schwab adult spinal deformity classification : a validation study. Spine. 2012 ; **37** : 1077-82.

6) Lafage R et al. Defining spino-pelvic alignment thresholds : should operative goals in adult spinal deformity surgery account for age? Spine. 2016 ; **41** : 62-8.

7) Hasegawa K et al. Normative values of spino-pelvic sagittal alignment, balance, age, and health-related quality of life in a cohort of healthy adult subjects. Eur Spine J. 2016 ; **25** : 3675-86.

8) Inami S et al. Optimum pelvic incidence minus lumbar lordosis value can be determined by individual pelvic incidence. Eur Spine J. 2016 ; **25** : 3638-43.

9) Yamato Y et al. Calculation of the target lumbar lordosis angle for restoring an optimal pelvic tilt in elderly patients with adult spinal deformity. Spine. 2016 ; **41** : E211-7.

10) Hills J et al. The T4-L1-hip axis : defining a normal sagittal spinal alignment. Spine. 2022 ; **47** : 1399-406.

11) Hills J et al. The T4-L1-hip axis : sagittal spinal realignment targets in long-construct adult spinal deformity surgery : early impact. J Bone Joint Surg Am. 2024 ; **106** : e48.

12) Yilgor C et al. Global alignment and proportion (GAP) score : development and validation of a new method of analyzing spinopelvic alignment to predict mechanical complications after adult spinal deformity surgery. J Bone Joint Surg Am. 2017 ; **99** : 1661-72.

13) Noh SH et al. Modified global alignment and proportion scoring with body mass index and bone mineral density (GAPB) for improving predictions of mechanical complications after adult spinal deformity surgery. Spine J. 2020 ; **20** : 776-84.

14) Passias PG et al. Should global realignment be tailored to frailty status for patients undergoing surgical intervention for adult spinal deformity? Spine. 2023 ; **48** : 930-6.

15) Tonosu J et al. The normative score and the cut-off value of the oswestry disability index (ODI). Eur Spine J. 2012 ; **21** : 1596-602.

16) Ouchida J et al. Racial differences in whole-body sagittal alignment between Asians and Caucasians based on international multicenter data. Eur Spine J. 2023 ; **32** : 3608-15.

17) Kiram A et al. Development of ethnicity-adjusted global alignment and proportion score to predict the risk of mechanical complications following corrective surgery for adult spinal deformity. Spine J. 2024 ; **24** : 877-88.

18) Ouchida J et al. Longitudinal impact of multi-segment spinal fixation surgery on mobility status and clinical outcomes in adult spinal deformity : a multicenter retrospective study. Eur Spine J. 2024 ; **33** : 3894-903.

\*　　　\*　　　\*

Ⅲ. 成人脊柱変形 ◆ 2. 診断

# Spinopelvic mismatch に対する
# 股関節代償機能の定量化
—— pelvic femoral angle を用いた股関節矢状面アライメントの
新たな評価法*

馬 場 一 慈　　高 橋 康 平　　藤 田　　涼　　大野木孝嘉　　橋 本　　功
相 澤 俊 峰**

［別冊整形外科 87：100〜104, 2025］

## はじめに

　ヒトは，両足が支持基底面となり，足関節から股関節までの下肢と骨盤，および脊柱から頭蓋骨までが良好なアライメントを保持することで直立姿勢をとる．立位時に体の重心線は基底面中央を通り，水平面で全方向に等しい「円錐」を描く．この「円錐」が小さいほど，必要とされる筋活動が小さくなり，エネルギー効率がよいとされる．Dubousett は，この概念を「cone of economy」と呼称した[1]．加齢による脊柱-骨盤矢状面アライメントの変化に対しては「円錐」を小さくするべく，脊椎や下肢の代償機構が動員されるが，これらの代償が限界に達すると体幹が前傾する[2]．

　本稿では，脊柱-骨盤矢状面アライメント異常に対する代償機構を概説し，特に股関節による代償機構の新しい評価方法を提案する．

## Ⅰ. 脊柱-骨盤矢状面アライメント

　健常者の立位時の重心線は，両側大腿骨頭中心もしくはその後方を通る[3,4]．C7 椎体中央から下ろした垂線，C7 plumb line は，脊柱矢状面アライメントを評価する指標であり，健常者ではおよそ 1.8 cm 重心線よりも後方に位置する[3]．C7 plumb line と S1 後上角との水平距離は，sagittal vertical axis（SVA）といわれる体幹前傾の指標であり，40 mm 以下が正常とされる．SVA は Scoliosis Research Society（SRS）-Schwab 分類の基準の一

つになっており，40 mm 未満，40 mm 以上 95 mm 未満，95 mm 以上のすべてのグレード間で健康関連の生活の質（health-related quality of life）に差があることが証明されている[5]．

　Pelvic incidence（PI）は，骨盤の形態を表す指標で姿勢によって変化しない．PI は，両側大腿骨頭中心を結ぶ点の中点と S1 終板の中点を結ぶ線と，S1 終板の垂線のなす角と定義される（図1）[6]．両側大腿骨頭中心を結ぶ中点と仙骨終板中央を結んだ線と鉛直線のなす角である pelvic tilt（PT）は，骨盤傾斜を表す指標である．骨盤が後傾すると PT は増加する．健常者では 15°〜20° 程度であり，年齢とともに増加する．20° 以上は機能障害と関連する[7,8]．

## Ⅱ. Spinopelvic mismatch とその増加に対する代償機構

　健常者では PI は，L1 の頭側縁と仙骨上縁のなす角として定義される lumbar lordosis（LL）と強い相関を示し，LL を規定する[6]．加齢による椎間関節や椎間板の変性や背筋の萎縮により LL が減少し，PI-LL，いわゆる spinopelvic mismatch が増大する．一般に PI-LL＜10° が適切な腰椎アライメントの指標とされる[9]．PI-LL の増加，すなわち腰椎の後弯は thoracic kyphosis（TK）の減少，骨盤後傾，股関節伸展，膝関節屈曲などにより代償される[2]．

## ▌Key words

spinopelvic mismatch, spinopelvic sagittal alignment, hip sagittal alignment, hip compensation mechanism

*Quantification of hip compensation function for spinopelvic mismatch：establishing an evaluation method for hip sagittal alignment using the pelvic femoral angle
**K. Baba, K. Takahashi, R. Fujita, T. Onoki, K. Hashimoto（講師），T. Aizawa（教授）：東北大学整形外科（Dept. of Orthop. Surg., Tohoku University Graduate School of Medicine, Sendai）．［利益相反：なし．］

## III. 股関節肢位の評価

股関節は骨盤を介して脊椎と隣接しているため，下肢の関節の中でもその代償機構は特に重要である．EOS imaging system (EOS) [Edamp TMS 社] を用いた研究では，股関節矢状面アライメントは，両側大腿骨頭中心を結ぶ線の中点と仙骨終板中心を結んだ線と大腿骨軸のなす角で表され，pelvic femoral angle (PFA) と定義された（図1）．股関節が伸展するとPFAが大きくなる．健常者における平均が197°であり，PIと相関し，女性でわずかに大きい[3,10]．しかし，EOSは限られた施設でしか導入されておらず，通常脊柱-下肢のアライメントはX線像で評価される．全脊柱単純X線像では，大腿骨が撮影範囲外であることが多いため，PFAで股関節の代償機構が評価されることは少ない．

## IV. Spinopelvic mismatch に対する股関節代償機能の定量化

腰椎後弯を骨盤後傾で代償するためには，股関節の可動域が重要な鍵となる．そこでわれわれは以下の仮説を立てた．

① 腰椎後弯が進行すれば，骨盤を後傾すなわち股関節を伸展することで体幹の前傾を防ぐ．そのため，PI-LLの増加はPFAの増加と連動する．PI-LLに対して至適なPFAを保つことで，体幹が前傾せずに立位を保持できる．

② さらに，腰椎後弯が進行すると，骨盤後傾，股関節で代償できなくなり体幹が前傾する．すなわち，体幹が前傾せずに立位を保つための至適な股関節伸展角度と実際の股関節伸展角度の差が体幹前傾と相関する．

この仮説をもとに，PI-LLとPFAの関係が体幹前傾に与える影響を，当院骨代謝外来通院中の女性患者から，椎体や下肢の骨折，手術の既往がある例，Cobb角10°以上の変性側弯例などを除外した62例を対象に検討した[11]．

SRS-Schwab分類に基づき，PI-LL<10°かつSVA<40 mmを正常群（43例），PI-LL≧10°もしくはSVA≧40 mmを後弯群（19例）とした．患者背景と各種パラメータの測定値を表1に示す．後弯群で，年齢，SVA，PFA，PI-LL，PTが有意に大きく，LL，PI-LL，TKが

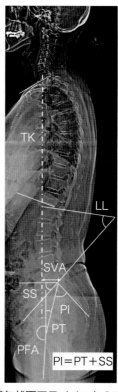

**図1.** 脊柱-骨盤矢状面アライメントのパラメータ（文献11より許諾を得て改変して転載）．TK：thoracic kyphosis, LL：lumbar lordosis, SS：sacral slope, PT：pelvic tilt, PFA：pelvic femoral angle

**表1. 患者背景および脊柱-骨盤-股関節パラメータ計測結果**

|  | 対象 | 正常群 | 後弯群 | $p$値 |
| --- | --- | --- | --- | --- |
| 対象者（例） | 62 | 43 | 19 |  |
| 年齢（歳） | 60.9±11.4 | 58.5±11.1 | 66.4±10.3 | 0.01* |
| SVA（mm） | 15.2±36.6 | −0.3±19.3 | 42.2 (25.7〜66.9) | <0.0001* |
| PFA（°） | 193.8±7.1 | 192.4±6.8 | 196.9±6.8 | 0.017* |
| PI（°） | 53.1±9.2 | 51.8±7.7 | 56.1±11.5 | 0.09 |
| PT（°） | 18.4±7.7 | 15.8±5.8 | 24.3±8.1 | <0.0001* |
| LL（°） | 49.1 (41.1〜56.2) | 52.0±8.5 | 38.8±12.9 | <0.0001* |
| PI-LL（°） | 4.3 (−2.8〜10.4) | −0.2±6.5 | 17.5 (10.8〜23.6) | <0.0001* |
| TK（°） | 34.1±13.6 | 38.6±11.0 | 24.0±13.7 | <0.0001* |

データは平均±標準偏差または中央値（範囲）
*$p<0.05$

表2. 両群の各パラメータ間の相関

| 変数 | 相関係数 (r) / p値 (p) | 正常群 SVA | PFA | PI | PT | LL | PI-LL | TK |
|---|---|---|---|---|---|---|---|---|
| SVA | r | — | | | | | | |
|  | p | — | | | | | | |
| PFA | r | 0.04 | — | | | | | |
|  | p | 0.79 | — | | | | | |
| PI | r | −0.11 | 0.52 | — | | | | |
|  | p | 0.47 | <0.0001* | — | | | | |
| PT | r | 0.05 | 0.91 | 0.6 | — | | | |
|  | p | 0.7 | <0.0001* | <0.0001* | — | | | |
| LL | r | −0.06 | 0.06 | 0.68 | 0.1 | — | | |
|  | p | 0.66 | 0.67 | <0.0001* | 0.51 | — | | |
| PI-LL | r | −0.04 | 0.53 | 0.29 | 0.58 | −0.49 | — | |
|  | p | 0.77 | 0.0002* | 0.05 | <0.0001* | 0.0007* | — | |
| TK | r | 0.41 | 0.26 | 0.15 | 0.22 | 0.51 | −0.48 | — |
|  | p | 0.005* | 0.08 | 0.31 | 0.14 | 0.0004* | 0.001* | — |

*$p<0.05$

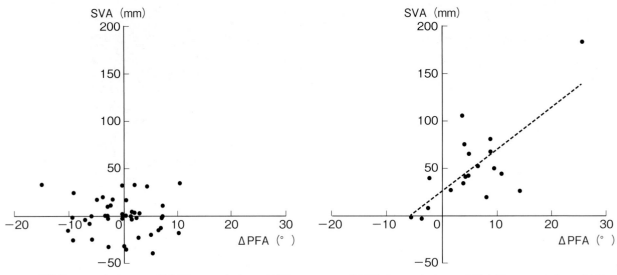

a. 正常群のSVAとΔPFAの散布図. SVAとΔPFAは相関しない.

b. 後弯群のSVAとΔPFAの散布図. SVAとΔPFAは相関し, Spearman順位相関係数は0.53である.

図2. 正常群と後弯群のSVAとΔPFAの散布図(文献11より許諾を得て改変して転載)

有意に小さいという結果であった. PI-LLは, 正常群ではPFA, PT, LL, TKと相関し, 後弯群ではPFAとPTと相関した. 正常群のPI-LLとPFAの相関係数は0.53であり, 後弯群の0.47より大きかった(表2). 正常群のPI-LLとPFAの関係からPFAの近似式を算出し, これをoptimal PFAとすると,「optimal PFA = 192°+ 0.6×(PI-LL)」であった. Optimal PFAとPFAの実測値との差で表されるΔPFAは, 正常群で−0.5°±5.8°(−14.9°〜10.4°), 後弯群で5.5°±7.1°(−5.5°〜25.4°)であり, 後弯群で有意に大きかった($p=0.001$). ΔPFAとSVAは後弯群でのみ相関関係がみられ, Spearman順位相関係数は0.53($p=0.02$)であった(図2).

## V. 症例提示 (図3)

**症例1.** 61歳, 女.

**経過**: PI-LL = 18°とspinopelvic mismatchがあった. しかし, PFA = 207°と股関節が十分伸展しているため, PFA実測値がoptimal PFAに近似しており, ΔPFA = −4°であった. 十分な股関節の代償が働いていると考えられ, SVA = −3 mmと体幹は前傾していなかった.

**症例2.** 77歳, 女.

**経過**: PI-LL = −2°とspinopelvic mismatchはなかったが, ΔPFA = 6°と股関節の伸展が不足していた. SVA = 52 mmと体幹がわずかに前傾していた.

係数

| | | | 後弯群 | | | | |
|---|---|---|---|---|---|---|---|
| SVA | PFA | PI | PT | LL | PI-LL | TK | |
| — | | | | | | | |
| — | | | | | | | |
| −0.32 | — | | | | | | |
| 0.18 | — | | | | | | |
| 0.04 | 0.75 | — | | | | | |
| 0.89 | 0.0002* | — | | | | | |
| 0.1 | 0.82 | 0.68 | — | | | | |
| 0.68 | <0.0001* | 0.001* | — | | | | |
| −0.2 | 0.26 | 0.56 | 0.06 | — | | | |
| 0.42 | 0.27 | 0.01* | 0.79 | — | | | |
| 0.29 | 0.47 | 0.37 | 0.77 | −0.42 | — | | |
| 0.22 | 0.04* | 0.11 | 0.0001* | 0.07 | — | | |
| −0.004 | −0.46 | −0.39 | −0.42 | 0.05 | −0.45 | — | |
| 0.99 | 0.04* | 0.09 | 0.06 | 0.82 | 0.05 | — | |

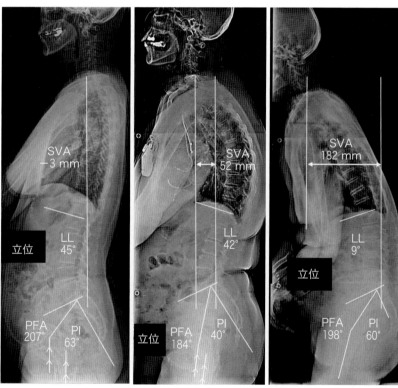

a. 症例1. 61歳，女．SVA＝−3 mm，PI-LL＝18°，PFA＝207°，ΔPFA＝−4°．PI-LL＝18°とspinopelvic mismatchがあるが，股関節が十分伸展しており，ΔPFA＝−4°である．体幹は前傾していない．

b. 症例2. 77歳，女．SVA＝52 mm，PI-LL＝−2°，PFA＝184°，ΔPFA＝6°．PI-LL＝−2°と腰椎-骨盤矢状面アライメントは保たれているが，ΔPFA＝6°と股関節の伸展が不足しており，SVA＝52 mmとやや体幹が前傾している．

c. 症例3. 79歳，女．SVA＝182 mm，PI-LL＝51°，PFA＝198°，ΔPFA＝25°．PI-LL＝51°とspinopelvic mismatchがある．ΔPFA＝25°で股関節伸展が不足しており，また症例2と比較し，ΔPFAが大きい．そのため，体幹が大きく前傾し，SVA＝182 mmである．

図3．症例提示（文献11より許諾を得て改変して転載）

Ⅲ．成人脊柱変形 ◆ 2．診断

**症例3**．79歳，女．

**経　過**：PI-LL＝51°と spinopelvic mismatch があった．ΔPFA＝25°と股関節伸展が不足しており，股関節の代償も十分ではなかった．また症例2と比較して，ΔPFA が大きかった．そのため，体幹が大きく前傾し，SVA＝182 mm であった．

## Ⅵ．考　察

われわれの研究結果をまとめると，①PFA と PI-LL は正常群，後弯群ともに相関していたが，その相関は正常群でより強かった．②後弯群でのみ，ΔPFA と SVA に相関がみられた．PFA と PI-LL が両群とも相関したことは，いずれも spinopelvic mismatch を股関節が代償していたことを示唆する．一方，その相関は後弯群で弱かった．後弯群では PI-LL の増加に対して，股関節伸展による骨盤後傾では代償しきれない症例が含まれており，PFA が頭打ちになり，膝関節などの代償機構が動員されたためと考えられる．さらに，後弯群で ΔPFA と SVA が相関したことは，spinopelvic mismatch に対する股関節伸展による代償機能の程度が体幹前傾と強くかかわることを示す．すなわち，実際の股関節肢位と PI-LL から算出される至適な股関節肢位との乖離が大きいほど，体幹前傾が大きくなることを示している．立位姿勢の脊柱-骨盤矢状面アライメントの評価で，ΔPFA は股関節の代償機能を表す指標になりうると考えられる．

## ま と め

1）Spinopelvic mismatch と股関節矢状面アライメントは密接に関係する．

2）脊柱-骨盤矢状面アライメント異常を代償して立位を保つためには，股関節が optimal PFA と同等，もし

くはそれ以上に伸展する必要があると考えられた．

## 文　献

1) Hasegawa K et al. Cone of economy with the chain of balance-historical perspective and proof of concept. Spine Surg Relat Res. 2022；**6**：337-49.
2) Barrey C et al. Compensatory mechanisms contributing to keep the sagittal balance of the spine. Eur Spine J. 2013；**22**：S834-41.
3) Hasegawa K et al. Standing sagittal alignment of the whole axial skeleton with reference to the gravity line in humans. J Anat. 2017；**230**：619-30.
4) Steffen J-S et al. 3D postural balance with regard to gravity line：an evaluation in the transversal plane on 93 patients and 23 asymptomatic volunteers. Eur Spine J. 2010；**19**：760-7.
5) Schwab F et al. Scoliosis Research Society-Schwab adult spinal deformity classification：a validation study. Spine. 2012；**37**：1077-82.
6) Legaye J et al. Pelvic incidence：a fundamental pelvic parameter for three-dimensional regulation of spinal sagittal curves. Eur Spine J. 1998；**7**：99-103.
7) Lafage R et al. Defining spino-pelvic alignment thresholds：should operative goals in adult spinal deformity surgery account for age? Spine. 2016；**41**：62-8.
8) Schwab F et al. Gravity line analysis in adult volunteers：age-related correlation with spinal parameters, pelvic parameters, and foot position. Spine. 2006；**31**：E959-67.
9) Schwab F et al. Sagittal plane considerations and the pelvis in the adult patient. Spine. 2009；**34**：1828-33.
10) Hasegawa K et al. Normative values of spino-pelvic sagittal alignment, balance, age, and health-related quality of life in a cohort of healthy adult subjects. Eur Spine J. 2016；**25**：3675-86.
11) Baba K et al. Harmony between spinopelvic mismatch and sagittal hip alignment contributes to upright standing in females：a cross-sectional study. J Spine Surg. 2024；**10**：244-54.

＊　　　＊　　　＊

# 三次元歩行解析が明らかにする脊柱変形の動的変化と代償破綻

坂下孝太郎　三浦絋世　門根秀樹　朝田智之　角南貴大
國府田正雄　山崎正志

## はじめに

成人脊柱変形（adult spinal deformity：ASD）や首下がり症候群（dropped head syndrome：DHS）といった脊柱変形は，これまでX線像によるアライメントで病態・重症度の評価を行ってきた．しかし，疲労負荷後にそのアライメントは有意に変化するといわれており，静的評価では日常生活での動的なバランスの変化を十分にとらえられていない可能性がある[1]．動的なバランスの変化をとらえることで，日常動作の中で患者が感じている愁訴に即した病態をとらえることができるため，臨床的には非常に重要と考える．

そこでわれわれは，三次元歩行動作解析を行い，それぞれの脊柱変形の歩行時のバランスの変化を捉え，病態について考察する．

## I. 三次元歩行動作解析

われわれの歩行解析の特徴は，長距離歩行を行って，患者の日常生活に即した歩行を観察できる点である．当大学附属病院未来医工融合研究センター内に1周25mの平地楕円コースを設置し，可能な限り長距離歩行を行い，VICON MX system（Vicon社）で歩行時のバランスの変化を客観的に評価した．皮膚に反射マーカーを貼付し，コース周辺に設置された16個のカメラでマーカーを追跡して評価した．脊柱骨盤矢状面バランスについては，図1のように定義した．

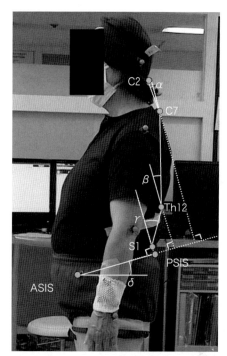

図1. C2，C7，Th12，S1棘突起上，上前腸骨棘（ASIS）と上後腸骨棘（PSIS）に反射マーカーを貼付．C2～C7間を頚椎，C7～Th12間を胸椎，Th12～S1間を腰椎，C2～S1間を全脊椎とした．ASISとPSISを結んだ直線の延長線に対する鉛直線と各セグメントのなす角をそれぞれの傾きとした（$\alpha$：頚椎の傾き，$\beta$：胸椎の傾き，$\gamma$：腰椎の傾き）．ASISとPSISを結んだ直線と水平線のなす角を骨盤の傾き（$\delta$）とした．

## Key words

three-dimensional gait analysis, adult spinal deformity, dropped head syndrome

*Three-dimensional gait analysis reveals spinal dynamic balance deterioration and compensation collapse in patients with spinal deformities
**K. Sakashita, K. Miura（講師），H. Kadone（准教授），T. Asada, T. Sunami, M. Koda（准教授），M. Yamazaki（客員教授）：筑波大学整形外科（Dept. of Orthop. Surg., Institute of Medicine, University of Tsukuba, Tsukuba）．［利益相反：なし．］

Ⅲ．成人脊柱変形 ◆ 2．診断

表1．脊柱骨盤矢状面バランスの変化

|  | 歩行開始周回 | 歩行最終周回 |
|---|---|---|
| 頚椎の傾き（°） | 3.2±7.5 | 5.2±8.6* |
| 胸椎の傾き（°） | 30.5±13.8 | 33.7±13.6** |
| 腰椎の傾き（°） | 6.4±11.6 | 6.8±11.0 |
| 骨盤の傾き（°） | 23.4±11.6 | 26.0±11.2** |

Wilcoxon 符号付き順位検定，*$p<0.05$，**$p<0.01$

表2．ASD 患者の体幹筋の脂肪変性の割合

|  | L1/L2 | L4/L5 |
|---|---|---|
| 脊柱起立筋（％） | 11.4±11.8 | 12.9±9.7 |
| 多裂筋（％） | 18.5±15.2 | 24.1±16.8 |
| 大腰筋（％） |  | 1.8±2.9 |

表3．歩行時の脊椎バランスの変化量と体幹筋の脂肪変性の割合の相関関係

|  |  | 全脊椎の傾きの変化量 | 骨盤の傾きの変化量 |
|---|---|---|---|
| 脊柱起立筋 |  |  |  |
| L1/L2 | $r$ | 0.39 | 0.33 |
|  | $p$ | 0.038* | 0.086 |
| L4/L5 | $r$ | 0.43 | 0.24 |
|  | $p$ | 0.023* | 0.22 |
| 多裂筋 |  |  |  |
| L1/L2 | $r$ | 0.22 | 0.29 |
|  | $p$ | 0.26 | 0.13 |
| L4/L5 | $r$ | 0.31 | 0.10 |
|  | $p$ | 0.10 | 0.61 |
| 大腰筋 |  |  |  |
| L4/L5 | $r$ | −0.12 | 0.53 |
|  | $p$ | 0.14 | 0.49 |

$r$：Spearman 順位相関係数検定，*$p<0.05$

## Ⅱ．ASD に対する歩行解析

### ❶脊柱骨盤矢状面バランスの歩行中の変化[2]

ASD 患者 20 例（平均年齢 70 歳，男性 3 例，女性 17 例）を対象として，歩行開始周回と最終周回の脊柱骨盤矢状面バランスの変化について解析を行った．対象患者の立位全脊椎単純 X 線像での脊柱骨盤矢状面パラメータは次のとおりである．C7-sagittal vertical axis（SVA）142±43 mm，thoracic kyphosis（TK）22°±17°，lumbar lordosis（LL）1.8°±17°，pelvic tilt（PT）38°±12°，pelvic incidence（PI）48°±11°であった．歩行解析の結果，全脊椎と骨盤の傾きが有意に悪化した．特に胸椎の傾きの悪化は顕著であり，腰椎の傾きに有意な変化はみられなかった（表1）．

### ❷歩行中のバランスの変化と体幹筋群の脂肪変性[3]

次に，歩行中のバランス悪化と ASD 患者の体幹筋群の脂肪変性の関係について評価を行った．対象は ASD 患者 28 例（平均年齢 69 歳，男性 8 例，女性 20 例）とした．脂肪変性は MRI 横断像で L1/L2 高位と L4/L5 高位の多裂筋，脊柱起立筋，L4/L5 高位の大腰筋の断面積に対する筋肉内の脂肪変性の割合を Image J（National Institutes of Health 社）を用いて定量化した（表2）．歩行による全脊椎の傾きと骨盤の傾きの変化量と脂肪変性の相関関係を評価した．結果は，全脊椎の傾きの変化量といずれの高位でも脊柱起立筋の脂肪変性の割合には中等度の正の相関がみられた（表3）．骨盤の前傾とは有意な相関はなかった．

## Ⅲ．DHS に対する歩行解析[4]

DHS 患者 19 例（平均年齢 72 歳，男性 6 例，女性 13 例）を対象とした．歩行開始周回と最終周回の脊柱骨盤矢状面バランスの変化について解析を行った．頚椎単純 X 線像でのアライメントは，C2-C7 SVA：52±32 mm，C2-C7 前弯角：−30°±22°であった．全脊椎単純 X 線像での脊柱骨盤矢状面パラメータは，C7-SVA：−17±55 mm，TK：31°±19°，LL：43°±24°，PT：30°±14°，PI：52°±10°であった．歩行解析の結果，頚椎と胸椎の傾きは歩行負荷によって有意に悪化していた（表4）．さらに，歩行時の脊椎バランスの変化量と単純 X 線像での脊柱骨盤矢状面パラメータとの相関をみてみると，胸椎の傾きの変化量は C7-SVA と強い正の相関があり，LL

と中等度の負の相関がみられた（表5）．つまり，C7-SVAが大きく，LLが小さな患者ほど歩行中の胸椎の傾きが悪化しやすいという結果であった．

## IV. 考　　察

ASDに関して，立位単純X線像の評価では変性によって腰椎前弯が消失するのに対して，胸椎後弯の減弱や骨盤の後傾による代償を働かせて，立位を保持するといわれている[5]．歩行解析の結果によると，立位時に代償として後傾させていた骨盤を連続歩行によって前傾していた．また，減弱させていた胸椎後弯も前傾しており，これらは立位時に働かせていた代償が歩行によって破綻している様子をとらえている．また，この歩行中のバランス悪化は脊柱起立筋の脂肪変性の程度と相関しており，脂肪変性が強い患者では歩行時にバランスを崩しやすいという結果であった．これは，脂肪変性が動的な姿勢保持の耐久性を評価するうえで重要であることを示唆しており，臨床においても患者の病態を把握するのに重要である．

われわれは日常の臨床において，患者のアライメントを評価する際には，静的な評価しか行えていない．しかし，本研究の結果よりASDの患者は日常生活において，動的にみてみるとバランスが悪化しており，患者の状態を過小評価しないように留意する必要がある．特に脊柱起立筋の脂肪変性が強い患者では，より歩行負荷によってバランスを崩しやすいとう関係が明らかとなったため，MRI検査での脂肪変性の程度は患者の動的な姿勢保持の耐久性を評価するのに有効な指標となりうる．

しかしながら，本研究は縦断研究ではないため，この脂肪変性が原因なのか，結果なのかについては言及がむずかしい．また，リハビリテーションの介入が，脊柱起立筋の脂肪変性や歩行によるバランス悪化の程度に寄与するか否かについても不明であるため，これらは今後の課題である．

DHSは，頚椎が後弯し，前方注視がむずかしい病態である[6]．神経筋疾患などを背景として有することもあれば，特発性のこともあり，その病態についてはいまだ不明な点が多い疾患である[7]．患者は，頚椎後弯を代償しようとして腰椎過前弯させ，さらに胸椎後弯を減じるとされている[8]．そのため，首下がり症状の改善のためには，胸椎や腰椎の代償機能が温存されていることが非常に重要である．

歩行解析の結果では，腰椎については大きな変化はなく，代償を保つことができていた．しかしながら，胸椎に関しては歩行によって前傾が強くなり，バランスを崩していた．これは歩行負荷によって立位時の胸椎の代償の破綻をとらえていると考えられる．また，歩行によって頚椎の傾きも悪化していたが，これには頚椎の土台となる胸椎の傾きの悪化の影響もあったと推察され，胸椎のバランスを保つことの重要性がうかがえる．さらに，この胸椎の傾きは，立位単純X線像でのSVAと強い正の相関がみられており，全脊椎のアライメントが不良なDHS患者ほど，歩行時に胸椎のバランス悪化を起こしやすいことがわかった．これは，DHSの病態を把握するうえで，頚椎のアライメントだけでなく，全脊椎のアライメントを評価することの重要性を動的な面からも支持する結果である．DHSにおいては，SVA＋type／SVA-typeといった分類があり，前者では頚椎に限局した矯正固定術では手術成績が不良であったと報告されている[8]．歩行解析の結果から，C7-SVAの大きな患者に対する頚椎のみの矯正固定術で，X線像では一見，頚椎のアライメントが改善していても，頚椎の土台となっている胸椎のバランス悪化には介入できていないため，治療が不十分な可能性が考えられた．結果的に不十分な矯正手術のため，日常生活内での首下がり症状の改善不良や

**表4．脊柱骨盤矢状面バランスの変化**

|  | 歩行開始周回 | 歩行最終周回 |
|---|---|---|
| 頚椎の傾き（°） | 41.7±31.4 | 52.5±30.1* |
| 胸椎の傾き（°） | 11.9±18.3 | 15.1±17.6** |
| 腰椎の傾き（°） | −7.2±12.9 | −5.4±9.6 |
| 骨盤の傾き（°） | 4.5±7.5 | 4.8±8.1 |

Wilcoxon符号付き順位検定．*$p<0.05$，**$p<0.01$

**表5．歩行時の脊椎バランスの変化量と立位単純X線パラメータとの相関関係（$r$）**

|  | C2-C7 SVA | C2-C7 前弯角 | C7-SVA | TK | LL | PT | PI |
|---|---|---|---|---|---|---|---|
| 頚椎の傾きの変化量 | 0.35 | 0.05 | 0.15 | 0.1 | 0.05 | −0.51* | 0.43 |
| 胸椎の傾きの変化量 | −0.16 | 0.11 | 0.68** | −0.23 | −0.48* | 0.04 | −0.09 |
| 腰椎の傾きの変化量 | 0.31 | 0.05 | 0.33 | 0.30 | −0.34 | 0.35 | −0.30 |
| 骨盤の傾きの変化量 | 0.30 | 0.21 | 0.18 | 0.18 | −0.11 | −0.03 | −0.10 |

$r$：Speaman順位相関係数検定．*$p<0.05$，**$p<0.01$

頚胸椎移行部への負担から遠位隣接椎間障害の原因にもなりうると考えられた．このように大きなC7-SVAを有するDHSに対しては，場合によっては土台となる胸椎や腰椎のアライメントの改善が首下がり症状の改善に寄与するという報告もみられている[9]．歩行解析においても，全脊椎のアライメントを加味したDHS患者の動的解析がさらなる病態解明の一助になる可能性があり，今後の課題である．

## ま と め

1）脊柱変形を三次元歩行動作解析で解析することで，従来の評価方法では明らかとなっていなかった動的バランスの変化をとらえることができた．

2）立位時の姿勢保持のための代償は歩行負荷によって破綻しており，日常生活内での姿勢は従来法による評価よりも悪化している可能性があり，患者の愁訴をより正確にとらえるために歩行解析は有用となりうる．

### 文 献

1) Bae J et al. Correlation of paraspinal muscle mass with decompensation of sagittal adult spinal deformity after setting of fatigue post 10-minute walk. Neurospine. 2021；18：495-503.
2) Miura K et al. Thoracic kyphosis and pelvic anteversion in patients with adult spinal deformity increase while walking：analyses of dynamic alignment change using a three-dimensional gait motion analysis system. Eur Spine J. 2020；29：840-8.
3) Miura K et al. The fatty degeneration of the lumbar erector spinae muscles affects dynamic spinal compensation ability during gait in adult spinal deformity. Sci Rep. 2021；11：18088.
4) Miura K et al. Evaluation of dynamic spinal alignment changes and compensation using three-dimensional gait motion analysis for dropped head syndrome. Spine J. 2022；22：1974-82.
5) Schwab F et al. Scoliosis Research Society-Schwab adult spinal deformity classification：a validation study. Spine. 2012；37：1077-82.
6) Suarez GA et al. The dropped head syndrome. Neurology. 1992；42：1625-7.
7) Brodell JD et al. Dropped head syndrome：an update on etiology and surgical management. JBJS Rev. 2020；8：e0068.
8) Hashimoto K et al. Radiologic features of dropped head syndrome in the overall sagittal alignment of the spine. Eur Spine J. 2018；27：467-74.
9) Kudo Y et al. Dropped head syndrome caused by thoracolumbar deformity：a report of 3 cases. JBJS Case Connect. 2022；12：e22. 00280.

＊　　　＊　　　＊

Ⅲ. 成人脊柱変形 ◆ 3. 手術療法 1）変形全体に対する固定手術

# 成人脊柱変形に対する
# compression hook を併用した脊柱短縮骨切り術
## ── 矯正効果とロッド折損予防の検討*

菅野晴夫　半田恭一　橋本　功　高橋康平　相澤俊峰
小澤浩司**

［別冊整形外科 87：109〜114, 2025］

## はじめに

　近年の医療技術の進歩・発展に伴って成人脊柱変形に対する手術療法が広く行われるようになってきた．成人脊柱変形手術にはさまざまな術式が用いられるが，中でも脊柱短縮骨切り術は 3-column の骨切りによって局所で大きな変形矯正が可能である．高度な椎体変形や椎体間の癒合，脊椎強直などのために椎体間ケージでの十分な矯正がむずかしい例では，脊柱短縮骨切り術が有用となる．しかし文献的には，3-column 骨切りの術後はロッド折損の頻度が高いと報告されている[1,2]．

　これまでわれわれは，成人脊柱変形に対して脊柱短縮骨切り術を積極的に行い，その有用性を報告してきた[3,4]．われわれの脊柱短縮骨切り術の特徴は，一般的な椎弓根スクリューとロッドを用いた矯正固定に加えて，国分が開発した椎弓への compression hook による矯正固定を併用する点にある[5,6]．さらに，骨切り椎体の頭側椎間板を切除し，かつ尾側の椎間関節を温存して，骨切り高位の頭尾側の骨連続性を保つことで，術後の偽関節の予防を図っている[3,4]．

　本稿では，本術式の方法を解説し，その手術成績と矯正効果，ロッド折損の予防効果について報告する．

## Ⅰ. 対象および方法

### ❶対　　象

　2012 年 3 月〜2022 年 5 月の期間で，成人脊柱変形に対

して本術式で手術を行った患者 44 例を対象とした．成人脊柱変形患者のうち高度な椎体変形や椎体間癒合，脊椎強直のために，椎体間での矯正のみでは十分な変形矯正が困難な例を本術式の適応とした．術後観察期間は平均 60±32 ヵ月であった．

### ❷手術方法

　患者の体位は腹臥位とし，後方アプローチで固定範囲の脊椎を展開する．椎弓根スクリューの挿入は骨切りを行う椎体高位を除いて，計画した高位に行う．必要に応じて除圧術や椎体間固定術などの手技を，骨切り高位以外の椎間で行う．後述する compression hook が安全かつ確実に椎弓へ設置できることを確認するため，トライアルフックを骨切り椎体レベルの上下隣接椎の椎弓に設置する．通常は 2 対のフックを椎弓の両側に設置する．上下隣接椎にフックが設置できない場合，1 椎間尾側あるいは頭側へフックの設置高位を延長する．

　次に，3-column 骨切りを以下の手順で行う．骨切り椎の上位隣接椎の椎弓の尾側半分と両側下関節突起を切除する（図 1a）．骨切り椎においては，下位脊椎との椎間関節を温存して椎弓切除術を行う．さらに両側の上関節突起と椎弓根の頭側 3/4 を切除する（図 1a）．横突起を基部で切離し，そこから大腰筋を剥離して椎体側面を露出させる．骨切りをする前に，テンポラリー・ロッドあるいはスクリュー・ディストラクターを隣接椎の椎弓根スクリューに連結し，骨切り部を安定化させる．X 線透

## Key words

spinal shortening osteotomy, adult spinal deformity, rod fracture

*Spinal shortening osteotomy with compression hook fixation for adult spinal deformity：effect on deformity correction and prevention of rod fracture
**H. Kanno（准教授），K. Handa（講師）：東北医科薬科大学整形外科（Dept. of Orthop. Surg., Tohoku Medical and Pharmaceutical University, Sendai）；K. Hashimoto（講師），K. Takahashi, T. Aizawa（教授）：東北大学整形外科；H. Ozawa（教授）：東北医科薬科大学整形外科．［利益相反：なし．］

Ⅲ. 成人脊柱変形 ◆ 3. 手術療法 1) 変形全体に対する固定手術

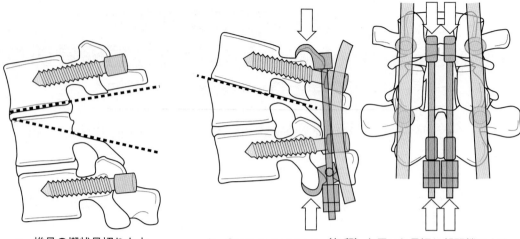

a. 椎骨の楔状骨切りと上位隣接椎間板の切除（点線部）

b. Compression hook（矢印）を用いた骨切り部閉鎖による変形矯正（点線）と椎弓根スクリュー固定

図1. Compression hook 固定を併用した 3-column 骨切り術の模式図

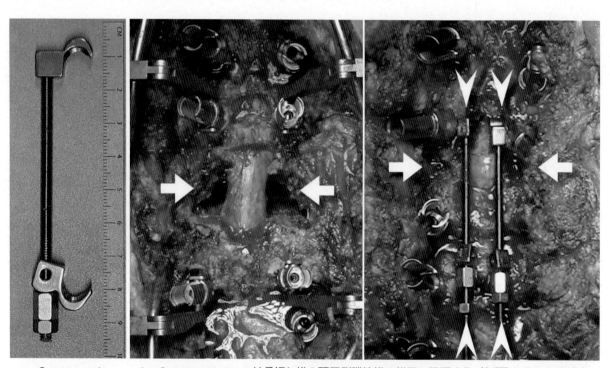

a. Compression hook システムはネジ山付きロッド，ナット，二つのフックから構成される．

b. Compression hook は骨切り椎の頭尾側隣接椎の椎弓に設置する（矢頭）．ナットを締めることでフック間に頭尾側の圧迫力が徐々に加わり，骨切り部位を閉じることができる（矢印）．

図2. Compression hook システムと骨切り矯正の術中所見

視下で骨切り椎体の側面像を確認しながら，ノミを用いて術前に計画した矯正角度で椎体を楔状に骨切りする．通常は 25°～30° の骨切り角度で矯正している．次に，ハイスピード・ドリル，ロンジュールなどを用いて椎体上部を楔状に切除し，隣接する頭側の椎間板も切除する（図1a）．その後，後縦靭帯と椎体後壁の残存部分を切除する．

骨切り終了後，compression hook システム（DYNA-CORE，みずほ社）を頭尾側椎の椎弓に設置し，骨切り部を徐々に閉鎖しながら矯正する（図1b，図2）[4~6]．

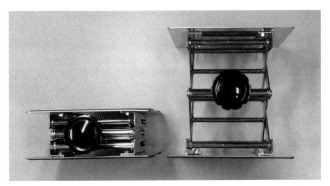

a. ジャッキ・アップ・システム

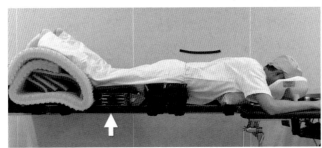
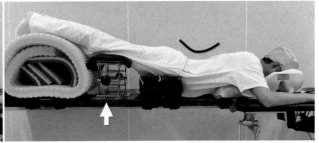

b. 大腿部を挙上することによって（矢印），インプラントに負荷をかけずに腰仙椎部のアライメント矯正ができる（黒線）．

図3．大腿部ジャッキ・アップによるアライメント矯正

Compression hook システムは，両側のフック，ネジ山付きのロッド（直径4.2 mm）およびナットで構成される．フックは，ネジ山付きロッドの一端に固定されたフックと，もう一端の20°可変のスイング式フックである（図2a）．骨切り部位の頭尾側隣接椎の椎弓にフックを設置後，ナットを締めることによって，フック間に頭尾側方向の圧迫力が加わり，骨切り部位を徐々に閉じることができる（図1b，図2b）．その結果，closing-wedge osteotomy の原理で矯正が可能である．骨切り椎体と頭側椎体が接触していることを，スパーテルによる触診および X 線透視下で確認する．

術中に効果的に腰椎前弯をつくるため，大腿部ジャッキ・アップ・システムを使用している（図3）．骨切り後ジャッキ・アップにより大腿部を挙上し股関節を伸展させることで，体位を使った脊柱から骨盤までのアライメント矯正が可能となる．本法によってスクリューやロッドを用いた矯正操作を最小限にできる．

矯正後，神経根に圧迫がないことを触診と目視で確認する．硬膜管圧迫の有無は術中エコーで確認する．術中脊髄モニタリングを行い，神経障害を評価する．X 線像で脊柱アライメントが適切に矯正されていることを確認する．

最終締結のロッドを椎弓根スクリューに設置する．骨切りによって 25°〜30° の矢状面の変形矯正が可能であるため，ロッドやスクリューを用いたカンチ・レバー操作などによる追加の矯正手技は原則的に行っていない．腸骨から採骨した自家骨と局所骨の骨移植で後側方固定を行う．ドレーンを留置し，創閉鎖する．

### ❸評価項目

患者背景として手術時の年齢，性別，身長，体重，body mass index（BMI）を調査した．手術内容として固定椎間数，固定範囲［上位固定椎（UIV），下位固定椎（LIV）］，骨切り高位，手術時間，術中出血量を評価した．

画像評価は術前，術後1ヵ月および最終経過観察時の立位全脊柱 X 線像を用いて以下の項目を計測した．計測項目は pelvic incidence（PI），sagittal vertical axis（SVA），lumbar lordosis（LL），pelvic tilt（PT），thoracic kyphosis（TK），C7 plumb line from the central sacral vertical line（C7-CSVL）とした．

術前と最終経過観察時に visual analogue scale（VAS）を用いて腰痛の程度を評価し，さらに腰痛性間欠性跛行の有無を調査した．本研究における腰痛性間欠性跛行の定義は，腰痛のために5分以上，または 100 m 以上の連続歩行ができないものとした[7,8]．

周術期合併症として，術後の手術部位感染，硬膜外血腫，神経症状悪化の有無を評価した．術後の mechanical failure としてロッド折損，proximal junctional failure（PJF），distal junctional failure（DJF）の発生の有無を調査した．さらに周術期合併症，mechanical failure，術

後の矢状面・冠状面の矯正不良による再手術の有無を調べた.

## Ⅱ. 結　果

全44例の患者背景は, 年齢64±10歳, 男性6例, 女性38例, 身長151±8 cm, 体重54±10 kg, BMI 24±4 kg/m²であった.

固定椎間数が平均7.7±3椎間で, UIVはTh4：1例, Th6：1例, Th7：1例, Th8：6例, Th9：6例, Th10：16例, Th11：4例, Th12：7例, L1：2例で, Th10がもっとも頻度が高かった. LIVはL1：1例, L2：2例, L3：1例, L4：2例, L5：1例, L6：1例, S1：5例, 骨盤：31例で, 骨盤までの固定例が70%を占めた. 骨切り高位の内訳は, Th11：1例, Th12：2例, L1：7例, L2：17例, L3：11例, L4：5例, L5：1例で, L2あるいはL3での骨切りが多かった. 手術時間は548±113分, 術中出血量は1,461±976 ml であった.

画像評価は, 術前PIは50°±8°で, LLは術前−7°±20°, 術後1ヵ月48°±9°, 最終時45°±9°であった. PI-LLは術前56°±20°, 術後1ヵ月1°±8°, 最終時4°±9°であり, 術後に腰椎前弯の良好な矯正が得られ, 最終時まで維持されていた. PTは術前38°±11°, 術後1ヵ月23°±9°, 最終時27°±11°, TKは術前26°±20°, 術後1ヵ月35°±16°, 最終時43°±15°, SVAは術前160±86 mm, 術後1ヵ月21±32 mm, 最終時46±43 mmで良好な矢状面バランスの矯正が得られていた. C7-CSVLは術前49±44 mm, 術後1ヵ月14±12 mm, 最終時16±13 mm であった.

腰痛のVASは術前73±22 mmに対し, 最終時14±20 mmであり有意な改善が得られていた. 腰痛性間欠性跛行がみられた例は, 術前は全44例中32例（73%）であったが, 最終時は3例（6.8%）のみとなっていた.

周術期合併症は硬膜外血腫が1例, 手術部位感染が2例に生じ再手術を行った. 術後に神経症状悪化を生じた例はなかった. Mechanical failureについては, ロッド折損が全44例中3例（6.8%）のみであった. これら3例はいずれも術後2年以降で折損が生じていた. 1例は骨切り部の上位隣接の椎体間の骨癒合遷延が, もう1例は骨切り椎の下関節突起部の骨折が原因で, 両側のロッド折損をきたし矯正損失が生じたため再手術を行った. 残り1例は骨切り高位で片側のロッド折損を生じたが, 骨癒合しアライメントが保持され再手術は行わなかった. PJF 1例, DJF 2例がみられ, いずれも再手術を行った.

## Ⅲ. 症 例 提 示

**症　例**. 66歳, 女.

**主　訴**：重度の脊柱変形による腰痛と腰痛性間欠性跛行.

**画像所見**：術前X線像とCTで, L3〜L4レベルに癒合椎を伴う重度の脊柱後弯がみられた（図4a, b, e）. 術前のSVAは168 mm, PI 60°, LL 8°, PI-LL 52°, PT 59°, TK 36°であった.

**手術所見**：L3椎体で3-column骨切り術を行い, L4〜L5高位で後方椎体間固定術を行った. Th10〜S2スクリュー固定とcompression hookを併用した後方固定を行った.

**術後経過**：腰痛と姿勢異常, 歩行障害は改善した. 術後1ヵ月のX線評価では, SVA−3 mm, LL 52°, PI-LL 8°, PT 36°, TK 45°であった（図4c, d）. 術後6ヵ月で骨切り椎体は頭側隣接椎体と骨癒合が得られ（図4f）, 術後1年時点で骨切り部の後方要素の骨癒合も確認された（図4g, h）. 術後3年の最終経過観察時までロッド折損などのmechanical failureはみられていない.

## Ⅳ. 考 察

3-column骨切り術は, 脊柱変形を局所で大きく矯正できる有用な手技である[9]. 特に脊椎強直や癒合椎, あるいは重度の椎体変形・局所後弯のある症例では3-column骨切り術の有用性は高い[9,10]. 本術式は, 高度な椎体変形や椎体間癒合のために椎体間の矯正で十分な矯正が困難な例を対象に行った. 術後に良好な矯正が獲得され, 最終時まで良好なアライメントが保持されていた. 本術式では, 3-column骨切り部の頭尾側椎の椎弓へ設置したcompression hookを用いて骨切り部位を閉じる手技で変形矯正を行った. ロッドとスクリューを用いたカンチ・レバー操作などの矯正手技を行わなくても, 3-column骨切りとcompression hookの併用によって良好な変形矯正が可能であった.

過去の報告では, 成人脊柱変形に対する3-column骨切り術は, 術後のmechanical failureの発生率が高いことが指摘されている[1,2,11]. 特にロッド折損の頻度は高く, 発生率は31〜68%と報告されている[2,12〜14]. したがって, 成人脊柱変形に対する3-column骨切り術においてロッド折損予防が良好な術後成績を得るための重要課題といえる. 本検討の結果, 椎弓間のcompression hookを併用した3-column骨切り術後のロッド折損は全44例中3例（6.8%）のみであった. これら3例はいずれも術後2年以降でロッド折損が生じていた.

生体力学的研究で, 3-column骨切り部の頭尾側隣接椎

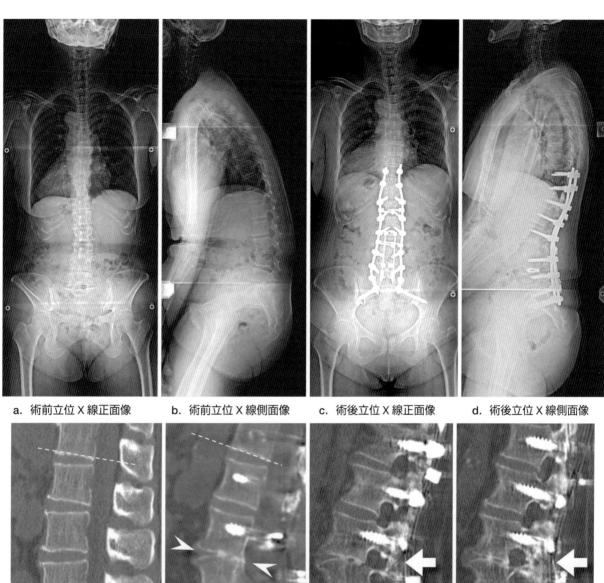

| a. 術前立位 X 線正面像 | b. 術前立位 X 線側面像 | c. 術後立位 X 線正面像 | d. 術後立位 X 線側面像 |

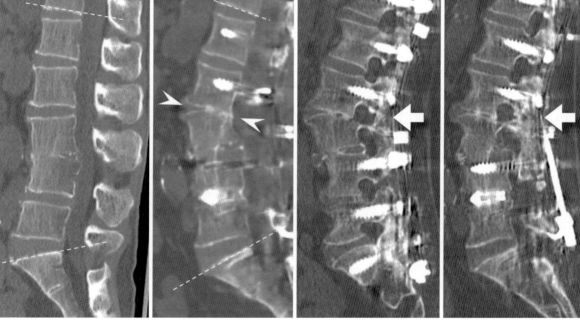

| e. 術前腰椎 CT 矢状断像 | f. 術後6ヵ月腰椎 CT 矢状断像 | g. 術後1年腰椎 CT 矢状断像（右側） | h. 術後1年腰椎 CT 矢状断像（左側） |

図4. 症例．66歳，女．術前立位 X 線像（a，b）で L3〜L4 椎体癒合を伴う重度の脊柱後弯がみられる．L3 椎体の 3-column 骨切りを行い，椎弓根スクリューと compression hook 固定を併用した手術後立位 X 線像（c，d）では良好な変形矯正が得られている．腰椎 CT 矢状断像では，術前（e）に比べて術後6ヵ月（f）の腰椎前弯が改善している（点線）．また骨切り椎体と上位隣接椎体が骨癒合している（矢頭）．術後1年時の腰椎 CT 矢状断像では，骨切り部の後方要素（g：右側，h：左側）の骨癒合がみられる（矢印）．

の椎弓にフックシステムを設置することによって，椎弓根スクリュー固定のロッドにかかる力学的負荷が軽減されることが報告されている[15]．また臨床研究で，3-column骨切り部の頭尾側隣接椎の椎弓正中部へのフック固定の併用が，術後の椎弓根スクリューおよびロッドへの力学的負荷を軽減し，ロッド折損を予防することが報告されている[16~18]．したがって，本術式においても椎弓へのcompression hook固定の併用が，術後のロッドへの力学的負荷を軽減し，ロッド折損の発生率を低下させたと考えられた．

術後のロッド折損の予防には，骨切り部の骨癒合の獲得が不可欠である．一般に，骨切り椎の上下の椎間板を温存したpedicle subtraction osteotomy（Schwab分類grade 3骨切り）は頭尾側の隣接椎との骨癒合が得られず，偽関節のリスクが高い[19]．われわれの骨切り術の術式では，骨切り椎の頭側椎間板を切除し，さらに尾側の椎間関節を温存して上下隣接椎との骨連続性を保持している[3,4]．過去の文献でも，本術式と同様の方法で，骨切り椎の隣接椎と骨連続性を保持することによって偽関節を予防できると報告されている[19,20]．したがって，本術式においては前述したcompression hookの併用のみならず，隣接椎との骨連続性の保持による偽関節予防が加わって，術後ロッド折損の軽減につながったと考えられる．

## ま と め

1）Compression hookを併用した脊柱短縮骨切り術による成人脊柱変形の矯正効果は良好で，術直後から最終時まで良好な脊柱アライメントが維持されていた．またロッド折損が全44例中3例（6.8％）と少なかった．

2）Compression hookの併用によって術中矯正時および術後のスクリューとロッドへの力学的負荷が軽減され，十分な変形矯正効果とロッド折損の予防効果が期待できると考えられた．

3）本術式は，良好な矯正の獲得とmechanical failureの予防によって治療成績を向上できる．

## 文　献

1) Smith JS et al. Complication rates associated with 3-column osteotomy in 82 adult spinal deformity patients：retrospective review of a prospectively collected multicenter consecutive series with 2-year follow-up. J Neurosurg Spine. 2017；27：444-57.
2) Smith JS et al. Prospective multicenter assessment of risk factors for rod fracture following surgery for adult spinal deformity：clinical article. J Neurosurg Spine. 2014；21：994-1003.
3) 菅野晴夫ほか. 成人脊柱変形に対するdynamic compres-

sion hookを併用した脊柱短縮骨切り術：変形矯正効果とロッド折損予防の検討. J Spine Res. 2021；12：394.
4) Kanno H et al. Three-column osteotomy with combination of compression hook and pedicle screw fixation for adult spinal deformity in patients with Parkinson's disease. J Musculoskelet Res. 2023；26：2340005.
5) 国分正一. 脊柱変形治療における脊柱短縮楔状骨切り術の適応と術式. OS NOW. 1996；22：28-38.
6) Wang B et al. One-stage lateral rhachotomy and posterior spinal fusion with compression hooks for Pott's paralysis in the elderly. J Orthop Surg（Hong Kong）. 2006；14：310-4.
7) Matsuyama Y. Surgical treatment for adult spinal deformity：conceptual approach and surgical strategy. Spine Surg Relat Res. 2017；1：56-60.
8) Tsubosaka M et al. The factors of deterioration in long-term clinical course of lumbar spinal canal stenosis after successful conservative treatment. J Orthop Surg Res. 2018；13：239.
9) Enercan M et al. Osteotomies/spinal column resections in adult deformity. Eur Spine J. 2013；22：S254-64.
10) Ha AS et al. State of the art review：vertebral osteotomies for the management of spinal deformity. Spine Deform. 2020；8：829-43.
11) Luca A et al. Revision surgery after PSO failure with rod breakage：a comparison of different techniques. Eur Spine J. 2014；23：610-5.
12) 中尾祐介ほか. 成人脊柱変形に対する椎体骨切りを用いた胸椎骨盤固定術後のロッド折損例の検討. J Spine Res. 2019；10：724.
13) Yamato Y et al. Long additional rod constructs can reduce the incidence of rod fractures following 3-column osteotomy with pelvic fixation in short term. Spine Deform. 2020；8：481-90.
14) 鈴木智人ほか. 成人脊柱変形の病態と治療：pedicle subtraction osteotomyの手術成績. 東北整災誌. 2017；60：15-21.
15) Barbera LL et al. Biomechanical advantages of supplemental accessory and satellite rods with and without interbody cages implantation for the stabilization of pedicle subtraction osteotomy. Eur Spine J. 2018；27：2357-66.
16) Hyun SJ et al. Long-term radiographic outcomes of a central hook-rod construct for osteotomy closure. Spine. 2015；40：E428-32.
17) Lewis SJ et al. Comparison of pedicle subtraction and Smith-Petersen osteotomies in correcting thoracic kyphosis when closed with a central hook-rod construct. Spine. 2014；39：1217-24.
18) Watanabe K et al. A central hook-rod construct for osteotomy closure：a technical note. Spine. 2008；33：1149-55.
19) Gao R et al. Modified partial pedicle subtraction osteotomy for the correction of post-traumatic thoracolumbar kyphosis. Spine J. 2015；15：2009-15.
20) 田内　徹ほか. 尾側椎弓根を温存したpedicle subtraction osteotomyを併用した後弯矯正固定術の検討. 第26回日本脊椎インストゥルメンテーション学会抄録, p323, 2017.

# 成人脊柱変形における低侵襲手技併用 pedicle subtraction osteotomy

清水孝彬

## はじめに

Pedicle subtraction osteotomy (PSO) は，強直性脊椎炎において前方要素を伸展する危険性を避け，後方要素を切除短縮することで後弯矯正を達成するために考案された．現在は退行性変化や医原性後弯症において，特に骨性癒合した rigid な変形の矯正にきわめて有効な手技として使用されている．しかし，本手技には経験を要し，手術原理・各ステップのピットフォールを熟知していないと致命的な合併症をきたす可能性がある．

本稿では，最近の手技のトレンド変化と筆者が取り入れている低侵襲手技との併用を紹介する．

## I. 分類

1985 年に Thomasen が報告したのが PSO の始まりであろうが[1]，彼は原著の中で本骨切りを "vertebral osteotomy" と述べている．その後，脊椎骨切り手技に関してさまざまな名称が飛び交い混乱したが，2015 年に Schwab らの簡便で包括的な骨切り分類が報告され[2]，現在もっとも使用されていると考える．Schwab 分類 grade 3 がいわゆる古典的な PSO，grade 4 が extended PSO と呼ばれる上位隣接の椎間板切除を含む骨切りに相当する（図1）．2021 年には Bourghli らが Schwab 分類に補足する形でさらなる骨切り手技の変法をまとめて

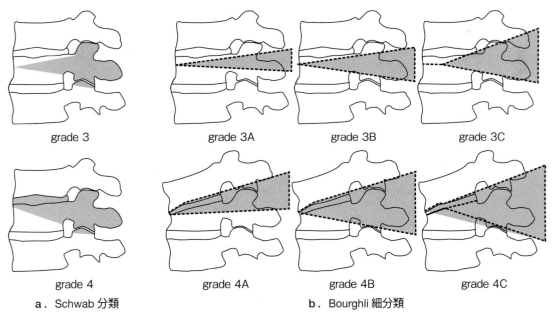

a. Schwab 分類  b. Bourghli 細分類

図1. Schwab 分類（grade 3〜4）と Bourghli 分類（grade 3A〜4C）

## Key words

minimally invasive, pedicle subtraction osteotomy, adult spinal deformity

*Minimally invasive pedicle subtraction osteotomy for adult spinal deformity
**T. Shimizu：京都大学整形外科（Dept. of Orthop. Surg., Kyoto University, Kyoto）．［利益相反：なし．］

III. 成人脊柱変形 ◆ 3. 手術療法 1）変形全体に対する固定手術

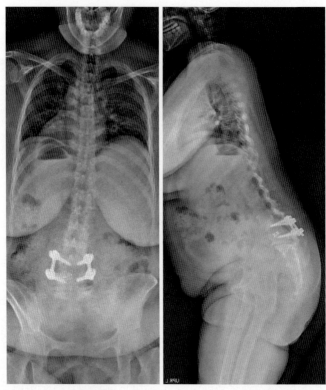

a．正面像　　　　　　b．側面像
図2．症例．46歳．女．術前全脊椎単純X線像

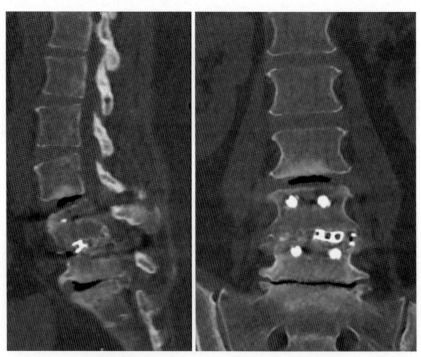

a．矢状断像　　　　　　b．冠状断像
図3．症例．術前CT

いる[3]．本細分類ではそれぞれのgradeで矯正力が異なり，3A/4Aは15°〜25°，3B/4Bは25°〜35°，3C/4Cは35°〜45°の後弯矯正が得られるとしている．

筆者は前方骨性終板を残してヒンジにし後方を閉じる4Cを好んで使用している．特に下位腰椎で大きな矯正を得たいときに有効である．後述の症例提示で，胸椎レベルに低侵襲手技（経筋膜的スクリュー挿入）を併用したgrade 4C PSOの手技を紹介する．

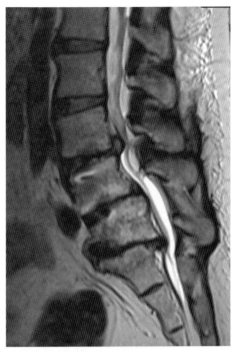

a. 矢状断像

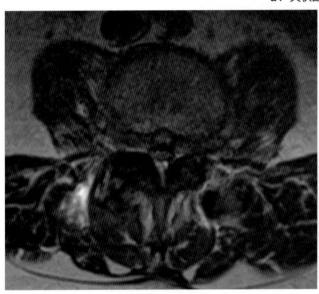

b. 横断像（L3/L4）

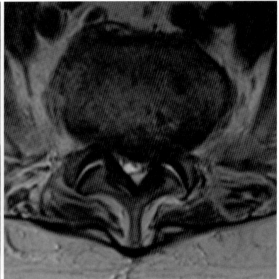

c. 横断像（L5/S1）

図4. 症例. 術前 MRI

## II. 症例提示

**症　例**. 46歳, 女.
**主　訴**：腰痛, 間欠性跛行.
**現病歴**：15年前にL4/L5すべり症に対して経椎間孔腰椎椎体間固定術（TLIF）を施行された. 1年前から腰痛・間欠性跛行が徐々に悪化し杖歩行となった.
**身体所見**：徒手筋力テスト（MMT）で足関節背屈および底屈が両側MMT4と低下した. 両側L5, S1領域の知覚鈍麻があった. アキレス腱反射が両側低下した. 膀胱直腸障害は認めなかった. 腰痛 visual analogue scale （VAS）100, 下肢痛 VAS 50, 下肢しびれ VAS 75であった. Oswestry Disability Index は42％であった.
**画像所見**：全脊椎単純X線像（図2）で, L4/L5 TLIF後の rigid な局所後弯と上下隣接椎間（L3/L4, L5/S1）の著明な変性を認めた. C7 sagittal vertical axis（SVA）167 mm, lumbar lordosis（LL）－12°, pelvic tilt（PT）34°［pelvic incidence（PI）42°］と著しい矢状面アライメント不良を認めた. CT（図3）で, L4/L5は後弯変形し骨性癒合していた. MRI（図4）で, L3/L4, L5/S1で高度脊柱管狭窄を認めた.

III. 成人脊柱変形 ◆ 3. 手術療法 1）変形全体に対する固定手術

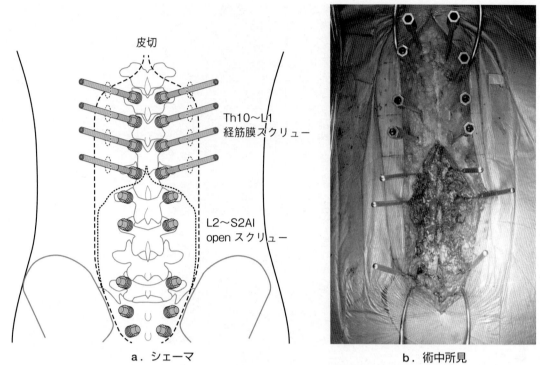

a．シェーマ　　　　　　　　　　　　　　b．術中所見

図5．展開とスクリュー設置

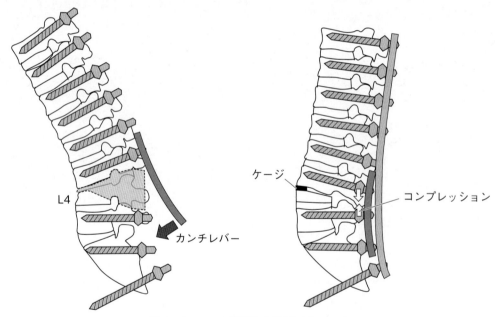

図6．Grade 4C 骨切りと矯正テクニック

## III．手術手技 （L4 PSO＋Th10-骨盤後方固定）

### ❶展　　開

Th9～S2レベルの正中縦皮切をおく．Th10～L1は経筋膜的に経皮的椎弓根スクリュー（PPS）を挿入するため，筋膜上までの展開とする．L2～S2は丁寧に止血しながら骨膜下に展開する．特に骨切りするL4は横突起先端まで露出する．前回手術のL4/L5スクリューを抜釘する．

### ❷アンカー設置

Th10～L1は透視下に経筋膜的にPPSを挿入する．経皮的に挿入するよりも止血操作が容易で，最後の縫合もシンプルである．L2，L3，S1，S2alar iliacスクリュー

成人脊柱変形における低侵襲手技併用 pedicle subtraction osteotomy

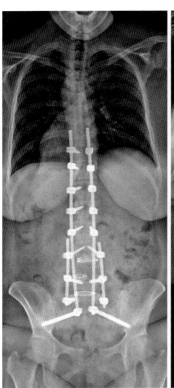
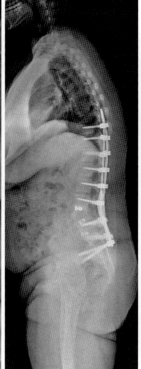
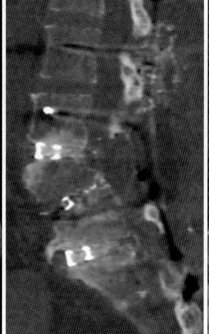
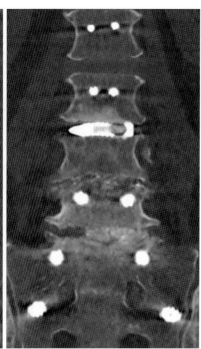

a．単純X線正面像　　b．単純X線側面像　　c．CT矢状断像　　d．CT冠状断像

図7．症例．術後6ヵ月．単純X線像において，C7 SVA 58 mm, LL 30°（42°矯正）で下肢のアライメントも正常化している．CTでケージが残した前方終板上に設置されている．

（S2AI）をフリーハンド（一部透視併用）で挿入する（図5）．L5は前回スクリューよりも1サイズ太く長いスクリューを使う．L5/S1のTLIFを行う．

### ❸除　圧

L3椎弓尾側から両下関節突起を一塊に切除する．L4椎弓はハイスピードバーで正中を縦割した後で，片側ずつ椎弓根を島状に残す形で椎弓・上下関節突起をノミで切除する．L5上関節突起を切除する．前回除圧部位は鋭匙などで慎重に癒着を剥離しながら硬膜損傷に注意する．Rigidに骨性癒合している椎間は硬膜が薄く脆い経験が多いため十分注意する．横突起基部をKerrisonなどで切離し，椎体側壁をコブとガーゼで骨膜下に前方まで剥離しておく．L4神経根を保護しながら島状に残した椎弓根を大きめのロンジュールなどで完全に切除する．硬膜腹側の静脈叢を徹底的にバイポーラで焼灼止血する．水をかけながら20mv程度の低出力で面状に焼き縮めていく．バイポーラで焼灼しづらいときも多々あり，その場合はフローアブル止血剤とベンシーツなどで圧迫止血する．硬膜腹側の靱帯を切離し硬膜管の可動性を得る．

### ❹椎体骨切り

まず隣接頭側椎間板（L3/L4）を切離する．硬膜管をレトラクトし，硬膜管腹側中央部から外側までメスで後縦靱帯（PLL）ごと広範囲に線維輪を切離する．曲がりのコブなどで軟骨終板を剥離し，椎間板を可及的に切除しておく．側面透視下に椎弓根下部で椎体前方から1 cm後方程度のポイントまで斜めにノミを入れ，左右からpiece by pieceに椎体後方成分を切除していき側壁を残さないように注意する．中途半端な骨切除になると骨切り部のclosureが途中でインピンジし，矯正不足となる．骨切り面から出血が多い場合はボーンワックスで止血している．

### ❺骨切部のclosure（図6）

骨切り部を閉じる前に左右2対の神経根（本例の場合L3, L4）周囲に骨性圧迫物がないことを確認する．残しておいたL4椎体終板前方1 cm上にkidney-shapeのTLIFケージを設置する．このとき前方椎間板が十分に切除できていないとケージがのらない．たいてい7 mm高で，幅の長い36 mmケージが安定性に有利で好んで使用している．頭側1椎のスクリュー（この場合L3）に十分前弯をつけて曲げたロッド（6.0 mmチタン）を設置し，カンチレバーで尾側に押し込み尾側2椎（L5, S1）のスクリューと締結する．本例のようにスクリューのpurchaseが良好であれば1椎体ずつでも矯正可能である

が，特に高齢者など骨質に不安があれば2椎ずつのconstruct to construct の矯正が安全である．さらにコンプレッションをかけて closing を追加する．理想的にはbone-to-bone contact が得られればよいが，得られなければ間隙にブロック骨移植を追加する．矯正用のショートロッドとは別に，胸椎 PPS から S2AI へ 5.5 mm チタンロッドをアプライする．このロッディングで左右計4本のロッドで骨切り部をつなぐことができる．ショートロッドとロングロッドでは矢状面での深さが異なる．本法であればロッドのアプライが容易となる．

### ❻閉創までの処置

Proximal junctional kyphosis（PJK）の予防のためにTh9 に sublaminar cable（5 mm ネスプロンケーブル）をかけてロッドにつなぐ．せっかく胸椎PPSで後方支持組織を残しているのであるが，やはり sublaminar cable による PJK 予防効果が高いと考えて，あえて近位部を小展開し本処置を追加している．展開部位の椎弓をデコルチケーションし骨移植を行う．胸椎部はPPSのため骨移植しない．異論はあるが，segmental スクリュー設置で強い安定性が得られていれば，前方あるいは椎間関節のspontaneous fusion が期待できると考えている．0.35%

イソジン含有生理食塩水で洗浄し，創部にバンコマイシンパウダー1gを散布し，ドレーンを留置し閉創する．

手術時間は7時間，出血量は 450 ml でセルセーバー返血のみ使用した（図7）．

### ま と め

1）PSO 手技の変法が近年細分化されてきた．
2）Grade 4C 骨切りは，特に下位腰椎で大きな矯正を得たいときに有効であった．
3）胸椎部に低侵襲手技（経筋膜的スクリュー挿入）を併用することで，軟部組織の温存と出血低減ができた．

**文　献**

1) Thomasen E. Vertebral osteotomy for correction of kyphosis in ankylosing spondylitis. Clin Orthop. 1985；**194**：142-52.
2) Schwab F et al. The comprehensive anatomical spinal osteotomy classification. Neurosurgery. 2015；**76**：S33-41.
3) Bourghli A et al. On the pedicle subtraction osteotomy technique and its modifications during the past two decades：a complementary classification to the Schwab's spinal osteotomy classification. Spine Deform. 2021；**9**：515-28.

＊　　　　＊　　　　＊

Ⅲ．成人脊柱変形 ◆ 3．手術療法 1）変形全体に対する固定手術

# S2 alar-iliac スクリューを併用した脊椎固定術が仙腸関節痛に与える影響の検討*

木村　敦　澤村栄祥　白石康幸　井上泰一　竹下克志**

［別冊整形外科 87：121〜125, 2025］

## はじめに

　成人脊柱変形（adult spinal deformity：ASD）は，加齢による椎間板変性，骨粗鬆症性椎体骨折，特発性側弯症遺残変形の悪化，脊椎手術後の医原性変形，神経変性疾患などによって，胸腰椎が矢状面・冠状面上で変形する病態をさす[1]．矢状面バランス不良は背筋の疲労による腰背部痛を引き起こし，立位維持や連続歩行が困難となる．また側弯症は椎間板の楔状変形や側方すべりにつながり，神経根の圧迫による頑固な下肢の痛み・しびれの原因となる．こうした病態は加齢に伴って進行するため，高齢者の増加とともに ASD に対する手術療法が増加傾向にある．

　S2 alar-iliac（S2AI）スクリューは，広範囲の後方固定術において強固な尾側端アンカーとして有用であり，高度の脊柱変形手術において幅広く用いられている．S2AI スクリューは仙腸関節を貫通することで高い引き抜き強度を発揮し，かつロープロファイルでロッドとの連結も容易など利点が多い．一方で，仙腸関節は小さいながらも可動域を有するため，スクリューの弛みや関節の痛みが発生する可能性が否定できない．本研究の目的は，ASD に対する S2AI スクリューを用いた固定術後の仙腸関節痛の発生頻度と，その危険因子を明らかにすることである．

## Ⅰ．対象および方法

　2015 年 3 月から 4 年間に，S2AI スクリューを用いた固定術を行い術後半年以上経過した 48 例（S2AI 群）と，同時期に S2AI スクリューを用いない後方固定術を受けた 44 例（対照群）を対象とした．外来診察時に Laslette

が提唱する仙腸関節痛誘発テストを行った[2]．具体的には，distraction, thigh thrust, compression, Gaenslen, sacral thrust の 5 種類のテスト（図 1）を行い，3 項目以上陽性の場合を仙腸関節痛ありと判定した．画像所見では全脊椎立位 2 方向単純 X 線像において，pelvic incidence（PI），lumbar lordosis（LL），pelvic tilt（PT），sacral slope（SS），sagittal vertical axis（SVA）の各矢状面パラメータを計測した．また正面像において，S2AI スクリューのクリアゾーンの有無を判定した．さらに CT 上で L5/S1 椎体間ケージ周囲のクリアゾーンの有無を判定した．また自記式調査で腰部，殿部，下肢の痛みの強さを 0〜10 の 11 段階の numerical rating scale（NRS）で評価した．

## Ⅱ．結　　果

　S2AI 群と対照群の比較を表 1 に示す．S2AI 群は対照群に比較して有意に女性が多く，固定椎間数が大きかった．仙腸関節痛陽性の割合は S2AI 群が有意に高かった．5 つの仙腸関節痛誘発テストの陽性率にはばらつきがあり，仙腸関節痛陽性の 16 例中 sacral thrust テストは全例で陽性であったのに対して，compression テストは 2 名（13％）でのみ陽性であった．仙腸関節痛陽性の 16 例と陰性の 77 例の痛み NRS を比較すると，仙腸関節痛陽性群では腰痛と殿部痛が有意に高値であったが，下肢痛には差がなかった（表 2）．

　続いて，S2AI 群内で仙腸関節痛陽性の 12 例と陰性の 36 例の比較を行った（表 3）．仙腸関節痛陽性患者は陰性患者に比較して SS が小さい傾向があった．術後矢状面バランスの指標となる PI-LL は両群間で差がなく，S2AI スクリュー周囲および L5/S1 椎間ケージ周囲のク

## ■ Key words

adult spinal deformity, sacroiliac joint pain, S2 alar-iliac screw, corrective long spinal fusion

*The effect of long spinal fusion using S2 alar-iliac screws on sacroiliac joint pain
**A. Kimura（学内教授），H. Sawamura, Y. Shiraishi, H. Inoue（准教授），K. Takeshita（教授）：自治医科大学整形外科（Dept. of Orthop. Surg., Jichi Medical University, Shimotsuke）．［利益相反：なし．］

III. 成人脊柱変形 ◆ 3. 手術療法 1) 変形全体に対する固定手術

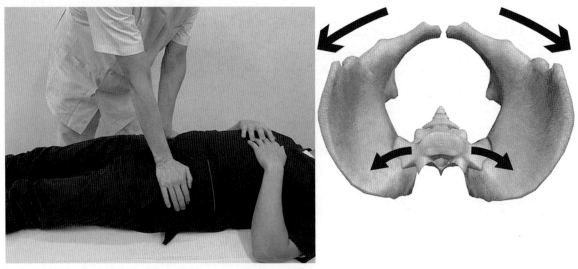

a. Distraction テスト

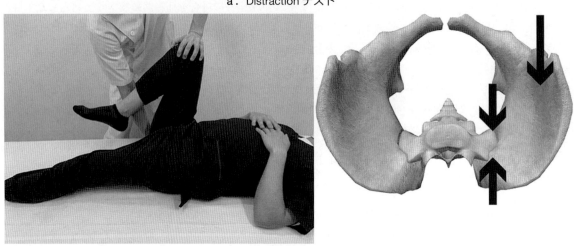

b. Thigh thrust テスト

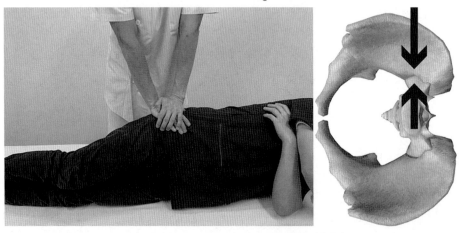

c. Compression テスト
図1. 5つの仙腸関節誘発テスト

リアゾーンの有無にも差がなかった.

　仙腸関節痛の発生後にきっかけとなった動作に関して聞き取りを行ったところ, 前傾姿勢での作業の増加と, 筋力増強訓練として新たにスクワット運動を取り入れたことが誘因として考えられた. ほとんどの仙腸関節痛はこれらの動作に関する生活指導によって改善し, 痛みが半年以上にわたって遷延した症例は1例のみであった.

## III. 考　察

　仙腸関節は脊柱と骨盤輪を連結する構造であり, この

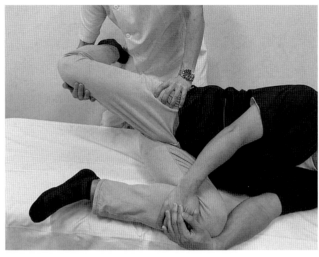
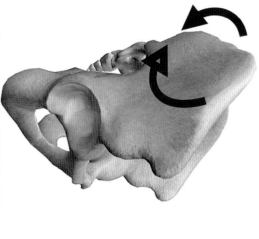

d. Gaenslen テスト

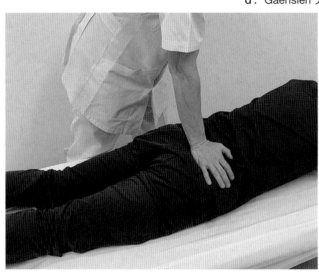
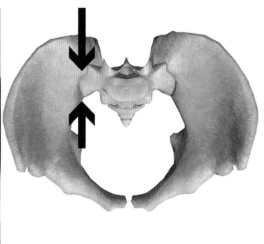

e. Sacral thrust テスト

図1（つづき）

表1. S2AI 群と対照群の比較

|  | S2AI 群 (n=48) | 対照群 (n=45) | p 値 |
| --- | --- | --- | --- |
| 年齢（歳） | 66±8 | 64±11 | 0.315 |
| 女（例） | 36 (75%) | 23 (51%) | 0.017* |
| 固定椎間数 | 8 | 2 | <0.001* |
| 仙腸関節痛陽性（例） | 12 (25%) | 4 (9%) | 0.040* |
| 腰痛 NRS | 1.7±2.1 | 1.8±2.0 | 0.930 |
| 殿部痛 NRS | 1.4±2.1 | 1.2±1.7 | 0.541 |
| 下肢痛 NRS | 0.8±1.4 | 0.8±1.6 | 0.904 |

*$p<0.05$：有意差あり

表2. 仙腸関節痛陽性群と陰性群の部位別痛み NRS 比較

|  | 仙腸関節痛陽性 (n=16) | 仙腸関節痛陰性 (n=77) | p 値 |
| --- | --- | --- | --- |
| 腰痛 NRS | 3.6±2.0 | 1.4±1.8 | <0.001* |
| 殿部痛 NRS | 3.5±2.3 | 0.8±1.5 | <0.001* |
| 下肢痛 NRS | 0.9±1.5 | 0.8±1.5 | 0.689 |

*$p<0.05$：有意差あり

Ⅲ. 成人脊柱変形 ◆ 3. 手術療法 1）変形全体に対する固定手術

表3. S2AI 群内比較

| | 仙腸関節痛陽性（n＝12） | 仙腸関節痛陰性（n＝36） | p 値 |
|---|---|---|---|
| 年齢（歳） | 66.9±10.6 | 66.3±6.8 | 0.807 |
| 女（例） | 11（92%） | 28（78%） | 0.286 |
| 固定椎間数 | 8.0±1.7 | 7.3±2.0 | 0.262 |
| PI（°） | 51.7±7.3 | 56.1±8.2 | 0.124 |
| LL（°） | 36.0±8.6 | 39.4±6.8 | 0.187 |
| PI-LL（°） | 14.7±10.2 | 16.4±8.4 | 0.564 |
| SS（°） | 25.7±7.9 | 29.6±5.5 | 0.060 |
| PT（°） | 28.0±6.8 | 25.6±5.4 | 0.221 |
| SVA（mm） | 61.3±48.4 | 54.9±32.9 | 0.619 |
| S2AI クリアゾーン（＋） | 4（33%） | 9（25%） | 0.534 |
| L5/S1 ケージクリアゾーン（＋） | 2（17%） | 4（11%） | 0.614 |

部位で仙骨が腸骨に対して 2°〜4° の前屈（nutation）と後屈（counter-nutation）を繰り返す「うなずき運動」を行うことで，衝撃吸収装置として作用する[3]．外傷などによって仙腸関節の不安定性や関節面の不適合が生じた場合，関節腔および後方の靱帯成分に炎症が惹起されて痛みが発生する．慢性的な腰殿部痛の約30%が仙腸関節痛の要素を含むとの報告があり，こうした病態の発生はまれではない[4]．腰仙椎の固定術は仙腸関節の動態力学に変化を与えることが予想されるが，脊椎固定術と仙腸関節痛との関連は十分に解明されていない．

　本研究では，S2AI スクリューを用いた広範囲の脊椎固定術後の患者のうち 25% に仙腸関節痛を認めた．この発生頻度は，S2AI スクリューの弛みが仙腸関節痛に及ぼす影響を調査した大山ら[5]の報告（24%）と同等であった．一方，Unoki ら[6]は腰椎固定術後の仙腸関節痛の発生頻度が固定範囲によって異なることを報告しており，固定下端が L5 では 16.7%，S1 で 26.1% であるが，S2AI までの広範囲の固定では 4.2% に減少していたとしている．広範囲の固定術後には，胸椎から仙椎にいたる長いレバーアームによって，固定範囲の下端に位置する仙腸関節に強い応力が加わることが懸念される．一方で大きな直径の S2AI スクリューは，一定の仙腸関節制動効果をもつことも予想される．本研究と Unoki らの研究との相違は，スクリューの直径や関節面を貫通する経路，術後の立位矢状面アライメント，コルセット装着期間，患者の生活習慣などの違いによるものかもしれない．研究による発生率の違いはあるものの，脊椎固定術後に後上腸骨棘や股関節周囲の痛みの訴えがある場合には，仙腸関節障害の病態を念頭におく必要がある．

　仙腸関節痛の診断法として，本研究でも使用した5種類の誘発テストが国際的に広く用いられている．しかしながら，誘発テストによる診断は特異性が低い点が問題

とされており，5項目中3項目以上の陽性を仙腸関節痛と診断した場合，感度91%に対して特異度が78%と報告されている[2]．また5種類のテストを行う際には，仰臥位，両側の側臥位，腹臥位と体位変換する必要があり，各テストの陽性率にもばらつきがある．本研究でも sacral thrust テストに比べて compression テストの陽性率が低かった．仙腸関節痛をより効率的に診断する方法として，黒澤らは ① one finger テスト，② sacroiliac joint shear テスト（sacral thrust テスト），③ エコーガイド下仙腸関節後方靱帯ブロックの3段階からなる方法を提唱している[3]．仙腸関節痛が関節内よりも後方靱帯に起因する症例のほうが多く，診察室で実施可能なエコーガイド下ブロックは診断の精度向上に有用であると考えられる．

　脊柱変形術後には立位矢状面アライメントが手術成績に大きな影響を与えるが，脊柱アライメントと仙腸関節痛の関連に関していくつかの報告がある．Shin ら[7]は S2AI スクリューを用いない腰仙椎後方椎体間固定術後の仙腸関節痛発生に関連する矢状面アライメントのパラメータを検討し，PI に対して不十分な前弯形成による矢状面バランス不良が仙腸関節痛発生の危険因子であるとしている．本研究では，仙腸関節痛陽性群と陰性群の比較で矢状面バランスの指標である PI-LL に差がなく，S2AI スクリューによって仙腸関節に制動が加わっている点で条件が異なるのかもしれない．また Venayre ら[8]は後方靱帯成分に加わる応力を有限要素法によって解析し，仙腸関節が固定された条件下であっても，立位，坐位といった姿勢の変化によって後方靱帯成分に加わる応力が変化することを明らかにしている．この応力は SS の変化に関連しており，SS が 20° となる坐位の状態よりも，SS が 5° の坐位のほうが後方靱帯への負荷が大きくなることを示している．本研究で仙腸関節痛陽性群が陰

性群より SS が小さい傾向があったことは，脊椎固定術後の仙腸関節痛発生のメカニズムとして，後方靱帯成分へのストレス増加が関与する可能性を示唆している．

仙腸関節痛の治療は，仙腸関節ブロック，徒手療法，骨盤ベルト，温熱療法などの保存療法が中心となる．中でもエコー下仙腸関節ブロックは，後方靱帯由来の痛みに対して診察室で繰り返し実施できる点で脊椎固定術後の仙腸関節痛にも有用と考えられる．さらに脊椎固定術後の仙腸関節痛では，こうした通常の保存療法に加えて生活指導が重要と考えられる．本研究においても，仙腸関節痛出現の前に誘因となった動作が同定されることが多く，具体的には前傾姿勢での作業増加と，リハビリテーションとしてのスクワットが誘因となっていた．こうした動作の中止によって，ほとんどの症例で痛みが軽減した．また当科ではコルセット着用期間を術後3～6ヵ月の期間としているが，コルセット着用を終了して日常生活動作が拡大する時期に仙腸関節痛が発生した症例が散見され，特にこの時期の生活動作に注意が必要と考えられる．

## ま と め

1）S2AI スクリューを用い広範囲の脊椎固定術後の仙腸関節痛発生率は，S2AI スクリューを用いない短い固定術後の患者よりも有意に高かった．しかし，こうした仙腸関節痛の大半が一過性で，前傾姿勢での長時間作業など誘因となる動作を避けることで痛みが改善した．

2）広範囲の脊椎固定術後には仙腸関節痛が発生する可能性があることを念頭におき，早期に診断して適切な生活指導を行うことが重要と考えられる．

### 文 献

1) Diebo BG et al. Adult spinal deformity. Lancet. 2019；**394**：160-72.
2) Laslett M. Evidence-based diagnosis and treatment of the painful sacroiliac joint. J Man Manip Ther. 2008；**16**：142-52.
3) 黒澤大輔ほか．仙腸関節の機能解剖とバイオメカニクス．MB Orthop. 2024；**37**（4）：1-10.
4) Schwarzer AC et al. The sacroiliac joint in chronic low back pain. Spine. 1995；**20**：31-7.
5) 大山素彦ほか．S2 alar iliac スクリューのゆるみは仙腸関節に影響を及ぼすか？ J Spine Res. 2022；**13**：1091-6.
6) Unoki E et al. Sacropelvic fixation with S2 alar iliac screws may prevent sacroiliac joint pain after multisegment spinal fusion. Spine. 2019；**44**：E1024-30.
7) Shin MH et al. Comparative study of lumbopelvic sagittal alignment between patients with and without sacroiliac joint pain after lumbar interbody fusion. Spine. 2013；**38**：E1334-41.
8) Venayre B et al. Quantitative evaluation of the sacroiliac joint fixation in stress reduction on both sacroiliac joint cartilage and ligaments：a finite element analysis. Clin Biomech（Bristol）. 2021；**85**：105350.

＊　　＊　　＊

Ⅲ．成人脊柱変形　◆　3．手術療法　2）矯正手技の工夫

# 硬いカーブを有する重度側弯症に対する手術経験
## —— temporary internal distraction rod（TIDR）法*

井上雅俊　鳥飼英久　中田好則**

［別冊整形外科87：126～135，2025］

## はじめに

　椎弓根スクリューやナビゲーションシステムの導入など，近年の脊柱側弯症の手術発展にはめざましいものがある．すべての椎体に椎弓根スクリューを用いれば，高度な側弯があってもかなりの矯正が得られる．しかし80°を超え，かつ硬い（rigid）カーブを呈する重度側弯症に対する手術はいまだに周術期合併症が多く，挑戦的な治療法である[1]．

　2006年にBuchowski，Skaggsらは重度側弯症に対する二期的な手術方法としてtemporary internal distraction rod（TIDR）を用いた手術法を報告した[2,3]．TIDR法とは，1回目の手術で筋切離を行い，凹側にtemporary rodを挿入して伸展力（distraction）をかけて側弯を矯正し，2回目の手術ではさらに矯正を加えて本固定を行う手術法である．彼らはTIDR法が従来の重度側弯症の治療法であるハロー牽引にとってかわる治療とし，前方解離術も不要であると述べた．本稿では，硬いカーブを有する重度側弯症に対し，TIDR法を用いた手術経験を報告する．

## Ⅰ．対象および方法

　われわれが側弯症に対してTIDR法を行う患者の適応は原則として，①側弯度80°以上，②牽引X線像で矯正率30％以下の硬いカーブ，③前方要素である椎体間癒合がないこと，④患者または家族ができる限りの側弯改善を希望する場合とし，二期的手術を希望されない患者には実施していない．これらにかなった患者は15例で，性別は男性3例，女性12例，年齢は平均32.4（11～66）歳，体重は平均37.6（19～55）kg，術前側弯度は平均

113.7°（81°～160°）であった．牽引X線像での側弯度は平均92.2°（57°～146°），矯正率は平均19.8％で，Lenke分類ではtype Ⅰ：7例，Ⅱ：1例，Ⅲ：6例，Ⅴ：1例であった．疾患は思春期特発性側弯症2例，思春期側弯遺残による成人脊柱変形5例，脳性麻痺3例，二分脊椎，巨大軸索ニューロパシー，脊髄空洞症を伴う神経線維腫，ビタミンD欠乏性くる病，点状軟骨異形成症が各1例であった．呼吸機能の評価ができたのは13例で，このうち10例に拘束性呼吸障害を認め，2例ではnon-invasive positive pressure ventilation（NPPV）を使用していた．

　術前のCT検査では，15例中14例で凹側の椎間関節が癒合し（図1），凸側では肋横突起関節の癒合も4例にみられた．TIDR手術を希望された患者は術前に1,400mℓ以上の自己血貯血を行った．

### ❶初回手術

　手術方法は，初回手術では徹底した後方要素の解離後に凹側にTIDRを挿入し仮固定を行った．特に凹側の横突起に付着する靱帯は切離し，CTで癒合している椎間関節の解離または切除を実施した．1例で凹側の椎間関節部で黄色靱帯骨化による脊髄圧迫がみられ，矯正前に凹側の椎弓を切除して黄色靱帯部での除圧（浮上術）を行った．スクリュー挿入はフリーハンドテクニックを行い，スクリュー挿入後と矯正終了後にX線像で位置を確認した．ただし術前CT検査で各椎体の正確な椎弓根幅を調べるために両側椎弓根上端を通る線に平行にスライスを行い，椎弓根幅が4mm以下の場合は原則スクリュー設置をせずにサブラミナーワイヤーやテープ，フックを用いて固定した．固定範囲はSkaggsら[4]に従

## ▌Key words

severe scoliosis，rigid curve，temporary internal distraction rod

*Surgical treatment of severe scoliosis using temporary internal distraction rods
**M. Inoue（部長），H. Torikai（副院長）：千葉県済生会習志野病院整形外科（℡275-8580　習志野市泉町1-1-1；Dept. of Orthop. Surg., Chibaken Saiseikai Narashino Hospital, Narashino）；Y. Nakata（院長）：中田整形外科．［利益相反：なし．］

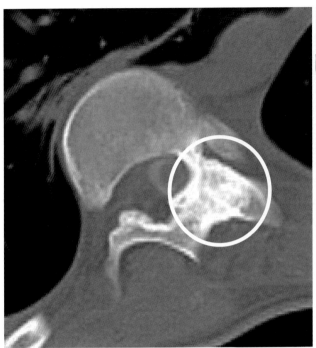 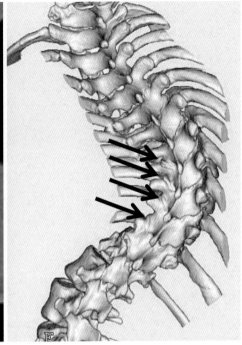

a．CT　　　　　　　　　　　　　b．3D-CT
図1．椎間関節癒合．3D-CTで凹側4ヵ所の椎間関節は癒合している（矢印）．

い，中枢端と末梢端のスクリューは設置してもロッドに仮固定せず，凹側にロッドを挿入して主に伸展力をかけて矯正固定し，凸側はスクリューのみ挿入した．はじめは凹側のみtemporary rodで仮固定したが，手術が慣れるにつれて凸側もtemporary rodで圧縮力（compression）をかけて矯正固定した．術中の脊髄誘発電位測定は原則頭蓋刺激でのmotor evoked potential（MEP）を実施した．

### ❷初回手術後

術後の日常生活動作（ADL）はドレーン抜去後に坐位，立位訓練を許可し，歩行可能患者は病棟内トイレ歩行まで許可した．この間にCT検査でスクリューの挿入位置を確認し，ヘモグロビン（Hb）9.5 g/dl以上なら再度自己血貯血を200 mlないし400 ml行い，初回手術から2〜3週間後に再手術を行った．

### ❸2回目手術

2回目の手術では，はじめに創部展開後に3l以上のポピドンヨード入り生理食塩水を用いてジェット洗浄を実施し，スクリューの弛み（loosening）がみられた場合はサイズアップしてスクリューを入れ替え，CTでスクリューの誤刺入が認められれば，これも入れ替えて再刺入した（図2）．特に硬いカーブの場合は凹側の肋骨切除（concave rib osteotomy）を[5]，巨大肋骨隆起（rib hump）矯正のためには凸側の肋横突起関節切除（rib mobilization）[6]または肋骨切除（thoracoplasty）を追加した[7]．ロッドは中枢端から末梢端まで固定できる長さのものに交換し，rod rotation maneuverやtranslationなどで再度矯正を行い，腸骨からの自家骨移植を追加した．1回目同様，脊髄誘発電位測定は原則MEPを実施した．

## II．結　果

初回手術後の側弯度は平均62.1°（40°〜92°），平均矯正率45%であった．2回目手術後の最終側弯度は平均37.3°（18°〜67°），平均矯正率は68%に改善した．術前自己血貯血は平均1,874（1,400〜2,400）ml，1回目から2回目手術までの期間の追加自己血貯血は11例に行い，平均297（200〜400）ml貯血できた．2回の手術での総出血量は平均4,008（1,608〜8,850）mlで，15例中4例で自己血輸血のみでは対応できず，2回目手術後に同種血輸血を追加した．初回手術後の神経合併症はみられなかったが，CT検査でスクリュー4本が内側に逸脱して2回目手術で入れ替えた．凹側の肋骨切除は4例に，凸側の肋骨切除は4例に追加した．また15例中12例で中枢，中枢端，末梢端でスクリューの弛みがみられ，ロッドを1本しか挿入しなかった症例では全例にスクリューの弛みがみられた．

術中の誘発電位測定については2回目の手術では術中，MEP異常が4例にみられ，ロッドを抜去して矯正を弛めて経過をみたところ，3例ではMEPが戻り再度矯正操作をやり直すかそのまま固定したが，1例は回復せず

Ⅲ. 成人脊柱変形 ◆ 3. 手術療法 2) 矯正手技の工夫

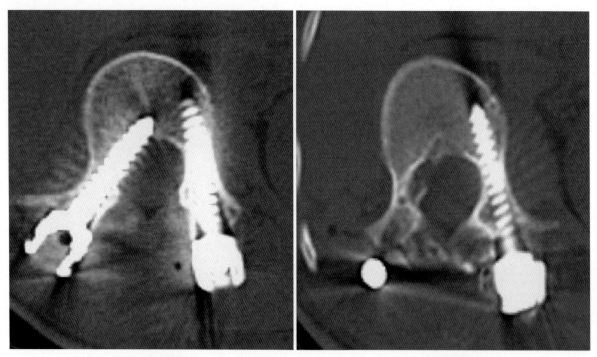

a. 初回術後　　　　　　　　　　　　　　　　　b. 2回目術後
図2. L1スクリュー誤刺入例 CT. 神経異常所見は認めていないが, 2回目の手術で抜去している.

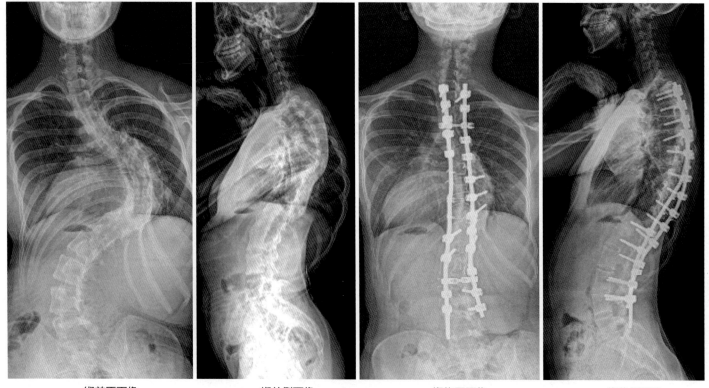

a. 術前正面像　　　b. 術前側面像　　　c. 術後正面像　　　d. 術後側面像
図3. 症例1, 15歳, 女. 思春期特発性側弯症. 術前後X線像

脊髄ショックになり完全麻痺に移行した. 周術期合併症は胸水貯留2例, 肋骨切除に伴う血胸1例, 表層感染1例であった. 呼吸機能については%vital capacity (VC) 10%以上の改善が13例中3例に認められ, 10%以上の悪化例はなかった. 終日NPPV使用中の1例では夜間のみの装着になった.

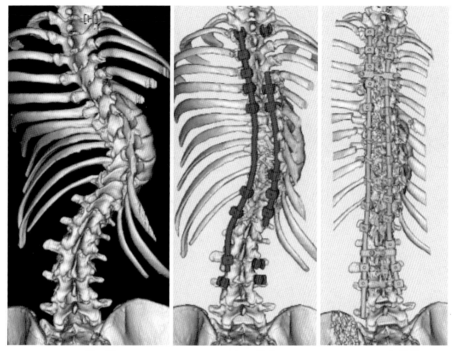

a．術 前　　　　　b．初回術後　　　　　c．2回目術後

図4．症例1．術前後 3D-CT

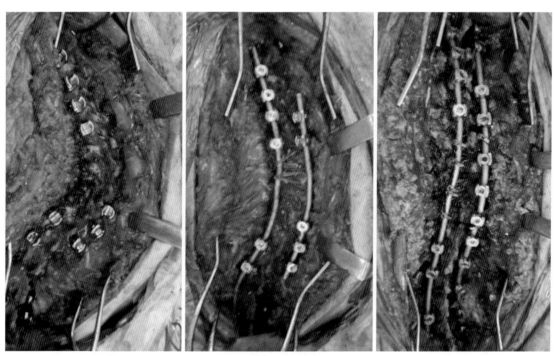

a．初回矯正前　　　　　b．初回矯正後　　　　　c．2回目矯正後

図5．症例1．手術所見

## III．症例提示

**症例1**．15歳，女．思春期特発性側弯症，装具治療ドロップアウト例．

**X線所見**：術前 X 線像で，Th5～Th12～L5：116°・74°，Lenke 分類 type III のダブルメジャーカーブを認めた（図3a, b）．

**初回手術所見**：Th3～L3 で TIDR 法と Th9/Th10～Th11/Th12 で凹側の癒合した椎間関節切除を実施し，側弯は Th5～Th11～L4：64°・42°に改善した．

**2回目手術所見**：Th2～L4 での矯正固定術と凹側の第7～10肋骨切除，凸側の第7～10肋骨切除を実施した．

Ⅲ. 成人脊柱変形 ◆ 3. 手術療法 2）矯正手技の工夫

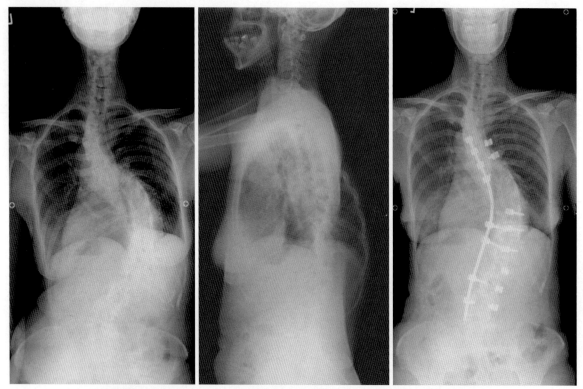

a．術前正面像　　　　b．術前側面像　　　　c．初回術後正面像

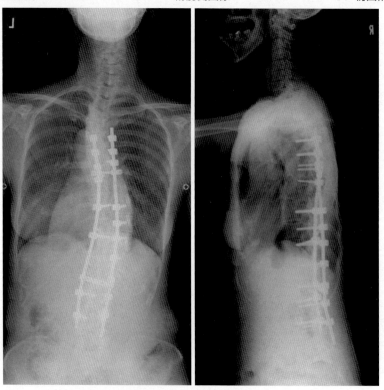

d．2回目術後正面像　　　　e．2回目術後側面像

図6．症例2．42歳，女．思春期特発性側弯症遺残例．X線像

術中MEPの低下を認めたが，矯正を弛めてMEPを回復したのでそのまま固定を実施した．

**術後経過**：術後側弯はTh6〜Th12〜L4：33°・18°に改善した（図3〜5）．

**症例2**．42歳，女．成人脊柱変形，思春期特発性側弯症遺残例．

**X線所見**：術前側弯度はTh1〜Th7〜L3：61°・98°で，Lenke分類type ⅡAのダブル胸椎カーブであった（図

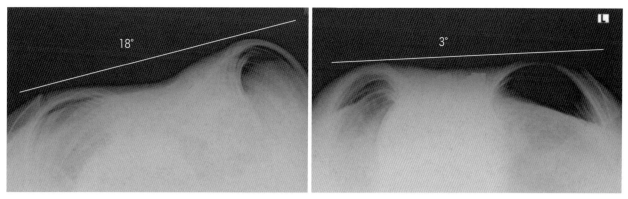

a．術前　　　　　　　　　　b．術後
図7．症例2．前屈位X線像．肋骨隆起は術前18°が術後3°に改善している．

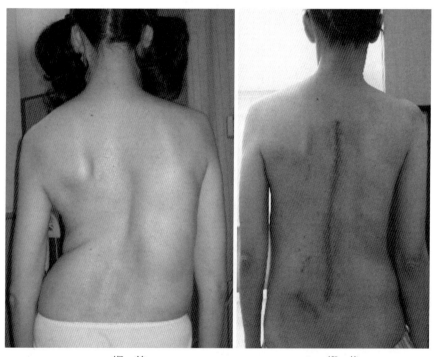

a．術前　　　　　　　　　　b．術後
図8．症例2．外観所見

6a, b)．

**初回手術所見**：Th5～L4での後方矯正固定と凹側の第8-11肋骨切除を実施し，術後側弯はTh1～Th7～L3：42°・56°に改善した．

**2回目手術所見**：Th5～L4の後方矯正固定，凹側の第12肋骨切除，L3側方すべり改善のためにL3/L4後方経路腰椎椎体間固定術（PLIF）を行い，側弯はTh1～Th7～L2：34°・28°に改善し，肋骨隆起は術前18°が術後3°になった（図6～8）．呼吸機能検査では術前VC 1.79 l，%VC 71%であったが，術後2年でVC 2.52 l，%VC 81.2%に改善した．

**症例3**．28歳，女．点状軟骨異形成症に伴う症候性側弯症例．

**X線所見**：術前X線像でLenke分類type VでTh6～L1 165°の胸腰椎側弯と90°の後弯を認めた（図9a, b）．

**初回手術所見**：X線像でTh6～L3のTIDR法と癒合したTh12/L1椎間関節切除を実施し，術後側弯はTh8～L2 70°，後弯は76°に改善した．

**2回目手術所見**：Th2～L4の矯正固定，凹側第8～12肋骨切除と凸側の第9～12肋骨頭解離を実施し，側弯はTh8～L1 41°，後弯は61°に改善した（図9～12）．

## IV．考　察

ストレッチで筋肉を一定以上の力で伸張した場合，伸

Ⅲ. 成人脊柱変形 ◆ 3. 手術療法 2）矯正手技の工夫

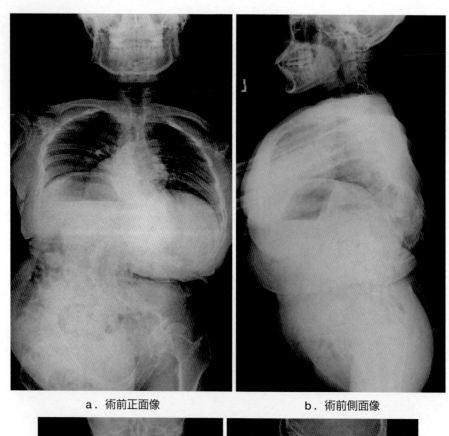

a．術前正面像  b．術前側面像

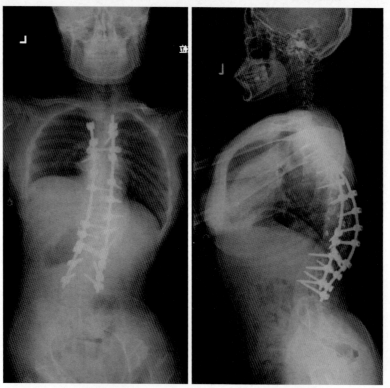

c．術後正面像  d．術後側面像

図9．症例3．28歳，女．点状軟骨異形成症．術前後X線像

長力に見合う長さまで伸びた後も徐々に一定限界まで伸びることが知られているが，このように生体組織に一定以上の外力を加えると時間経過とともに生体が徐々に変化する現象のことを「クリープ現象」という．TIDR法

はこれを応用した手術である．

90°を超える硬いカーブをもった側弯症の手術に対しては術前にハロー牽引をしたり[8,9]，椎間板前方解離を行いハロー牽引をしたりして側弯の手術を行う報告が多

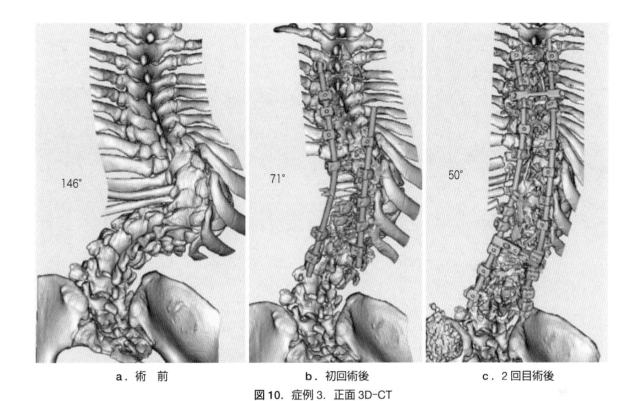

a. 術　前　　　　　　　　b. 初回術後　　　　　　　c. 2 回目術後
図 10. 症例 3. 正面 3D-CT

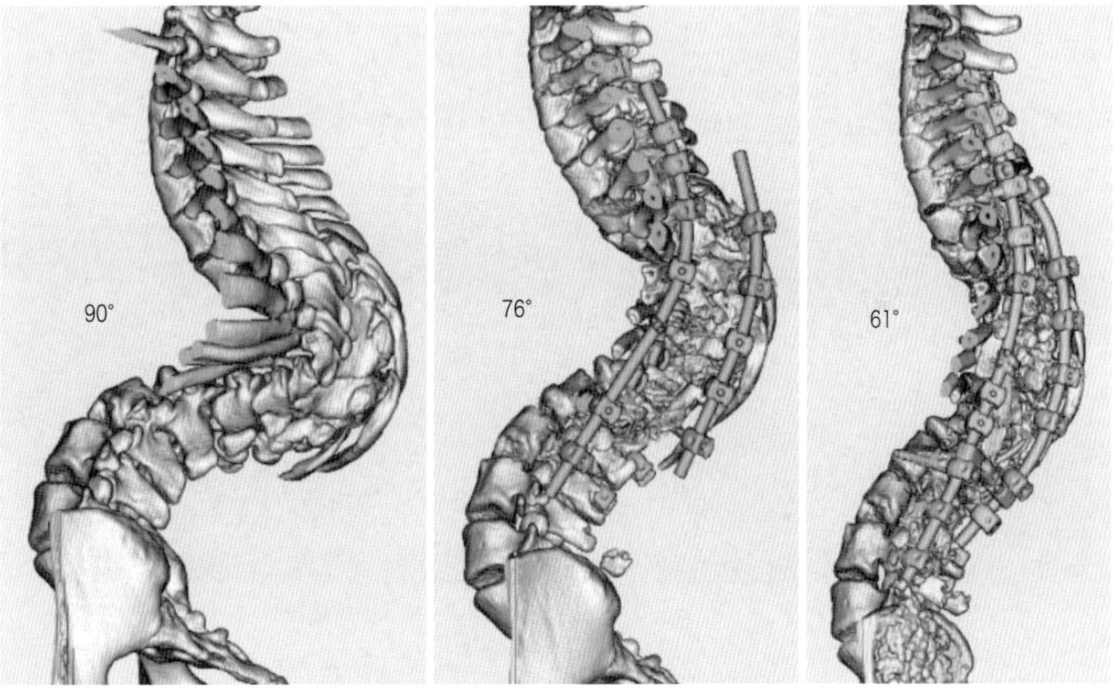

a. 術　前　　　　　　　　b. 初回術後　　　　　　　c. 2 回目術後
図 11. 症例 3. 側面 3D-CT

い[10,11]．ハロー牽引は 1 ヵ月以上の入院継続が必要であり，牽引中は ADL が制限される．また重度側弯症患者では呼吸機能が低下していることが多く，前方解離手術ではたとえ胸腔鏡下で手術を行ったとしても開胸に伴い呼吸機能の悪化が危惧される．さらに重度側弯に対する後方矯正固定術は前方解離を行っても行わなくても矯正に差がないという報告もあり[12~14]．最新の報告では頂椎を挟んで 4 椎体の Ponte 骨切り術と全椎体に椎弓根スクリューを用いた方法で平均 65％の矯正率が得られたと報告している[15]．本研究で行った TIDR 法では全椎体にスクリューを使用しなくても 68％の矯正が得られ，1 回目の手術と 2 回目の手術が 2 週間程度であり，1 回目

III. 成人脊柱変形 ◆ 3. 手術療法　2）矯正手技の工夫

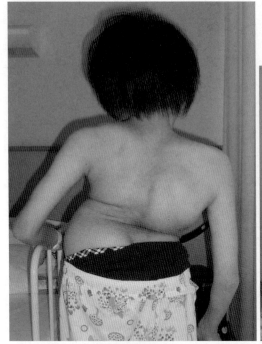
a．術前背面

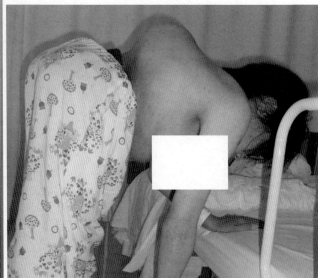
b．術前側面

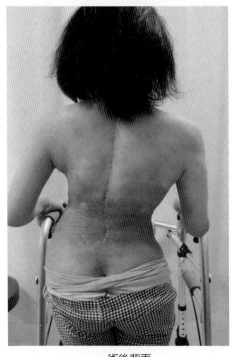
c．術後背面

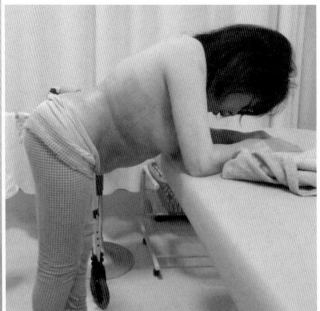
d．術後側面

図12．症例3．外観所見

の手術後はトイレ，病棟内歩行まで許可している．ただしADLを制限しないことはスクリューの弛みに由来する可能性もあり，今後の課題である．

重度側弯症は手術時間が長くなり，出血も多くなる．さらに側弯が進行するほどインプラント設置がむずかしく，特に凹側のスクリューは椎弓根幅が小さくなり挿入するのが容易ではなく[16]，硬いカーブであると細い椎弓根に入れたスクリューは矯正操作中にスクリュー逸脱の可能性もある．さらに側弯が高度になるほど脊髄が凹側の椎弓根に接し，スクリューが内側に逸脱すると硬膜損傷や脊髄麻痺発症のリスクを伴う．本手術では椎弓根幅が4 mm以下の場合はサブラミナーワイヤーまたはテープを使用して矯正固定したが，無理にすべての椎体にスクリューを挿入しなくても70％弱の矯正操作が可能であった．さらに1回目の手術後にCT検査でスクリューの逸脱を確認でき，2回目の手術で再度刺入または抜去

が行えた.

　矯正率が大きくなると脊椎や筋組織だけでなく，神経も伸長して神経合併症を起こすリスクは高くなる．2005年にSukら[17]が報告して以降，重度側弯症に対する治療としてposterior vertebral column resection（PVCR）がしばしば報告されているが，術中出血や神経合併症頻度が多い手術であり，Lenkeらは PVCR 147例中，術中神経モニタリングまたはwake up testでの異常が27%にみられ[18]，Kimらは233例中神経合併症は14%で，このうち永続的な神経麻痺は2.6%であったと報告している[19]．神経組織に対し2段階で矯正するTIDR法はPVCRより愛護的な手術と考えられるが，本例では2回目手術の際に15例中4例で術中誘発電位測定の異常がみられており，過度な矯正には注意が必要である．Badinら[20]はTIDR術で術中MEP低下例を52例中13例（25.4%）に認め，矯正を弛めることで神経合併症を回避できたと報告している．MEP異常を呈した場合，初回手術後の矯正角度に戻すことでMEPの回復が期待されるが，本例では本操作を行っても4例中1例は改善せず，不可逆性変化が起こる可能性があることは肝に銘じるべきである．

# ま と め

　1）硬いカーブをもつ重度側弯症に対してTIDR法を用いた二期的手術を行い，側弯の矯正率はおよそ68%であった．

　2）前方解離をしなくても，すべての椎体にスクリューを挿入しなくても，かなりの矯正が得られることがわかった．

## 文　献

1) Gupta MC et al. Perioperative complications and health-related quality of life outcomes in severe pediatric spinal deformity. Spine. 2023；48：1492-9.
2) Buchowski JM, Skaggs DL et al. Temporary internal distraction as an aid to correction of severe scoliosis. J Bone Joint Surg Am. 2006；88：2035-41.
3) Buchowski JM, Skaggs DL et al. Temporary internal distraction as an aid to correction of severe scoliosis：surgical technique. J Bone Joint Surg Am. 2007；89：297-309.
4) Skaggs DL et al. Temporary distraction rods in the correction of severe scoliosis. Maser Techniques in Orthopaedic Surgery：Pediatrics, ed by Tolo VT et al, Lippincott Williams & Wilkins, Philadelphia, p473-84, 2008.

5) Mann DC et al. Evaluation of the role of concave rib osteotomies in the correction of thoracic scoliosis. Spine. 1989；14：491-5.
6) Konomi T et al. Surgical results of Hybrid Mita method to idiopathic scoliosis：minimum two years follow-up. Stud Health Technol Inform. 2021；280：207-11.
7) Bets RR et al. Thoracoplasty for rib deformity. The Spine：Master Techniques in Orthopaedic Surgery, ed by Bradford DS, Lippincott-Raven, Philadelphia, p209-27, 1997.
8) O'Brien JP et al. Halo pelvic traction：a technic for severe spinal deformities. Clin Orthop. 1973；93：179-90.
9) Sink EL et al. Efficacy of perioperative halo-gravity traction in the treatment of severe scoliosis in children. J Pediatr Orthop. 2001；21：519-24.
10) Byrd JA et al. Adult idiopathic scoliosis treated anterior and posterior spinal fusion. J Bone Joint Surg Am. 1987；69：843-50.
11) Kandwal P et al. Staged anterior release and posterior instrumentation in correction of severe rigid scoliosis（cobb angle＞100 degrees）. Spine Deform. 2016；4：296-303.
12) Luhmann S et al. Thoracic adolescent idiopathic scoliosis curves between 70 and 100 degrees：is anterior release necessary? Spine. 2005；30：2061-7.
13) Hero N et al. Comparative analysis of combined（first anterior, then posterior）versus only posterior approach for treating severe scoliosis：a mean follow up of 8.5 years. Spine. 2017；42：831-7.
14) LaValva SM et al. Preoperative halo-gravity traction for severe pediatric spinal deformity：can it replace a vertebral column resection? J POSNA. 2023；5：1-11.
15) Faldini CF et al. One stage correction via the Hi-PoAD technique for the management of severe, stiff, adolescent idiopathic scoliosis curves ＞90°. Spine Deform. 2023；11：957-67.
16) Modi H et al. Accuracy of thoracic pedicle screw using ideal pedicle entry point in severe scoliosis. Clin Orthop. 2010；468：1830-7.
17) Suk SI et al. Posterior vertebral column resection for severe rigid scoliosis. Spine. 2005；30：1682-7.
18) Lenke LG et al. Complications after 147 consecutive vertebral column resections for severe pediatric spinal deformity：a multicenter analysis. Spine. 2013；38：119-32.
19) Kim SS et al. Complications of posterior vertebral resection for spinal deformity. Asian Spine J. 2012；6：257-65.
20) Badin D et al. Temporary internal distraction for severe scoliosis：two-year minimum follow-up. Spine Deformity. 2023；11：341-50.

＊　　　＊　　　＊

Ⅲ. 成人脊柱変形 ◆ 3. 手術療法 2) 矯正手技の工夫

# 経椎間孔開大型椎体間ケージ回転設置法（最小切開法）による脊柱矢状面アライメント不良を伴う腰部脊柱変形矯正の工夫*

小倉　卓　林田達郎　石橋秀信　外村　仁　長江将輝
高橋謙治**

［別冊整形外科 87：136〜140, 2025］

## はじめに

　成人脊柱変形に対する側方経路腰椎椎体間固定術（lateral lumbar interbody fusion：LLIF）と後方経皮的椎弓根スクリュー（percutaneous pedicle screw：PPS）による低侵襲脊柱アライメント矯正固定法（低侵襲矯正固定法）は良好な治療成績が報告される[1]が，腹部手術後などの既往症や神経・血管関連のリスクから適応となる症例や該当する椎間が制限される[2]ことや，冠状面より矢状面アライメントが臨床症状の改善には重要[3]であり，pelvic incidence（PI）-lumbar lordosis（LL）<11°の矯正目標値達成には骨盤〜下位胸椎の長範囲後方固定が必要となるなどの欠点がある．優れた矯正力が期待されるanterior column realignment（ACR）[4]を組み合わせても，L5/S1 には経椎間孔腰椎椎体間固定術（transforaminal lumbar interbody fusion：TLIF）/後方経路腰椎椎体間固定術（posterior lumbar interbody fusion：PLIF）が選択され，変形矯正の足場としての役割が主たる目的とされる[5]．

　最小切開 TLIF（minimally incision TLIF：MI-TLIF）の手術手技である MI 法[6]は前方開大型椎体間ケージの使用で積極的な局所矢状面アライメントの矯正が可能で従来の MIS-TLIF と比較して低侵襲および初期固定性に優れており[7]，腰椎前弯角の 70％を占める L4〜S1 高位[8]に MI 法を応用すれば，低侵襲矯正固定法のさらなる

低減化につながることが予想される．以上をふまえて本稿では，MI 法の手技を両側から行う MI-PLIF（両側 MI法）を腰部脊柱変形 3 例に応用し術中画像を交えて手技について述べるとともに，脊柱矢状面アライメントの改善に有用か否かについて検討したので報告する．

## Ⅰ. 対象および方法

　脊柱矢状面アライメント不良を伴う腰部脊柱変形 3 例で，症例 1：腰椎固定術後隣接椎間障害，症例 2：腰部脊柱管狭窄を伴う腰椎後弯症，症例 3：腰椎後側弯症で，MI-PLIF 脊椎高位は症例 1：L5/S1，症例 2：L4/L5，症例 3：L4/L5 および L5/S1 であり，症例 3 では L2/L3 および L3/L4 に MI-TLIF を追加した．

### ❶MI-PLIF の要点

　MI-PLIF の要点は，① 径 16 mm の tubular retractorを椎間関節直上に垂直および椎間に対して平行に留置する，② short Catalyft PL40（Medtronic Sofamor Danek社）を上関節突起外縁から 10 mm 内側に掘削した部位から回転させて片側ずつ椎体前縁輪状骨端縁に設置（ケージ回転設置法）［図1］するが，腰椎後側弯症では凸側から椎間板内搔爬，ケージを設置し次に凹側にケージを設置する（図2），③ ケージの開大は両側同時に行い機械音を発してから半回転トルクをかけた時点で終了する（図3）ことである．

---

## ▌Key words

lumbar spinal deformity, sagittal spinal malalignment, transforaminal expandable interbody cage rotation installation

---

*Improvement for correcting lumbar spinal deformity associated with sagittal spinal malalignment using transforaminal expandable interbody cage rotation installation（minimally incision method）

**T. Ogura（看護学校長）：京都中部総合医療センター整形外科（☎ 629-0197　南丹市八木町八木上野 25；Dept. of Orthop. Surg., Kyoto Chubu Medical Center, Nantan）；T. Hayashida（部長）：同センターリハビリテーション科；H. Ishibashi, H. Tonomura（講師），M. Nagae（准教授），K. Takahashi（教授）：京都府立医科大学整形外科．［利益相反：なし．］

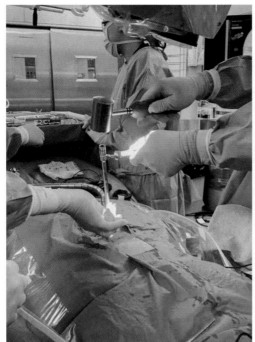
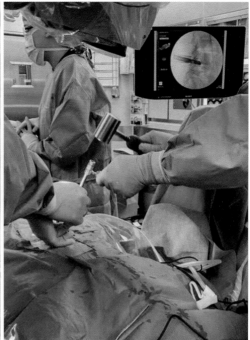

a. 開創器を外側に傾けてケージ先端部を椎間板内中央まで挿入

b. 椎間板内中央からケージを回転させて椎体前縁輪状骨端縁に設置

図1. 透視下でのケージ回転設置の手順

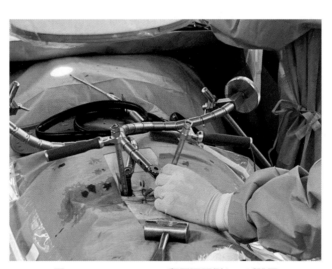

図2. Tubular retractor 留置下両側ケージ設置

### ❷ 方　法

全脊柱単純 X 線側面像から術前後の MI-PLIF 固定椎間前弯角および脊椎矢状面パラメータ［sagittal vertical axis (SVA), thoracic kyphosis (TK), LL, pelvic tilt (PT), PI］を計測した[9].

### Ⅱ. 結　果

固定椎間前弯角は術前 −4°/6°/5°, 4°［症例1/症例2/症例3 (L4/L5, L5/S1)］が術後 20°/16°/16°, 20°, SVA は術前 92.6 mm/108.8 mm/134.8 mm（症例1/症例2/症例3）が術後 24.1 mm/85.9 mm/57.6 mm, TK は術前 13°/31°/17°が術後 17°/32°/17°, LL は術前 44°/28°/18°が術後 68°/38°/50°, PT は術前 28°/23°/37°が術後 21°/19°/29°, PI は術前 71°/46°/60°が術後 77°/50°/61°に変化した.

### Ⅲ. 症例提示

**症例1.** 67歳, 女. 腰椎固定術後隣接椎間障害.

**現病歴**：5年前に腰痛および両下肢痛に対し LLIF による L3/L4 および L4/L5 固定を行うが, 術後3年経過時

III. 成人脊柱変形 ◆ 3. 手術療法　2）矯正手技の工夫

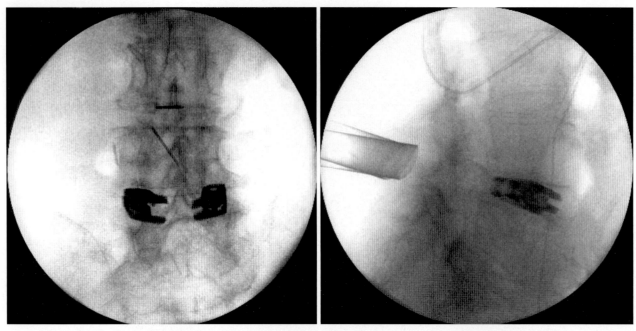

a. 正面透視像　　　　　　　　　　　　　　b. 側面透視像
図3. 両側ケージ同時開大

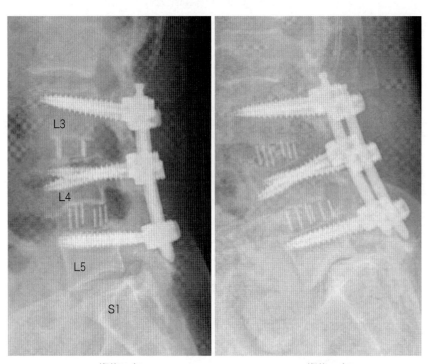

a. 術後1年　　　　　　　　　　　　　　b. 術後5年
図4. 症例1. 67歳, 女. LLIF（L3/L4, L4/L5）術後単純X線側面像

に腰痛および両下肢痛が再燃した.

**X線所見**：L5変性すべり, L5/S1の椎間狭小化および後弯変形（図4）を認めた.

**治療経過**：脊柱矢状面バランスの改善も考慮して当該椎間にMI-PLIFとPPSの再設置を行い, PI-LLは27°が術後9°に改善した（図5）.

**症例2.** 75歳, 女. 腰部脊柱管狭窄を伴う腰椎後弯症.

**現病歴**：10年前から徐々に腰痛および両下肢痛が進行し, 歩行距離200 mの神経因性間欠跛行および安静時の下肢しびれ感を認めた.

**治療経過**：L4/L5にMI-PLIFを行った. 手術時間2時間15分, 出血量50 mlであり, LLは28°から術後38°,

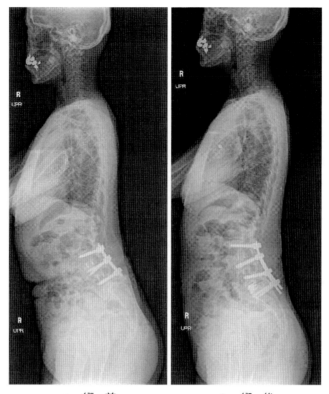

a. 術　前　　　　　b. 術　後

図5. 症例1. MI-PLIF (L5/S1) と PPS 再置換術前後の全脊柱単純X線側面像

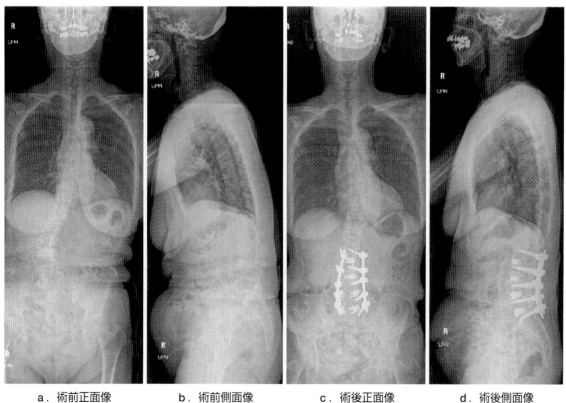

a. 術前正面像　　b. 術前側面像　　c. 術後正面像　　d. 術後側面像

図6. 症例3. 71歳, 女. 全脊柱単純X線像

PI-LL は 18° から術後 12° に改善した.

**症例3**. 71歳, 女. 腰椎後側弯症.

**現病歴**：6年前から徐々に腰痛が増強し, 歩行困難となったため手術療法目的で紹介され受診した.

**治療経過**：脊柱冠状面および矢状面バランスともに不良であり, LLIF と後方 PPS 固定での低侵襲矯正固定法を計画したが, 腹部手術の既往があるため MI-PLIF/TLIF での後方単独矯正固定法を選択した. L4/L5 およびL5/S1 に MI-PLIF を L2/L3 および L3/L4 に MI-TLIFを追加し, 術中 LL 計測値が50°の目標矯正値を超えたため後方 PPS 固定を短範囲 (L2～S1) にとどめた. 手術時間4時間10分, 出血量153 m*l* であり, C7 plumb linecenter sacral vertical line (C7-CSVL) は51.2 mm から術後7.9 mm, Cobb 角は33°から術後8.9°, PI-LL は42°から術後11°に改善した (図6).

## Ⅳ. 考 察

MI 法の最大の特徴はケージ回転設置であり, 前方開大型椎体間ケージを経椎間孔に透視下で回転させながら前方輪状骨端輪に設置するため, 脊柱管内操作がなく術中出血量は多くの症例で計測不能で短時間 (平均37.4分/1椎間) で設置終了する低侵襲手技である. また椎間関節を含めた脊椎後方支持組織が温存され, LLIF と同じ機序[10]で前・後縦靱帯の緊張が変形矯正に有利に働く (cage reduction). MI-TLIF の周術期所見の検討 (20例) では術中硬膜・神経根損傷や術後牽引障害はなく, 一過性の下肢しびれ感を10%に認めたが, 平均7日で消失し術翌日から70%の症例で歩行可能であった[6]. 術後1年の画像成績は L4/L5 および L5/S1 に限局 (18椎間)した調査で, 椎間アライメントの矯正は固定椎間前弯角は平均5.1°/9.8° (術前/術後1年), すべり率 (%) は25.0/12.2, 椎間高指数は 0.39/0.55 と矯正維持され骨癒合率は72.2%であった[7]. 骨癒合については現在, 癒合率を高めるために局所自家骨に加えて, ヒト脱灰骨基質と後腸骨稜から採取した骨髄液の混合骨をケージ内および椎間に移植している.

以上の治療成績をふまえ, 椎間の強固な固定と矯正力の増加を得るため本法を両側から行う MI-PLIF を腰椎脊椎変形3例に応用したが, 固定椎間前弯角は平均3.3°

から18.0° と MI-TLIF の約2倍と満足すべき局所変形矯正力が発揮され, 脊柱矢状面アライメントは3例とも良好に改善した. 今後は術前にどの程度の脊柱矢状面アライメントに対して, 低侵襲矯正固定法に腰椎下位高位を中心に MI-PLIF を追加すれば短範囲後方 PPS 固定で目標値達成につながるかを明らかにし, 低侵襲矯正固定法のさらなる低減化を推し進めたい.

## まとめ

1）下位腰椎に MI-PLIF (両側 MI 法) を行った腰部脊柱変形3例の脊椎矢状面パラメータは良好に矯正された.

2）本法は低侵襲で脊柱矢状面アライメントを改善する強固な足場の矯正構築が可能であり, 今後症例を重ねて術式の有用性と適応例について明らかにしたい.

**文 献**

1) 齋藤貴徳. LLIF と PPS を用いた成人脊柱変形矯正術：どこまで矯正可能か？脊椎脊髄ジャーナル. 2017；30：383-94.
2) 江幡重人ほか. 腰椎側方椎体間固定術のアプローチの解剖学的検討. J Spine Res. 2017；8：1532-9.
3) Lafage V et al. Pelvic tilt and truncal inclination：two key radiographic parameters in the setting of adults with spinal deformity. Spine. 2009；34：E599-606.
4) 谷 陽一ほか. 成人脊柱変形に対する ACR の役割と手技の実際. 脊椎脊髄ジャーナル. 2022；34：821-8.
5) Kobayashi Y et al. Risk factors for intervertebral instability assessed by temporal evaluation of the radiographs and reconstructed computed tomography images after L5-S1 single-level transforaminal interbody fusion：a retrospective study. J Clin Neurosci. 2017；35：92-6.
6) 小倉 卓ほか. Tubular retractor (Φ18 mm) 留置下で行う顕微鏡下低侵襲経椎間孔腰椎椎体間固定術の手術手技の紹介と手術侵襲の検討. 臨整外. 2023；58：1043-7.
7) 小倉 卓ほか. 約20 mm の小切開で行う顕微鏡下最小切開経椎間孔腰椎椎体間固定術の手術手技の要点と初期治療成績. 整形外科. 2024；75：901-6.
8) 長谷川和宏ほか. PLIF・TLIF の意義と30年間のわれわれの工夫. 脊椎脊髄ジャーナル. 2022；35：487-501.
9) 坂野友啓. 脊椎アライメントの評価法：画像診断から. 脊椎脊髄ジャーナル. 2017；30：259-63.
10) 上田茂雄ほか. 側方経路椎体間固定術のメカニズム：手術適応と合併症の回避. 脊髄外科. 2018；32：143-50.

\* \* \*

Ⅲ．成人脊柱変形　◆　3．手術療法　2）矯正手技の工夫

# 高度側弯変形に対する
# ロッド分割脊椎長範囲後方固定術*

小島利協　　武村憲治　　柏崎裕一　　河合孝誠　　大藤勇樹**

［別冊整形外科 87：141〜146, 2025］

## はじめに

高齢社会を迎えて側弯・後弯変形などの成人脊柱変形に対して長範囲（6 椎間以上）固定術を行う機会が増えた．後方経路・側方経路腰椎椎体間固定（PLIF・LLIF）併用，骨切り併用，経皮的椎弓根スクリュー（PPS）使用などさまざまな手術方法の報告があるが，長時間手術や二期的手術は高齢者に対して手術侵襲が大きく周術期合併症の頻度が高くなる[1〜5]．

当科では臥位である程度矯正される不安定型の側弯変形に対して後方単独手術を行ってきたが，臥位で高度側弯が遺残する場合には矯正が困難で長範囲のロッド設置に難渋するため手術療法を躊躇していた．2022 年 4 月からロッドを分割して固定する手技を導入し，ロッド設置が容易になるだけでなく，分割ロッド間での矯正操作が可能になった．高度側弯変形に対するロッド分割後方固定術の有用性について報告する．

## Ⅰ．対象および方法

2022 年 4 月〜2023 年 7 月に立位側弯角 30°以上の高度側弯変形に対して，ロッド分割で 6 椎間以上の後方固定術を行った 11 例を対象とした．男性 1 例，女性 10 例，年齢は平均 76.9（71〜82）歳，経過観察期間は平均 17.4（12〜30）ヵ月であった．術前の平均側弯角は立位 42.8°，臥位 32.8°であった．臥位で 10°以上矯正される不安定型側弯が 8 例（立位 45.4°），10°未満の安定型側弯が 3 例（立位 36.0°）であった．手術方法，手術時間，出血量，術後の側弯角と矯正率，合併症，再手術例を検討した．

## Ⅱ．結　　果

固定遠位端はすべて仙骨翼腸骨（SAI）スクリューであり，固定近位端は Th10：9 例，Th9：1 例，Th8：1 例で，固定椎間は平均 8.3 椎間であった．スクリューはすべてオープン手技で正面透視下に挿入した[6]．ロッド分割高位は L2〜L3：6 例，L3〜L4：4 例，L2 スクリューをスキップして L1〜L3：1 例であった．脊柱管狭窄に対する椎弓切除を 4 例，椎間孔狭窄に対する PLIF を 1 例に併用し，非除圧後方固定が 6 例であった．後弯変形に対しては体位による矯正のみで，矯正のための骨切りや PLIF は行わなかった．棘突起や椎弓外板などの局所切除骨を固定全範囲に移植した．

手術時間は平均 113（91〜143）分，術中出血量は平均 592（236〜1,021）ml であった．最終観察時の立位側弯角は 19.6°（不安定型 18.9°，安定型 21.7°），矯正率は 54.2％（不安定型 58.4％，安定型 39.7％）であった．術後血腫に対して血腫除去術を 1 例に行ったが，その他の周術期合併症はなかった．ロッド折損やロッド連結部破綻例はなかった．近位続発骨折（辺縁椎 4 例，隣接椎 1 例）に対して，固定延長術を術後平均 4.8（1〜9）ヵ月で 5 例に行った．1 例はさらなる続発骨折に対して，上位胸椎までの固定再延長術を行った．固定近位端スクリューの弛みによる背部痛に対して，ロッド切断スクリュー抜去術を術後平均 4.5（4〜5）ヵ月で 2 例に行った．最終観察時の経過は全例で良好であり，患者の満足度は高かった．

## ▌Key words

posterior spinal long fusion, divided rod, severe scoliosis

---

*Posterior spinal long fusion by divided rod for severe scoliosis

**T. Kojima（院長），K. Takemura（部長），Y. Kashiwazaki, K. Kawai, Y. Oto：磯子中央病院整形外科（☎ 235-0016　横浜市磯子区磯子 2-20-45；Dept. of Orthop. Surg., Isogo Central Hospital, Yokohama）．［利益相反：なし．］

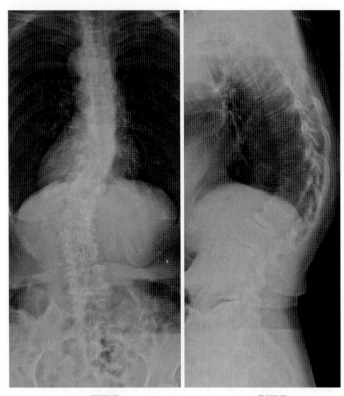

a．正面像　　　　b．側面像
図1．症例1．78歳，女．術前単純X線像

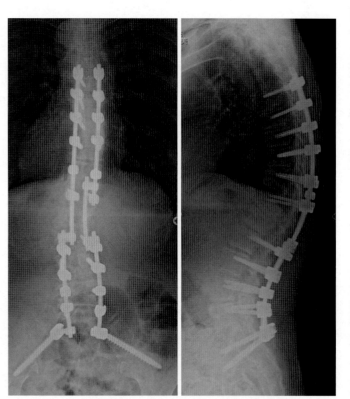

a．正面像　　　　b．側面像
図2．症例1．術後単純X線像

## III．症例提示

**症例1．78歳，女．**

**治療経過**：術前側弯角は立位33°（図1），臥位22°，L5/S1脊柱管狭窄があり椎弓切除併用でTh8～S1固定術を行った．L2スクリューをスキップしてL1～L3右分割ロッド間で開大側弯矯正下にロッド介在連結し，左は直接ロッド間連結した（図2）．固定近位端スクリューの弛みによる体動時背部痛に対して，術後5ヵ月でロッド切断Th8スクリュー抜去術を行った．最終観察時の立位側弯角は13°であった．

**症例2．82歳，女．**

**治療経過**：術前側弯角は立位39°（図3），臥位35°，安定型側弯で脊柱管狭窄はなかったが側弯凹側での右L4・L5椎間孔狭窄による強い右下肢痛があった．L4/L5，L5/S1右PLIFを併用しTh10～S1固定術を行った．L2～L3左分割ロッド間で開大側弯矯正下に両側ともロッド介在連結した（図4）．硬膜外血腫による麻痺症状が出現し，術後3日目に血腫除去術を行った．最終観察時の立位側弯角は28°であった．

**症例3．75歳，女．**

**治療経過**：術前側弯角は立位61°（図5），臥位48°，L4/L5脊柱管狭窄があり椎弓切除併用でTh10～S1固定術を行った．Th10～L3近位ロッドを把持して側弯を矯正しつつ，遠位L4～S1を開大矯正しロッド間を直接連結した（図6）．術後3ヵ月でTh10骨折を発症したが保存療法で改善した．最終観察時の立位側弯角は21°であった．

**症例4．75歳，女．**

**治療経過**：術前側弯角は立位44°（図7），臥位32°，右優位の腰痛で下肢症状はなく，非除圧でTh10～S1固定術を行った．L3～L4右分割ロッド間で開大側弯矯正下に左ロッド間を直接連結し，右はロッド介在連結した（図8）．術後3ヵ月でTh10骨折に対して，ロッド切断連結Th10スクリュー抜去Th7～Th10固定延長術を行った（図9）．さらに術後8ヵ月でTh7骨折に対して，ロッド再連結Th7スクリュー抜去Th2～Th7固定延長術を行った（図10）．最終観察時の立位側弯角は21°であった．

## IV．考察

腹臥位の手術体位で高度側弯変形が遺残する成人脊柱変形に対する後方単独手術では，矯正が十分にできないため長範囲固定でのロッド設置に難渋する．後弯部分と前弯部分があるためロッドをS字状にベンディングする必要があり，側弯のみでなく回旋変形があるとさらにスクリュー列が乱れロッド設置が困難になる．ロッド分割固定手技を導入する前は，矯正操作を体位による矯正，

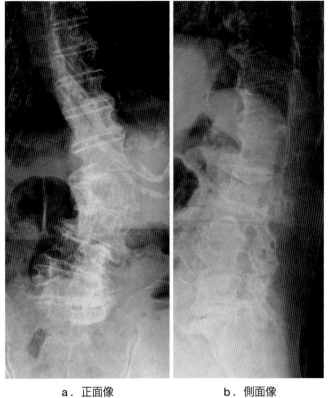

a．正面像　　　　　b．側面像
図3．症例2．82歳，女．術前単純X線像

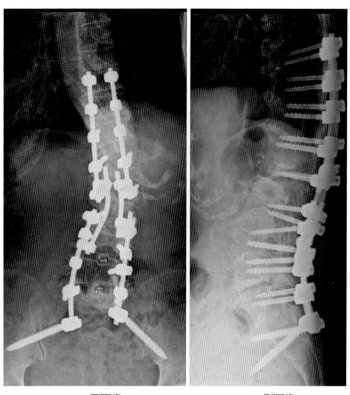

a．正面像　　　　　b．側面像
図4．症例2．術後単純X線像

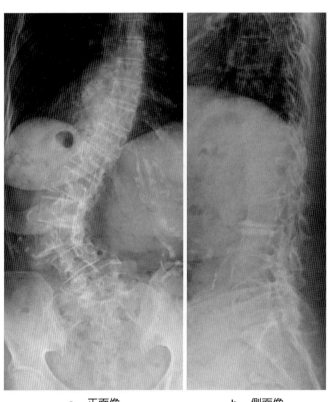

a．正面像　　　　　b．側面像
図5．症例3．75歳，女．術前単純X線像

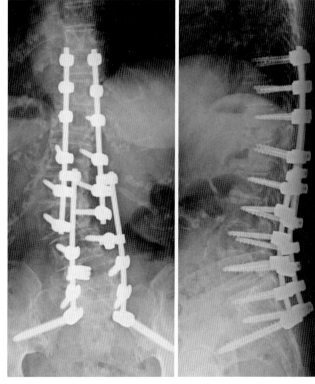

a．正面像　　　　　b．側面像
図6．症例3．術後単純X線像

Ⅲ．成人脊柱変形 ◆ 3．手術療法 2）矯正手技の工夫

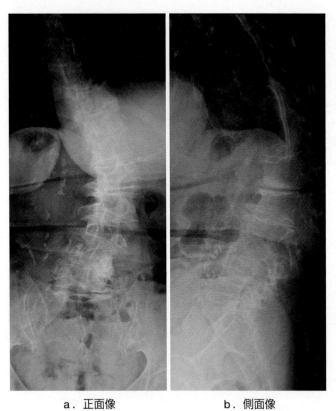

a．正面像　　　　　　　b．側面像
図7．症例4．75歳，女．術前単純X線像

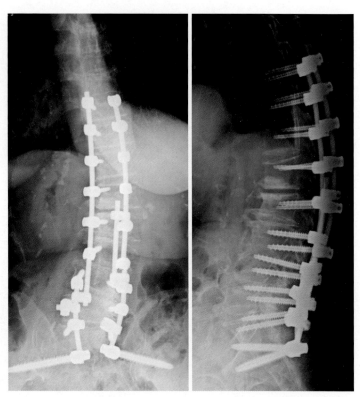

a．正面像　　　　　　　b．側面像
図8．症例4．術後単純X線像

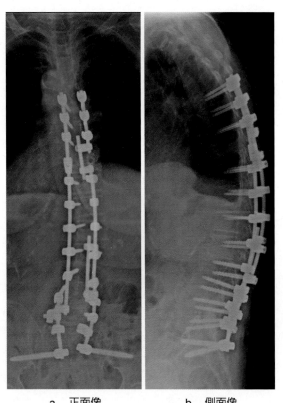

a．正面像　　　　　　　b．側面像
図9．症例4．固定延長術後単純X線像

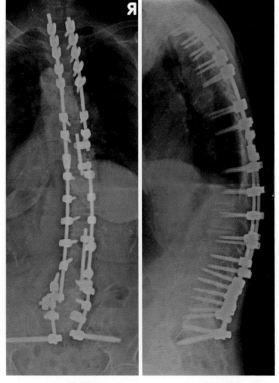

a．正面像　　　　　　　b．側面像
図10．症例4．固定再延長術後単純X線像

体外での用手的矯正，スクリュー間や棘突起間の開大による矯正のみで行っていた．矯正が不十分でロッド設置に難渋するため，高度側弯変形の手術療法を断念することが多かった．

脊椎固定術後の続発骨折や固定隣接椎間障害に対してロッド連結固定延長術を行う機会が増え，さまざまな連結手技を経験し，ロッド介在連結やオープンコネクター つでの直接連結でも強度が十分であることがわかった[7,8]．長範囲固定のロッド設置ストレスを軽減するためにロッド分割固定手技を導入したが，ロッド分割部での側弯矯正操作が可能であり，後方単独手術で矯正角が増大した．変形の強い部位でロッドを分割し，近位・遠位とも棘突起間または側弯凹側スクリュー間で椎間を開大矯正してロッド固定する．ロッド間での側弯矯正操作は，ロッド間で開大しつつロッドを把持して側弯を矯正した．スクリュー間での開大はスクリューが弛む危険があり無理な開大はできないが，分割ロッド間ではスクリューにかかる負荷が分散されるため，強い力での開大が可能である．変形の強い部位でスクリューを1椎スキップすることにより2椎間のロッド間開大矯正が可能であり，最近の症例では本法を多用している（図11）．分割ロッド間開大矯正下でのロッド間連結はロッド介在連結で容易に行えるが，ロッド間の側方偏位が大きい場合にはオープンコネクタを使用して直接連結している．直接連結する場合にはロッド間開大ができないためロッド間の矯正操作はロッド把持での矯正のみとなるが，仮ロッド固定でロッド間を開大矯正して反対側を直接連結する方法も可能である．ロッドの使用本数は多くなるが，50 cmロッドを切断して使用するためロッドの請求は2本のみである．

長範囲固定での椎弓切除・PLIF併用は術後硬膜外血腫が発症する危険性が高くなるため，脊柱管狭窄が軽度で臥位安静で痛み・しびれのない椎間孔狭窄に対しては，非除圧での椎間開大後方固定術を選択している．L5椎間孔狭窄症状が明らかな場合には，L5/S1椎間開大後方固定術では遠位スクリュー弛みにより再発することがあるため，確実な除圧と椎間開大が可能で早期に安定化が期待できるPLIFを選択している．後方単独での側弯矯正はエンドポイントがあり，椎体間で解離・開大を行うPLIF・LLIF併用の側弯矯正と比べて，特に安定型側弯に対しては矯正率が小さくなるが，可及的な椎間開大・側弯矯正で臨床症状の改善は良好であった．手技が簡単で矯正率が大きくなるため，立位側弯角が30°未満の中等度側弯変形に対してもロッド分割手技で長範囲固定を行っている．側弯変形のない多発椎体骨折に対する長範囲固定においても，標的椎間の確実な開大を行うた

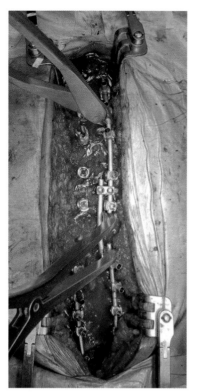

図11．症例1．分割ロッド間2椎間矯正．
ロッド間開大ロッド把持側弯矯正
ロッド介在連結

めにはロッド分割手技が有用である[9]．

成人脊柱変形の矯正固定術では矢状面バランスの矯正が重要である．前傾のためsagittal vertical axis (SVA)が大きくなると固定近位にかかる負荷が大きくなるため，術後早期に近位続発骨折を起こして成績不良の原因となる[10]．中下位腰椎の高度後弯変形に対しては多椎間PLIFでの矯正を行っているが，本研究の高度側弯変形例に中下位腰椎での高度後弯変形例はなく，骨切りやPLIFによる後弯矯正は行っていない．胸腰椎移行部の後弯変形に対しては体位による矯正のみを行った．高齢者のSAIスクリュー併用長範囲固定では，矢状面バランスが良好であっても固定近位続発骨折は高頻度で発生するため，術前にその危険性を十分に説明したうえで，難治例や術後早期であっても重症例に対しては固定延長術が必要であり，その手術手技の確立が重要となる[11]．

後方単独オープン法での長範囲固定術は手術侵襲が大きいと考えられているが，術野展開とスクリュー挿入を迅速に行い，PLIF椎間を限定し，ロッドを分割することにより，手術時間は短縮され重篤な周術期合併症はなかった．PPSと比べてオープン法でのスクリュー挿入は軟部組織への侵襲が大きくなるが，ロッド設置が容易であり，棘突起・椎弓外板・椎間関節表層の骨切除を行うことにより連続性のある良好な移植母床と十分量の移植

骨が確保できる．SAIスクリュー併用長範囲固定では固定近位端およびS1・SAIスクリューは弛むことが多いため，固定近位端椎間およびL5/S1椎間は特に十分な骨移植を行う必要がある．固定全範囲に十分な骨移植を行うことにより長期経過でのロッド折損は回避できると考えている．固定近位端スクリューの弛みによる体動時背部痛は，日常生活動作（ADL）に支障をきたすほどの強い痛みではないが，抜去は容易で抜去後の除痛効果は良好なため，スクリュー弛みのための背部痛と診断した場合には抜去している[12]．

## まとめ

1）高度側弯変形に対するロッド分割脊椎長範囲後方固定術は，ロッド設置が容易になるだけでなく，分割ロッド間での側弯矯正操作が可能である．

2）オープン法での後方単独手術は，手技の工夫と習熟により短時間手術が可能であり，周術期合併症が少ない．

3）高齢者のSAIスクリュー併用長範囲固定術は近位続発骨折が高頻度で発生するため，固定延長手技の確立が必要である．

## 文　献

1) 浦上　勝ほか．高度腰椎変性後側弯症に対する後方矯正固定術の検討．整外と災外．2016；**65**：136-9.

2) 青木隼人ほか．成人脊柱変形に対する変形矯正固定術の周術期および術後合併症の検討．J Spine Res. 2017；**8**：1650-4.

3) 深谷賢司ほか．成人脊柱変形に対するOLIFを用いた最小侵襲矯正固定術．脊髄外科．2018；**32**：334-7.

4) 長谷川晃大ほか．当院における成人脊柱変形の術後経過．整外と災外．2022；**71**：167-70.

5) 溝渕周平ほか．TLIFを併用した成人脊柱変形に対する後方矯正固定術の術後成績．中部整災誌．2022；**65**：643-4.

6) 小島利協ほか．正面透視下での胸腰椎椎弓根スクリュー挿入手技．整形外科．2024；**75**：133-8.

7) 小島利協ほか．ロッド連結脊椎後方固定延長術における連結方法と強度の検討．整形外科．2021；**72**：1085-9.

8) 小島利協ほか．ロッド切断連結による脊椎後方固定延長術．整形外科．2023；**74**：440-4.

9) 小島利協ほか．骨粗鬆症性椎体骨折による椎間孔狭窄症に対して分割ロッド間開大後方固定術を行った1例．整形外科．2024；**75**：1312-4.

10) 小島利協ほか．骨粗鬆症性椎体骨折による高度後弯変形に対して上位頚椎まで固定延長術を行った1例．整形外科．投稿中．

11) 小島利協ほか．骨粗鬆性椎体骨折に対する仙骨翼腸骨スクリュー併用長範囲後方固定術．整形外科．2023；**74**：101-5.

12) 小島利協ほか．脊椎固定スクリューの弛みに対するロッド切断抜去術．整形外科．2023；**74**：1151-5.

＊　　　＊　　　＊

## はじめに

成人脊柱変性後弯・後側弯変形（adult spinal deformity：ASD）患者に対する脊柱骨盤固定術は患者の健康関連の生活の質（QOL）の改善に有効である一方，脊椎インストゥルメント関連合併症の発生率が高く再手術を余儀なくされる症例も一定数存在する[1]．仙腸関節貫通スクリュー（sacral alar iliac screw：SAI）は，腰仙椎後弯変形を矯正する脊柱骨盤固定術において非常に強力な骨盤アンカーとなるが[2,3]，高齢者の脊柱骨盤長範囲固定においては腰仙椎移行部が骨癒合不全，偽関節となりやすく，そのため術後経過中にロッド折損などの機械的破綻が生じる．われわれは2012年よりS2AIスクリュー法を採用し，高齢者ASD手術においておおむね良好な変形矯正と術後成績を得てきたが，ロッド折損による再手術例を複数経験するようになり，2016年からはロッド折損対策として腰仙椎部に補強ロッドを追加し折損症例はみられなくなった反面，術後経過中にS2AIスクリュー折損例を経験するようになった（図1）．

本稿では，distal instrumentation failureであるS2AIスクリュー折損の予防策として，2019年より通常のS1椎弓根スクリューにかわりS1AIスクリューを使用し，S2AIスクリューと併せてdual AI（DAI）スクリュー法[4]とした脊柱骨盤固定術を高齢ASD患者の変形矯正手術に導入したので，その有効性を評価した．

## I．対象および方法

当院倫理委員会の承認後（M23138），65歳以上のASD患者に対し，2016年11月～2023年4月の間に補強ロッド併用でSAI法による胸腰椎矯正固定術を施行した症例のうち，固定範囲はTh9～骨盤，L5/S椎間には後方椎体間固定を施行し，術後18ヵ月以上経過観察しえた症例を対象とした．なお研究対象者に対してはホームページ上に研究情報を公開したうえでオプトアウトの機会を保証した．

内訳はS2AIスクリュー単独群（S2AI群）28例（女性23例，平均73歳）とDAI群28例（女性22例，平均72歳）で，患者背景，スクリュー折損率，立位脊柱全長単純X線像で計測した脊柱骨盤矢状面パラメータ[sagittal vertical axis（SVA），pelvic incidence minus lumbar lordosis（PI-LL），pelvic tilt（PT）]の術前後推移を後方視的に調査・比較した．またサブ解析としてS2AI群をスクリュー折損あり群となし群に分類し，術前術後の矢状面パラメータを比較した．統計処理はMann-Whitney $U$ 検定，Wilcoxon符号付き順位検定，Fisher直接確率検定を用いて，$p<0.05$ をもって有意差ありと判定した．

## II．DAIスクリューの設置

仙骨後面を外側仙骨稜まで広く展開し，S1AIおよびS2AIスクリューの刺入点を露出させる．仙骨骨盤の形態は個人差が大きいが，一般にS1AIスクリュー刺入点はS1上関節突起の下縁やや尾側と外側仙骨稜の交点，S2AIスクリュー刺入点はS1，S2背側仙骨孔の中点と外側仙骨稜の交点となる[4,5]．術中O-armならびにStealth Station S7（Medtronic社）によるナビゲーションイメー

## Key words

adult spinal deformity, distal instrumentation failure, dual sacral alar iliac screw, S2 alar iliac screw, S1 alar iliac screw

---

*Spino-pelvic fixation using dual sacral alar iliac screw technique for elderly patients with thoracolumbar kypho-scoliosis
　要旨は第33回日本脊椎インストゥルメンテーション学会において発表した．
**A. Wada（教授），K. Nakamura, A. Tani, K. Fukutake（講師），K. Hasegawa（講師），H. Takahashi（主任教授）：東邦大学整形外科（Dept. of Orthop. Surg., Toho University School of Medicine, Tokyo）．[利益相反：なし．]

Ⅲ．成人脊柱変形 ◆ 3．手術療法 2）矯正手技の工夫

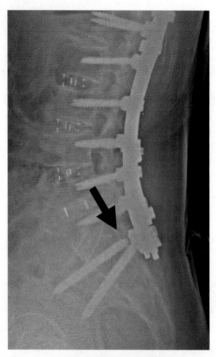

a．術後単純X線側面像

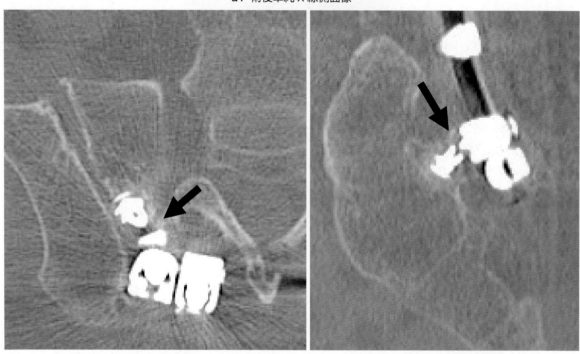

b．術後CT横断像　　　　　　　　　　c．術後CT傍矢状断像
図1．症例．74歳，女．S2 AIスクリュー折損例（矢印：S2 AIスクリュー基部での破断）

ジガイド下に最適なスクリュー刺入点を決定し，ナビゲーション対応ストレートプローブによる正確なスクリュー軌道を作成して，タッピングの後に至適サイズのスクリューを刺入した（図2）．本シリーズのDAI群はすべてS1AI，S2AIスクリューともに径8.5 mm，長さ80 mmのスクリューを使用した．

## Ⅲ．結　果

対象とした両群の患者背景を表1に示す．男女比，年齢，肥満度（body mass index：BMI），二重エネルギーX線吸収法（DXA）による骨密度（大腿骨若年成人比），術前後テリパラチド製剤併用の有無，主術式［pedicle subtraction osteotomyまたは側方経路腰椎椎体間固定術（lateral lumbar interbody fusion：LLIF）］の症例数

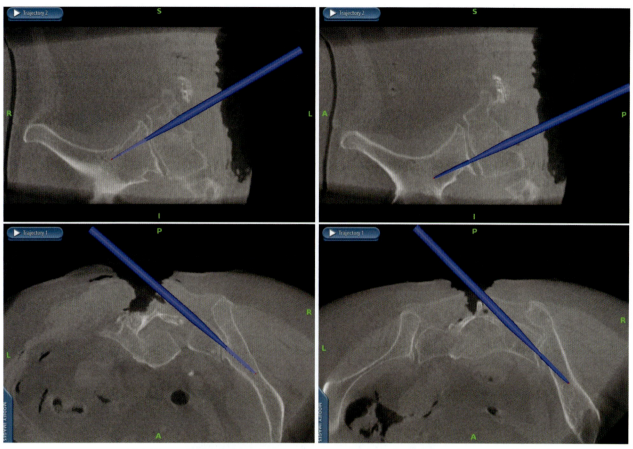

a．S1AI スクリューの刺入軌道　　　　　　　　b．S2AI スクリューの刺入軌道

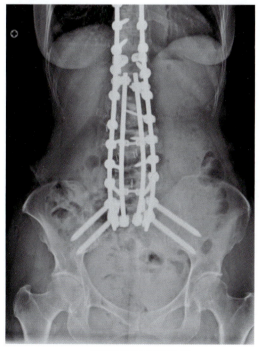

c．術後単純 X 線正面像

図2．術中 CT ナビゲーションによる DAI スクリューの設置．ナビゲーション用プローブにより作成する．

に両群間で有意差はなく，術後観察期間のみ S2AI 群が有意に長期であった．

スクリュー折損は術後 1.5～4.7（平均 2.5）年で発生しており，構造上もっとも細くなっているスクリュー基部の破断，またはセットスクリュー（プラグ）の脱転のどちらかで，スクリュー軸部での折損例はなかった．S2AI

Ⅲ. 成人脊柱変形 ◆ 3. 手術療法 2）矯正手技の工夫

表1. 患者背景

| | S2AI 群 | DAI 群 | p 値 |
|---|---|---|---|
| 症例数（例） | 28 | 28 | |
| 男/女（例） | 5/23 | 6/22 | 1.000 |
| 年齢（歳） | 73±6 | 72.0±5 | 0.530 |
| BMI（kg/m²） | 23.3±3.8 | 24.3±4.6 | 0.520 |
| bone mineral density（% YAM 大腿骨） | 74.9±15.7 | 76.1±10.4 | 0.503 |
| テリパラチド使用［あり/なし］（例） | 27/1 | 28/0 | 1.000 |
| pedicle subtraction osteotomy 施行例 | 8 | 4 | 0.329 |
| LLIF 施行例 | 14 | 21 | 0.100 |
| 術後観察期間（月） | 56 | 34 | 0.001* |

*p<0.05

表2. S2AI群におけるスクリュー折損あり群となし群の比較

| | | あり群 | なし群 | p 値 |
|---|---|---|---|---|
| 術前 | LL（°） | 15±18 | 7±21 | 0.481 |
| | PI（°） | 54±14 | 43±11 | 0.096 |
| | PI-LL（°） | 39±12 | 36±23 | 0.517 |
| | PT（°） | 36±8 | 29±16 | 0.121 |
| | SVA（mm） | 128±47 | 116±59 | 0.511 |
| 術直後 | LL（°） | 44±10 | 45±10 | 0.533 |
| | PI（°） | 50±9 | 43±10 | 0.104 |
| | PI-LL（°） | 7±5 | −2±8 | 0.028* |
| | PT（°） | 23±7 | 12±7 | 0.009* |
| | SVA（mm） | 22±15 | 7±26 | 0.11 |

*p<0.05

群で7例（25%）に発生し，全例両側折損であり，スクリュー基部の破断5例（17.9%），プラグの脱転2例（7.1%），うち1例はL5/S偽関節のため疼痛と後弯変形が再燃し，追加固定術を要した．一方，DAI群では1例（3.6%）に片側S2AIプラグの脱転が生じたが，術後2年時のCTで骨癒合が完了しており無症状のため経過観察中であった．

S2AI群のサブ解析におけるスクリュー折損あり群となし群の脊柱骨盤パラメータ比較では，術前のLL，PI-LL，SVAに有意差はなく，PIおよびPTはあり群で大きい傾向がみられた（p＝0.096および0.121）．また術直後のLLに有意差はなかったが，PI-LLとPTはあり群が有意に大きく，術前と同様にPIおよびPTはあり群で大きい傾向がみられた（表2）．すなわちスクリュー折損あり群の症例はなし群と比べ，より大きなPIおよびPTを有しており，これに対する後弯の矯正不足が示唆された．

術前後の脊柱骨盤パラメータ比較では，PI-LL，PT，SVAのすべてにおいて両群ともに術直後は有意に改善したが，最終調査時にS2AI群ではPTとSVAが有意に

再悪化した一方で，DAI群はPI-LL，PT，SVAのすべてにおいて術直後の改善が維持されていた（図3）．

スクリュー折損と固定近位端の後弯・骨折［proximal junctional kyphosis/fracture（PJK/F）］発生率との関連では，S2AI群においてスクリュー折損あり，かつPJK/Fありの症例は7例中6例（発生率85.7%）と高率であり，スクリュー折損なし，かつPJK/Fありの症例21例中12例（発生率57.1%）より高率であった．一方DAI群では片側S2AIプラグ脱転が生じた1例を含め，PJK/Fが生じたのは28例中9例（32.1%）とS2AI群に比べ低率であった．

## Ⅳ. 考　察

### ❶ASD の術後機械的合併症と S2AI スクリュー破綻

ASDに対する脊柱骨盤矯正固定術における尾側アンカーとしてS2AIスクリューは古典的な腸骨スクリュー（IS）と同等以上の固定力があるとともに，ISと比べ刺入点がより低位置となるため術後スクリューヘッドの皮下突出によるトラブルのリスクが格段に低く，さらに脊椎ロッドとの連結に際して側方コネクターが不要で，胸腰椎椎弓根スクリューと同一線上でロッドとの連結が可能であるという大きな利点がある[6~9]．しかし高齢ASD患者の多くは代謝性疾患，骨粗鬆症，サルコペニアなど骨癒合に負の影響を与える複数の併存症を有しており，長範囲脊椎固定術は合併症の発生率が高く，特に術後経過中に生じるロッド折損などの機械的破綻やPJK/Fは再手術，追加手術を要する主要因となり臨床的に重大な問題である．Baroneら[10]は機械的破綻を経験した患者は経験していない患者と比較して，より小さいLLとより大きなPT，およびPI-LLミスマッチを有している可能性が高いことを報告し，Elshamlyら[11]も同様に大きなPI，PT，PI-LLミスマッチがある患者は胸腰椎固定術後にロッド折損のリスクが高まると報告している．本

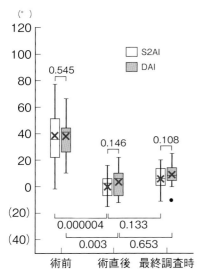
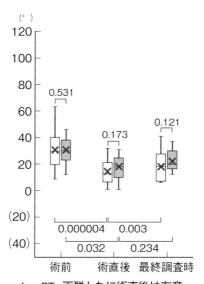
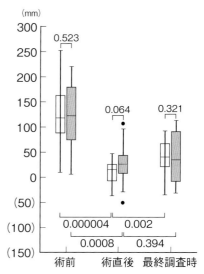

a．PI-LL．S2AI 群，DAI 群ともに術直後は有意に改善し，最終調査時まで維持している．

b．PT．両群ともに術直後は有意に改善しているが，S2AI 群は最終調査時に有意に悪化している．

c．SVA．両群ともに術直後は有意に改善しているが，S2AI 群は最終調査時に有意に悪化している．

図 3．脊柱骨盤パラメータの推移

研究の調査結果からも，遠位固定端の機械的破綻である S2AI スクリュー折損例の術前 PI および PT は非折損例と比べ，有意差はなかったものの大きい傾向にあり，折損例の術後 PI-LL ミスマッチならびに PT は有意に大きく，非折損例に比べ変形矯正が不足していた．さらにスクリュー折損例は PJK/F 発生率が 85.7％ ともっとも高率であったが，これも過去の報告どおり矯正不足に起因するものであると考える．

### ❷S2AI スクリュー折損の要因

S2AI スクリューの弛みや仙腸関節に及ぼす影響に関する報告は散見されるが，折損に関する報告は限られている．ASD 例を対象とした報告の折損率は 4.1～35％ と幅があるが[12~16]，折損部位に関する詳細な記載のある報告の多くは基部での破断かプラグの脱転で，スクリュー軸部での折損例はまれであり，自験例においても発生率 25％ のうち基部の破断が 17.9％，プラグの脱転が 7.1％ で軸部での折損例はなかった．この原因として Sohn ら[17] は S2AI スクリューに関する有限要素解析研究で，スクリュー頭部と軸部の間の細くなった頚部に加わる相互作用力は牽引方向にかかることを示し，頭部と軸部の間のなす角度が大きいことに問題があると推察している．Hyun ら[18] も有限要素解析でスクリュー頚部が角度 30° でロッドと固定された場合，角度 0° に比べてヘッドとロッドが接触している部分の周囲で応力が増加し，スクリュープラグの変位も増加することを見出し，これがプラグ脱転の要因であると報告している．われわれは ASD 患者の腰仙椎矯正固定を行う際にカンチレバー法を行っているが，S2AI スクリューとロッドの締結の際にスクリュー頚部が最大振り幅での固定となることが多く，さらにこの矯正力は細い頚部に対して開大方向への牽引力として働くため，不良な骨質で骨癒合が遷延することの多い高齢 ASD 患者においては骨癒合完了までの間，もっとも細くて弱いスクリュー頚部に繰り返し加わるストレスに頚部の力学的強度が負けて折損，脱転にいたったものと思われる．

### ❸DAI スクリュー固定

DAI 法は仙腸関節面の皮質骨を 2 本のスクリューが貫通するため 1 本の S2AI 法より強力な骨盤アンカーとなりうる．本法は 2013 年，Mattei ら[4] の脊柱骨盤長範囲固定術後の腰仙部症候性偽関節，不安定症例に対するサルベージ法としての 5 例報告を嚆矢とし，その後短期成績ではあるが ASD 手術への応用と，S2AI スクリュー単独との比較において腸骨内での弛みが少ないなどの優位性，術後臨床成績の非劣勢報告が散見されるようになった[19~21]．

われわれの調査結果でも術後観察期間が平均 34 ヵ月と比較的短期ではあるが，DAI 法施行例のスクリュートラブルは無症候性 S2 プラグ脱転の 1 例のみであり，術後に獲得された矢状面パラメータの矯正損失がほとんどなく，かつ PJK/F 発生率も S2AI 法例に比べ低率であった．PJK/F の発生要因は多因子的であり，DAI 法において術後観察期間が長くなるにつれ発生率が上昇する可能

性があるが，一方で尾側の固定がより強固になったために頭側固定端への負荷が増大しやすくなり，PJK/F発生率が上昇するのではないかという懸念は現段階で否定的となった．

DAIスクリュー設置における技術的な問題として，通常のX線透視像による涙滴痕刺入法では症例によって正確なスクリュー刺入設置が困難な場合もあり，仙腸関節以遠の腸骨内で2本のスクリュー軸部が緩衝するおそれもある．DAIスクリュー設置においてわれわれの施設ではナビゲーションを用いて正確なスクリュー刺入設置に努めているが，ナビゲーションシステムは高額であり今なお使用可能な施設が限定される．近年，椎弓根スクリュー設置において患者適合型手術支援ガイド法の安全性，有効性が報告され，保険請求が可能となった．S2AIスクリュー設置への応用も開始されてきており，術前CTの取り込み準備などの煩雑さはあるものの比較的安価で正確なDAIスクリュー設置が可能となり，今後本法の普及に寄与するものと考える．

## ま と め

1）高齢者ASD患者に対する脊柱骨盤固定術にS1およびS2AIスクリューを併用したDAIスクリュー固定法を導入した．

2）本法は従来のS2AI単独法に比べスクリュー折損率が低く，術後獲得された矯正位の保持にも優れ，強固な脊柱骨盤固定法として有用である．

## 文 献

1) Diebo BG et al. Lumbar lordosis redistribution and segmental correction in adult spinal deformity : does it matter? Spine. 2024 ; **49** : 1187-94.

2) Mattei TA et al. Low-profile pelvic fixation with sacral alar-iliac screws. Acta Neurochir. 2013 ; **155** : 293-7.

3) O'Brien JR et al. An anatomic study of the S2 iliac technique for lumbopelvic screw placement. Spine. 2009 ; **34** : E439-42.

4) Mattei TA et al. Combined S-1 and S-2 sacral alar-iliac screws as a salvage technique for pelvic fixation after pseudarthrosis and lumbosacroiliac instability. J Neurosurg Spine. 2013 ; **19** : 321-30.

5) DePasse JM et al. S-1 alar/iliac screw technique for spinopelvic fixation. J Neurosurg Spine. 2018 ; **28** : 543-7.

6) Habib A et al. Direct iliac screw vs sacral-2-alar-iliac screws technique for sacropelvic fixation : technical nuances and a review of the literature. Int J Spine Surg. 2023 ; **17** : 511-9.

7) Hasen MY et al. Postoperative complications of S2AI versus iliac screw in spinopelvic fixation : a meta-analysis and recent trends review. Spine J. 2020 ; **20** : 964-72.

8) Gao Z et al. Comparative radiological outcomes and complications of sacral-2-alariliac screw versus iliac screw for sacropelvic fixation. Eur Spine J. 2021 ; **30** : 2257-70.

9) Odland K et al. Spinopelvic fixation failure in the adult spinal deformity population : systematic review and meta-analysis. Eur Spine J. 2024 ; **33** : 2751-62.

10) Barone G et al. Mechanical complication in adult spine deformity surgery : retrospective evaluation of incidence, clinical impact and risk factors in a single-center large series. J Clin Med. 2021 ; **10** : 1811.

11) Elshamly M et al. Long-term impact of sagittal malalignment on hardware after posterior fixation of the thoracolumbar spine : a retrospective study. BMC Musculoskelet Disord. 2020 ; **21** : 387.

12) Gular UO et al. Sacropelvic fixation in adult spinal deformity（ASD）: a very high rate of mechanical failure. Eur Spine J. 2015 ; **24** : 1085-91.

13) Ha AS et al. Minimum 2-year analysis of S2-alar-iliac screw fixation for adult spinal deformity. Global Spine J. 2022 ; **8** : 1640-6.

14) Kankam SB et al. Clinicoradiological outcomes and complication profiles of bilateral dual sacral-alar-iliac screws versus bilateral single sacral-alar-iliac screws in patients with spinal deformity who underwent grade 3 or 4 Osteotomies : a retrospective comparative study. World Neurosurg. 2023 ; **178** : e646-56.

15) 長本行隆ほか．S2 alar iliac スクリューの折損ならびにセットスクリューの脱転をきたした3例．J Spine Res. 2022 ; **13** : 1157-62.

16) Park GO et al. Complication profiles associated with sacral alar iliac screw fixation in patients with adult spinal deformity : a comparative analysis to the conventional iliac screw fixation. The Nerve. 2021 ; **7** : 71-7.

17) Sohn S et al. Biomechanical characterization of three iliac screw fixation techniques : a finite element study. J Clin Neurosci. 2018 ; **52** : 109-14.

18) Hyun SJ et al. Durability and failure types of S2-alar-iliac screws : an analysis of 312 consecutive screws. Oper Neurosurg. 2021 ; **20** : 91-7.

19) Park PJ et al. Dual S2 alar-iliac screw technique with a multirod construct across the lumbosacral junction : obtaining adequate stability at the lumbosacral junction in spinal deformity surgery. Neurospine. 2020 ; **17** : 466-70.

20) Tang Z et al. The utilization of dual second sacral alar-iliac screws for spinopelvic fixation in patients with severe kyphoscoliosis. Orthp Surg. 2022 ; **14** : 1457-68.

21) Uotani K et al. Comparative study of bilateral dual sacral-alar-iliac screw versus bilateral single sacral-alar-iliac screw for adult spinal deformities. World Neurosurg. 2021 ; **156** : e300-6.

\* \* \*

# Four delta-rods configuration strategy*

薗　隆　清水孝彬　村田浩一　松田秀一　大槻文悟**

[別冊整形外科 87：153〜156, 2025]

## はじめに

　成人脊柱変形（adult spinal deformity：ASD）に対しての手術は，多椎間腰椎椎体間固定（transforaminal lumbar interbody fusion：TLIF, posterior lumbar interbody fusion：PLIF）や，pedicle subtraction osteotomy（PSO）や vertebral column resection（VCR）など骨切りを併用した後方単独手術が主であったが，手術侵襲が大きく，高度な手術技術が必要である[1,2]．

　近年，側方経路腰椎椎体間固定術（lateral lumbar interbody fusion：LLIF）の低侵襲性や矯正力が注目され，ASDに対する手術にも使用されてきた[3,4]．LLIFは椎間板を直接解離でき，大きなケージを挿入可能で，当科では主にLLIFを用いた前方後方法で矯正を行っている．腰椎前弯の獲得が不十分なことが予想される場合は，PSOなどの骨切りを併用する．本稿では，前方後方手術の際の前弯の形成およびロッド設置の工夫について紹介する．

## Ⅰ. 矯正手技の工夫

　後側弯に対しての戦略は，①LLIFによる腰椎前方固定（L2/L3〜L4/L5），②L5/S TLIFを含む胸腰椎骨盤後方固定である．当科では原則一期的に行っているが，関連病院の研究で二期的手術でも周術期の合併症に差がないことがわかり，二期的手術も選択肢となる[5]．

　腰椎前方固定には，主に生体活性多孔チタンを使用し，腸骨採取の侵襲を減少させている．骨癒合率は，1年で85％と腸骨移植と遜色がない[6]．ケージは椎間板腔前方に設置し，過度に持ち上げないことが重要である[4]．

　矯正目標は，Schwab-Scoliosis Research Society（SRS）分類[7]に従い，pelvic incidence（PI）-lumbar lordosis（LL）＜10°をめざすが，股関節の拘縮などで最大屈曲角が小さい場合には目標LLを少なくすることもある．

　固定範囲は，*de novo* のASDの場合，上位固定椎（upper instrumented vertebra：UIV）は胸椎後弯が大きくない症例では後弯の頂椎を越えない下位胸椎のTh8〜Th10の間としている．思春期側弯の遺残のASDの場合は，上位胸椎になることが多い．最頭側は，フックを使用するか，経皮的椎弓根スクリュー（percutaneous pedicle screw：PPS）を用いて，proximal junctional kyphosis（PJK）の予防としている．下位固定椎（lower instrumented vertebra：LIV）は，S2 alar iliac スクリュー（S2AIS）を必ず挿入し骨盤までの固定としている．

　腰椎前弯の獲得は，腰椎前弯の終了するTh11〜L1椎体と仙骨との距離を調節し行う．われわれは4本ロッドを使用しているが，胸椎の椎弓根スクリュー（pedicle screw：PS）ヘッドが腰椎PSヘッドよりも内側にくることを利用し，腰椎PSを介さず胸椎のPSとS2AISを直接連結するロッドを内側に設置している．本ロッドは，側面からみると弓の弦のように作用する（側面からみてロッドが三角形にみえるため，delta-rod configurationと呼ばれている）[8]．この弦の長さを調整することで弓に当たる腰椎前弯を調節可能となる．具体的にはL5, S1のPSにテンポラリーロッドを挿入し（図1a），それに連結したタブを用手的に頭側に倒すことで適切な腰椎前弯を作成する（図1b, c）．タブを倒した状態で内側に胸椎PSとS2AISを結ぶロッドを設置し仮固定する（図1d, e）．これで腰椎前弯が固定され，もし前弯が足りなければパワーグリップを用いて，パワーグリップと

## Key words

adult spinal deformity, four delta-rods configuration

*Four delta-rods configuration strategy for adult spinal deformity surgery
**T. Sono, T. Shimizu, K. Murata（講師），S. Matsuda（教授），B. Otsuki（准教授）：京都大学整形外科（Dept. of Orthop. Surg., Graduate School of Medicine, Kyoto University, Kyoto）．［利益相反：なし．］

Ⅲ．成人脊柱変形　3．手術療法　2）矯正手技の工夫

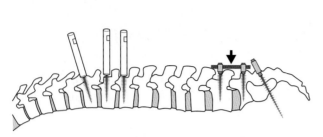

a．L5 と S1 の PS にテンポラリーロッドを設置する．

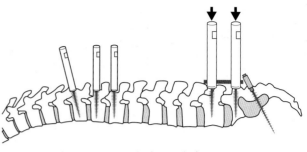

b．L5，S1 にタワーを立てる．

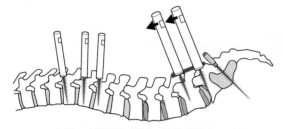

c．タワーを頭側に傾け，腰椎前弯をつくる．

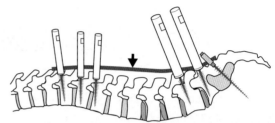

d．胸椎と S2AI のスクリューをロッドで連結する．

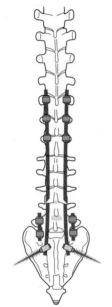

e．d の際の正面像

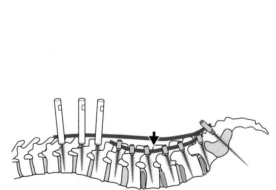

f．腰椎と S1 の PS を別のロッドで連結する．

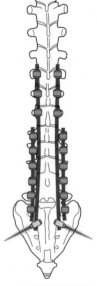

g．f の際の正面像

図1．Four delta rods configuration の手順．a〜e はみやすいように腰椎 L1〜L4 のスクリューを省略している．

S2AIS 間にコンプレッションをかけてロッドを短縮させると，さらに前弯獲得が可能となる．得られた前弯に沿うように2本目のロッドを挿入し，腰椎と仙骨の PS を連結する（図1f, g）．1本目と2本目のロッドはコネクタで連結する．左右で同じことを行い，合計4本のロッドを設置する．

以上のように，①胸椎 PS と S2AIS を骨盤を倒しながらロッドで連結し，さらにコンプレッションをかけることで腰椎の距離を短くし腰椎前弯を形成すること，②4本のロッドで固定力を強化し，delta-rod configuration で三次元的にさらに強度を上げることが可能となる．本法を four delta-rods configuration strategy と命名し，ASD 矯正の簡便な方法として使用している．

## Ⅱ．症例提示

**症　例**．72歳，女．
**主　訴**：腰痛．
**既往歴**：両側変形性膝関節症に対して人工膝関節全置換術，左変形性股関節症に対して左人工股関節全置換術，骨粗鬆症に対して副甲状腺ホルモン注射を術前に行った．

**画像所見**：術前のアライメントは，LL -47°，pelvic

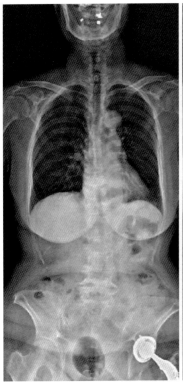
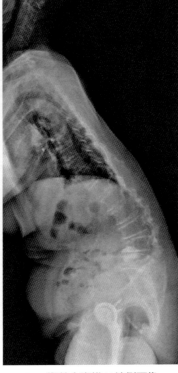
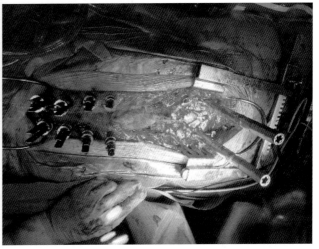

a．術前全脊椎 X 線正面像　　b．術前全脊椎 X 線側面像　　c．術中所見．左が頭側，右が尾側．L5 と S1 の PS にテンポラリーロッドを設置し，L5 の PS にタワーを立てている状態（図 1b の状態）

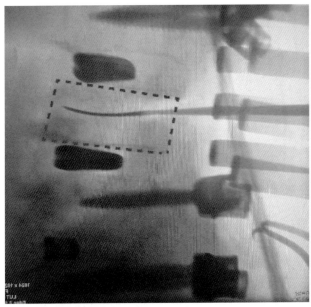
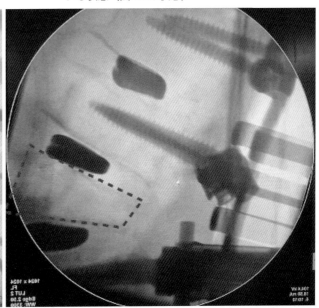

d．術中透視側面像．点線が L4 椎体で骨切り部分にエレバトリウムを挿入して間隙を確認している．　　e．L5 タワーを頭側に傾けると，点線の L4 椎体の骨切り部分が閉じ，腰椎前弯が獲得できる（図 1c の状態）．

図 2．症例．72 歳，女．

tilt（PT）0°，PI 33°，PI-LL 80°，sagittal vertical axis（SVA）230 mm とアライメント不良であった（図 2a, b）．腰椎過伸展でも LL は-9°であり，L4 での骨切り併用で胸腰椎前方後方固定術（Th8-S2AI）を選択した．

**手術所見**：手術はまず右側臥位で前方から，L2/L3, L3/L4, L4/L5 に LLIF を行い，それぞれにチタンケージを挿入した．その後腹臥位になり，腰椎から仙骨にかけて傍脊柱筋を展開し，PS，S2AIS を刺入する（骨切り部は除く）．胸椎レベルは，皮膚・皮下まで正中縦皮切をおくが，PS は筋膜のみを切開し，タブがついた PPS を挿入している（図 2c）．次に，L5/S で TLIF，L4 レベルで PSO を行った（図 2d）．L5 の PS，S1 の PS にテンポ

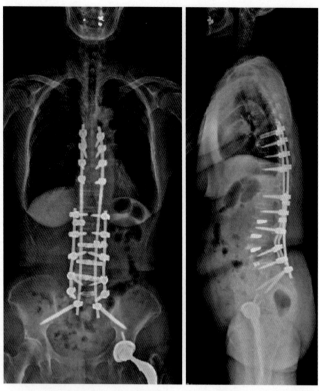

f. 術後全脊椎 X 線正面像　　g. 術後全脊椎 X 線側面像

図2（つづき）

ラリーロッドを設置し，さらに，L5 にリダクションタワーを立て，頭側に腰椎前弯をつくるように傾けると（図 2c），L4 骨切り部が閉じて，腰椎前弯が形成されることが透視下で確認できる（図 2e）．この状態で，胸椎の PPS と S2AIS を連結すると腰椎の前弯が確定する．次に，テンポラリーロッドをはずして，腰椎から S1 までの PS をロッドに連結し，さらに 1 本目のロッドとコネクターで接続し，終了となる．

**術後経過**：術後は LL 25°，PI-LL 8°，SVA 61 mm と良好なアライメントとなった（図 2f, g）．

## まとめ

1) 当科で行っている four delta-rods configuration strategy について，コンセプトと症例を紹介した．

2) 本法は汎用性が高く，ロッドの連結も比較的簡便である．

### 文献

1) Auerbach JD et al. Major complications and comparison between 3-column osteotomy techniques in 105 consecutive spinal deformity procedures. Spine. 2012；**37**：1198-210.
2) Lenke LG et al. Complications after 147 consecutive vertebral column resections for severe pediatric spinal deformity：a multicenter analysis. Spine. 2013；**38**：119-32.
3) Fujibayashi S et al. Effect of indirect neural decompression through oblique lateral interbody fusion for degenerative lumbar disease. Spine. 2015；**40**：E175-82.
4) Otsuki B et al. Analysis of the factors affecting lumbar segmental lordosis after lateral lumbar interbody fusion. Spine. 2020；**45**：E839-46.
5) Masuda S et al. Association of two-staged surgery with systemic perioperative complications in lateral lumbar interbody fusion for adult spinal deformity：a propensity score-weighted study. Eur Spine J. 2023；**32**：950-6.
6) Fujibayashi S et al. Multicenter prospective study of lateral lumbar interbody fusions using bioactive porous titanium spacers without bone grafts. Asian Spine J. 2022；**16**：890-7.
7) Terran J et al. The SRS-Schwab adult spinal deformity classification：assessment and clinical correlations based on a prospective operative and nonoperative cohort. Neurosurgery. 2013；**73**：559-68.
8) Ramey WL et al. The lexicon of multirod constructs in adult spinal deformity：a concise description of when, why, and how. J Neurosurg Spine. 2022；**36**：1023-9.

Ⅲ．成人脊柱変形 ◆ 3．手術療法 2）矯正手技の工夫

# 骨粗鬆症性椎体骨折に対する
# vertebral body stenting の適応と限界
## ── 前方開大手技の有用性*

松木健一　　星野雅洋**

[別冊整形外科 87：157～162, 2025]

## はじめに

高齢化社会は現在も進行しており，骨粗鬆症性椎体骨折は増加している．骨粗鬆症では明らかな外傷歴がない，いわゆる「いつのまにか骨折」が多く存在し，これらの病態の啓蒙活動により早期診断，治療が行われるようになった．しかし治療法に関してはいまだ確立されておらず，椎体圧潰による後弯変形や偽関節による腰痛残存のため日常生活動作（ADL）が著しく低下することも少なくない[1]．

このような症例に対して低侵襲かつ確実に整復をするというコンセプトにおいて，ステントを使用する椎体形成術である vertbral body stenting（VBS）[Johnson & Johnson 社] は非常に有効である[2]．しかし，VBS の術後に後弯変形に移行する症例も散見される．椎体内でステントを拡張することで，より確実に椎体内からの整復が可能とはなったが，本研究ではさらに術後の後弯変形を防止するために，VBS における前方開大，前方留置手技を考案[3]し，その適応と限界について考察した．

## Ⅰ．対象および方法

2022 年 2 月から胸腰椎椎体骨折に対し VBS での椎体形成術を単独で施行した 58 例（65 椎体），男性 17 例，女性 41 例を対象とした．平均年齢 78.4 歳，骨折型は圧迫骨折 40 例（47 椎体），下肢神経症状を伴わない軽度～中等度の破裂骨折 18 例（18 椎体）であった．椎体の骨折部位は Th10：3 椎体，Th11：5 椎体，Th12：20 椎体，L1：23 椎体，L2：5 椎体，L3：8 椎体，L4：1 椎体であった．全例 MRI を撮像して確定診断を行い，中等度以上の

椎体圧潰例，受傷後 2 ヵ月以上経過していると思われる症例では CT，単純 X 線側面像の動態撮影（後屈位は仰臥位で骨折椎体レベルに枕をおき，患者の疼痛によって体位が影響されないように強制的に後屈位として撮影）を施行し，正確に骨折型を評価した（図 1）．本研究では術前椎体楔状変形率 50％以下であっても，単純 X 線後屈位撮影で椎体高の回復が認められ，後弯変形が改善されることが期待できる症例であれば対象とした．術後経過観察期間は 3 ヵ月以上とした．

検討項目は新規に腰痛を発症してから手術までの期間，椎体楔状変形率［椎体前縁高（a）/椎体後縁高（p）× 100（%）］（a/p），骨折椎体の上位椎体上位終板と下位椎体下位終板の角度を局所後弯角（以下，LK），骨折椎体の上位終板と下位終板の角度を骨折椎体後弯角（以下，VK），セメント充填量，手術時間，術後矯正損失，若年成人平均（YAM）値，隣接椎体骨折の発生原因とその期間である．

## Ⅱ．手術手技

体位は胸部にのみ高さ数 cm の硬いウレタン製のクッション（コンデックス社）を重ねて骨盤部より高くし，腹臥位での後屈位とする（図 2）．術中 X 線透視下では骨折椎体が圧潰変形していることが多いために正確な正面が評価できない．よって上下の非骨折椎体を指標として，上下の終板が二重線にならないように正確な正面に設置する．ニードルは椎弓根の 3～5（7～9）時の位置から刺入する．造影剤は左右の骨折椎体の整復状態を左右のバルーンのコントラストの差からしっかりと把握するために，片側の造影剤は生理食塩水で倍希釈して使用す

## ▌Key words

VBS，anterior expansion procedure，vertebral fracture

*Results of vertebral body stenting for osteoporotic vertebral fractures and anterior expansion procedure
**K. Matsuki：苑田第二病院リハビリテーション科（☎121-0813　東京都足立区竹の塚 4-2-17；Dept. of Rehabilitation, Sonoda Second Hospital, Tokyo）；M. Hoshino（センター長）：苑田会東京脊椎脊髄病センター．[利益相反：なし．]

Ⅲ. 成人脊柱変形 ◆ 3. 手術療法 2) 矯正手技の工夫

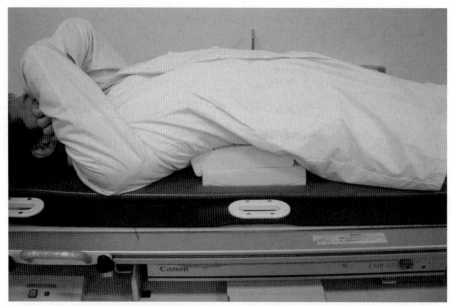

図1. 単純 X 線後屈位撮影．骨折部位に枕（同程度の高さのあるクッション）を設置し，後屈強制位で撮影する．

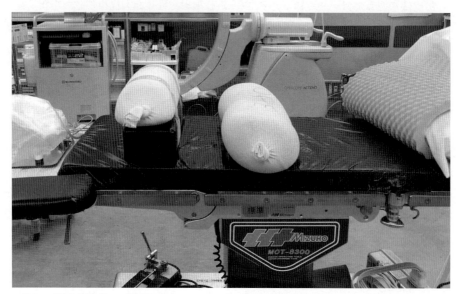

図2. 術中腹臥位での後屈ポジショニング．胸部は通常のクッションと高さ数 cm の硬いウレタンのパッド（高さ，硬さは外来診察台に使用している枕と同程度のもの）を重ね，手術中にずれないようにテープでしっかり固定する．このポジショニングだけでもある程度の整復が可能である．

る．また骨折椎体の損傷部位である前方を確実に整復することを目的として，ステント拡張時にまず2.5〜3 m*l* ほど拡張させ，そこからまたインフレーションのハンドルを戻し 0 m*l* とする．その後バルーン先端にあるマーカーを最初に拡張させたときの位置から，さらにバルーンのマーカーの1玉分前方にすすめ再度ステントを拡大する（前方開大手技）［図3］．骨セメントを充填するときも，椎体前方上方の圧潰部位になるべく骨セメントを充填させるために，セメントニードルの先端の開口部（術中透視における陰影の濃い部分）をステント外の前方に留置し（前方留置手技），開口部を上向きにして慎重に骨セメントを充填する．術後は翌日からハイブリッド半硬性コルセット[4]を装着して歩行開始し，術後 3 ヵ月間装着した．

## Ⅲ. 結　果

受傷〜手術の平均日数は 23.1（4〜135）日，平均 a/p は術前 64.2%，術直後 80.4%，術後 1 ヵ月 72.4%，術後 3 ヵ月 69.7%，最終 68.5% で，最終矯正損失は 11.9% で，平均 LK は術前 18.1°，術直後 9.8°，術後 1 ヵ月 13.8°，

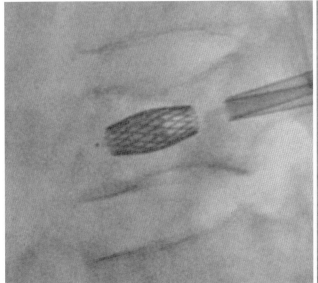

a. バルーンを2.5〜3 ml, ステント後方部がカニューレ先端の大きさよりも大きくなるまで拡張させた後に, 一度インフレーションのハンドルを0 mlまで戻す.

b. バルーン先端にあるマーカーが最初に拡張させたときの位置から, さらにマーカー1玉分前方にバルーンを留置する.

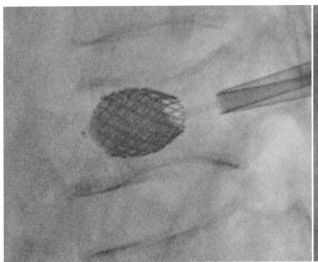
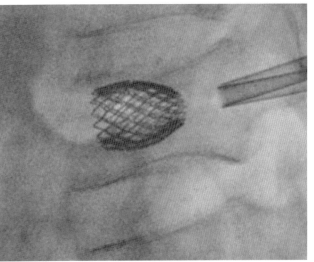

c. バルーンをゆっくりと拡大させ, 良好な整復位までステントを拡張させる.

図3. 前方開大手技

術後3ヵ月15.6°, 最終15.7°で, 平均VKは術前14.8°, 術直後8.4°, 術後1ヵ月11.4°, 術後3ヵ月12.1°, 最終12.2°であった. 平均手術時間は31.2 (24〜43) 分, 使用した骨セメント量は5.8 (2.5〜9) ml, 術中のバルーン圧は平均13.2 (8〜22) atm, バルーン容量は平均4.3 (2.8〜4.5) ml, 平均YAM値62.6%であった. 術後隣接椎体の骨折が認められたのは12例 (20.6%) であった. そのうち術後1ヵ月以内の早期に発症したのは10例であり, 全例転倒歴はなかった. a/p<50 (31.5〜50) %の中等度以上の圧潰は9例であった. 受傷〜手術の平均日数は45.2 (14〜135) 日, 平均a/pは術前43.3%, 術直後72.1%, 術後1ヵ月67.5%, 術後3ヵ月64.2%, 最終64.1%で, 最終矯正損失は14.9%で, 平均LKは術前26.2°, 術直後

15.5°, 術後1ヵ月19.8°, 術後3ヵ月21.3°, 最終21.7°で, 平均VKは術前23.5°, 術直後14.1°, 術後1ヵ月16.1°, 術後3ヵ月16.4°, 最終16.4°であった. 平均手術時間は33.7 (25〜36) 分, 使用した骨セメント量は5.4 (3.6〜8) ml, 術中のバルーン圧は平均13.5 (9〜17) atm, バルーン容量は平均4.4 (3.7〜5) ml, 平均YAM値66.8%であった. 全例の骨セメント頭尾側にある非充填部での海綿骨部の圧潰は術後1ヵ月未満で19椎体, 1ヵ月以上〜3ヵ月未満で25椎体, 合計44椎体 (75.9%) に認めた. 骨セメントの漏出は血管内1例, 脊柱管内2例に認めたが, これらに起因する臨床症状は認めなかった (表1). ステントの片側が十分に拡張しなかった (ステント片側のみ挿入も含む) 症例は9例であった. 原因として

III. 成人脊柱変形 ◆ 3. 手術療法 2）矯正手技の工夫

表1. 患者背景，結果

| | 全例 | 中等度以上圧潰例<br>（a/p＜50%） |
|---|---|---|
| 男/女（例） | 17/41 | 6/3 |
| 年齢（歳） | 79.6（65～91） | 75.4（66～83） |
| 手術までの日数（日） | 23.1（4～135） | 45.2（14～135） |
| 手術時間（分） | 31.2（24～43） | 33.7（25～36） |
| 骨セメントの量（ml） | 5.8（2.5～9） | 5.4（3.6～8） |
| 術前a/p（%） | 64.2（31.5～88.5） | 43.3（31.5～0.5） |
| 術直後a/p（%） | 80.4（51.1～98.6） | 72.1（51.1～82.1） |
| 最終a/p（%） | 68.5（51.1～94.8） | 64.1（51.1～71.3） |
| 最終矯正損失（%） | 11.9（0～32.1） | 14.9（0～16.2） |
| 術前VK（°） | 14.8（2～27.1） | 23.5（16.8～34） |
| 術直後VK（°） | 8.4（2～30.2） | 14.1（7～30.2） |
| 最終VK（°） | 12.2（2～30.9） | 16.4（10～30.2） |
| YAM値（%） | 62.6（41～89） | 66.8（51～84） |
| 隣接椎体骨折の発症率（%） | 20.6（12例） | 11.1（1例） |
| （ 〃 1ヵ月以内） | （8例） | （1例） |
| 血管内漏出（例） | 1 | 0 |
| 脊柱管内漏出（例） | 2 | 1 |

はステントの左右干渉3例，椎体側壁と干渉2例，椎体内の骨癒合部とcleft部混在4例（受傷後40～50日が3例）であった．

## IV. 考　　　察

2002年に松崎が骨粗鬆症性脊椎椎体骨折にハイドロキシアパタイトblock（HA）を使用した椎体形成術を報告[5]し，われわれも良好な成績を報告してきた．充填材料がHAの椎体形成術では骨セメントに比べ術後早期の隣接椎体骨折はほとんど認めず，術後2ヵ月以内の発生率はわずか1.3%[6]であった．しかしHAはブロック顆粒の集合体であるため，力学的強度が弱いのが短所である．そのため術前a/p＜70%の症例にHA単独で椎体形成術を施行しても，術後矯正損失が大きく後弯変形が残存する症例が多い[7]．ステントレスの椎体形成術はバルーンでの椎体整復には限界があり，またバルーン拡大から骨セメントを注入するまでの操作の間に整復位を保持できないことも多い．VBSでは椎体内部から確実に整復し，骨セメントを注入する間も整復位を保持できた．

本研究では，術中体位は4点支持架台を使用せず胸部を骨盤部より数cm高くすることで，腹臥位で後屈位となるポジショニングとした．椎体の圧潰が中程度以上の症例では，この体位によってある程度整復され，さらにステントの拡張で椎体内から愛護的に整復することが可能であった．中等度以上の圧潰例ではステントのみで整復を試みるとステントが上位終板を穿破してしまう症例や，術中に椎体の整復が不十分なため術後起床時の腰痛が残存する症例も認めた．また腹臥位，後屈位の体位に

よりステントを使用しないSynflate（DePuy Synthes社）で，そのまま不安定型の骨折を良好な整復位で固定できる症例も多かった．Synflateのセメントニードルは先端の開口部を椎体内の頭尾側，内外側に向けることで，骨セメントを充填したい部位を中心に充填することも可能である．

骨セメントを使用した椎体形成術では，術後1～4週の早期に骨セメントの非充填部の海綿骨が消失する症例がほとんどであり，本例でも術後3ヵ月以内に海綿骨の消失を認めたのは75.8%であった．

椎体が中等度以上に圧潰している症例でも，椎体後壁の高さが保たれていることは多く頭側部が角状となってしまう．本例でステントを楕円状に拡張し，椎体前方・上方部に十分な骨セメントを充填できないと，前上方部位での海綿骨の消失と後壁の角状の形状により術後後弯変形が進行する．この後弯変形を防止するために，ステントを椎体の水平軸にできるだけ平行になるよう留置しステントを前方開大させることは，椎体前方を中心とした整復が可能となるため非常に有効であった（図4）．中等度の椎体圧潰例でステントを椎体軸に平行に挿入するには，トロカーの刺入ポイントは椎弓根正面像で5（7）時方向となる．ステントの拡張時にはステント表面の網目の穴も拡大するが，基本的に骨セメントはステント前後から流れ出る．よってステント表面から周囲への均等なセメント充填については多く望めない．前方留置手技によって椎体前上方への重点的な骨セメントの充填を追加することで，術後後弯変形を防止することができた．また前方留置手技で骨セメントを充填しても，バルーン

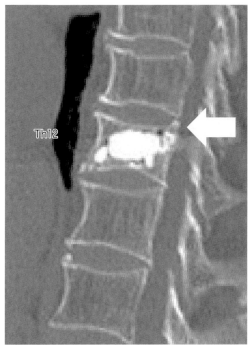 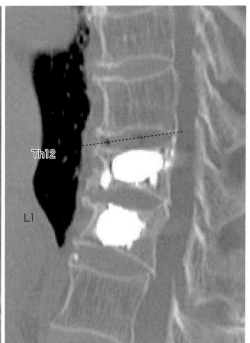

a．初回 Th12 骨折に対する VBS 直後．椎体骨折の椎体後壁の上方部に，三角形の角状変形が形成（矢印）されることが多い．

b．初回手術後 3 ヵ月

図 4．術後の骨折椎体圧潰．Th12 骨折に対して初回 VBS 直後の腰椎側面 CT では後弯変形を認めないが（a），術後 5 週で誘因なく L1 隣接骨折を認めたため，再度前方開大手技で VBS 施行．初回手術後 3 ヵ月の CT では Th12 骨折のステント拡張時の形状が楕円形でかつステントが椎体軸に平行でなく，椎体の前方上方部に十分な骨セメントが充塡されていない．そのため角状変形の頂点がテコの支点となり，セメント非充塡部の海綿骨の消失による後弯変形となっている（点線）．L1 骨折では前方開大・前方留置手技で椎体前方の支えをしっかり構築し，骨セメントを椎体上前方に確実に充塡することで，術後 L1 椎体の後弯変形は認めていない（b）．

で作成したステント内の空隙にはしっかり骨セメントを充塡できた[3]．

　VBS はステントの最大拡大時の高さが M, L サイズでも 17 mm であるため，下位腰椎レベルではステントを使用しての整復が限界となることがしばしばある．正常な下位腰椎での椎体高は 30〜35 mm であるがステントとの高さの差は，前方留置手技をもってしてもなかなか解消することはむずかしい．下位腰椎で VBS が適応となるのは，術前の椎体後壁の高さ（後屈位での X 線撮影での前壁）が 20 mm 前後までの前方，後方の両方が圧潰している症例である．むしろ下位腰椎レベルでは術中の腹臥位，後屈位の体位で可能な限り整復してステントなしの Synflate を選択したほうが椎体内に十分な量の骨セメントを充塡して整復することが可能であった．

　椎体の半分以上に骨癒合部が存在する症例では，バルーンが術中に拡大しなかったため，両側ともステントを使用できず骨セメントのみを充塡する症例も経験した．本研究で受傷後 40 日以降からバルーンが球状に均等に拡張しない症例，つまり骨癒合と cleft 部が混在した症例が認められた．よって受傷後約 1 ヵ月以降の症例では術前に CT を撮影し骨癒合の程度を正確に評価することが必要と思われた．その他，ステントが十分に拡張しなかった原因としては，左右のステントが干渉している，ステントの設置が外側のため椎体側壁に接しているなど手術手技的なことであった．

　椎体前壁損傷が中等度以上の症例，椎体の圧潰が中等度以上のアリゲーターマウス型の不安定性が大きい症例では，HA での椎体形成術にスクリュー，フック固定を併用しても，術後経過中に進行性に骨折椎体の圧潰を認める症例が多く存在する[8]．本例で術前 a/p＜50％のアリゲーターマウス型である不安定性の骨折に VBS 単独で施行したが，多くの症例で臨床的に問題となる腰痛も認めず術後成績は良好であった．アリゲーターマウス型である不安定性の骨折では，骨セメントが前壁から椎体外へ漏出することを危惧するかもしれないが，VBS ではステント内に最低限の量の骨セメントを充塡することで，前壁からのセメント漏出を防ぐことができる．また前方開大形状の骨セメント塊は，前方への脱転のストッ

パーとしての効果も期待できた．このような症例でステントを使用しないと，骨セメントが海綿骨の残存が少ない部位から充填されるため，症例によっては椎体内の半分も充填されない前に椎体外に漏出してしまい，椎体に十分に骨セメントを充填できない状態で椎体形成を断念せざるをえないことも十分に考えられる．しかしセメントを設置したい部位に設置さえできれば，ステント内にのみ骨セメントを充填させることで椎体内に強固な支柱を形成することができ，十分な整復が可能であった．前壁損傷例では骨セメントの血管内や椎体外への漏出を避けるためにHAを使用し，脊椎後方固定をするべきという考えがある．しかしHAはブロック顆粒の集合体であるために，中等度以上の前壁損傷（アリゲーターマウス型の不安定骨折でない）例にスクリュー固定を併用しても，術後経過観察中に前壁損傷部分からHAが漏れ出て後弯変形が進行する症例を多く経験してきた．よってa/p＜50％の中等度以上の前壁損傷，不安定型骨折例では，スクリュー固定を併用したとしてもHAでの椎体形成術は禁忌と考える．VBSは現在まで短縮術，前方固定術，椎体形成術とスクリュー固定の併用などを選択してきた症例でも十分に適応となりうる．

以上の圧潰椎体でも，十分椎体高を整復することができた．

3）中等度以上の前壁損傷，不安定型骨折例でもVBSは有効であった．

## まとめ

1）胸腰椎移行部の骨粗鬆症性椎体骨折に対しVBSを施行し良好な治療成績であった．

2）VBSは術中の腹臥位，後屈位の体位により中等度

## 文　献

1）千葉一裕ほか．骨粗鬆症性椎体骨折に対する保存療法の指針策定：多施設共同前向き無作為化比較パイロット試験の結果より．日整会誌．2011；**85**：934-41.
2）延興良夫ほか．骨粗鬆症性椎体骨折に対するvertebral body stentingの使用経験．J Spine Res. 2023；**14**：1157-64.
3）松木健一ほか．骨粗鬆症性脊椎椎体骨折に対するvertebral body stentingの治療成績と前方開大手技．整形外科．2024；**75**：233-8.
4）松木健一．骨粗鬆症性椎体骨折のMRIによる診断とハイブリッド半硬性装具を用いた保存療法．別冊整形外科．2019；**76**：140-4.
5）松崎浩巳．Hydroxyapatite（HA block）を用いた椎体骨折に対する新しいtranspedicular kyphoplasty．骨・関節・靱帯．2002；**15**：247-53.
6）松木健一ほか．骨粗鬆症性脊椎椎体骨折に対する経皮的椎体形成術のハイドロキシアパタイト法とballon kyphoplastyの治療成績．別冊整形外科．2020；**78**：92-6.
7）松木健一ほか．骨粗鬆症性椎体骨折に対するハイドロキシアパタイトブロックを用いた椎体形成術の検討．整形外科．2010；**61**：501-6.
8）星野雅洋．骨粗鬆症性椎体骨折後遅発性障害に対するHA blockとCPC併用椎体形成術：後方インストウルメンテーション施行．整外最小侵襲術誌．2012；**64**：43-50.

＊　　　＊　　　＊

# 成人脊柱変形手術でのトラネキサム酸投与の手術出血量の減少に対する効果*

平田　光　井上泰一　澤村英祥　白石康幸　木村　敦
竹下克志**

[別冊整形外科 87：163〜165, 2025]

## はじめに

成人脊柱変形は，加齢や骨折などによって椎骨や椎間板に負担がかかり，脊柱の変形が悪化して起こるほか，特発性側弯症の加齢による悪化が原因といわれている．このような変形が大きくなると，歩行や長時間立っていることがむずかしくなり日常生活に支障が生じる．成人脊柱変形の治療として，薬物療法，装具療法，運動療法，手術療法などがある．

また，トラネキサム酸は周術期に投与することで手術出血量の減少に有効であったとの報告が整形外科領域で散見される．トラネキサム酸による周術期の出血量が軽減されることは，人工関節手術で報告されており，人工膝関節全置換術，人工股関節全置換術において術中・術後総出血量がプラセボ群に比較してトラネキサム酸静脈内投与した群が有意に減少したとの報告がある[1,2]．

脊椎手術においては，腰椎後方固定術でトラネキサム酸を静脈内投与した群で術後出血量が有意に低下した[3]という報告や，1椎間の腰椎後方固定術で術直前にトラネキサム酸を静脈内投与し，非投与群と比較したところ術中術後出血量は有意差がなかった[4]という報告もあり，一定の見解が得られていない．

本研究の目的は，トラネキサム酸投与が成人脊柱変形手術の術中出血量に与える影響，有効性について検討することである．

## I. 対象および方法

2016年9月〜2022年8月の間に当科で手術を施行した成人脊柱変形の患者を対象とし，選択基準として5椎間以上固定したものを対象とした．当科では2019年11月以降の成人脊柱変形手術においてトラネキサム酸を術直前に1,000 mg点滴静脈内投与している．2019年11月以降の術直前にトラネキサム酸を投与した群をトラネキサム酸投与群，2019年11月以前のトラネキサム酸を投与しなかった群をトラネキサム酸非投与群に分けた．年齢，身長，体重，手術椎間数，手術時間，術中出血量，術後合併症を検討項目とし，トラネキサム酸投与群とトラネキサム酸非投与群で比較・検討を行った．解析にはMann-Whitney $U$ 検定を使用し，$p < 0.05$ で有意差ありとした．

## II. 結　果

対象は63例（平均年齢65.6歳，男性18例，女性45例）で，トラネキサム酸投与群は28例（男性11例，女性17例），トラネキサム酸非投与群は35例（男性7例，女性28例）であった．年齢（投与群 64.6±9.8歳 vs. 非投与群 66.4±9.8歳），身長（投与群 155.4±8.0 cm vs. 非投与群 152.9±8.0 cm），体重（投与群 56.5±12.2 kg vs. 非投与群 60.1±12.2 kg），固定椎間数（投与群 8.5±1.4 椎間 vs. 非投与群 8.3±1.4 椎間）は2群間に有意差はなかった（表1）．

術中出血量は投与群 920±962 m$l$，非投与群で 1,580±974 m$l$ であり（$p < 0.05$），投与群で有意に出血量の減少がみられた（図1）．

また，手術時間は投与群で 362±106 分，非投与群で 438±105 分であり（$p < 0.05$），投与群で有意に短かった（図2）．術後合併症として，非投与群で尿路感染2例，創離開1例，脳梗塞1例，投与群で意識障害1例，虚血

## Key words

tranexamic acid, adult spinal deformity, blood loss

*Tranexamic acid is associated with low blood loss in patients with adult spinal deformity
**K. Hirata, H. Inoue（准教授），H. Sawamura, Y. Shiraishi, A. Kimura（教授），K. Takeshita（教授）：自治医科大学整形外科（Dept. of Orthop., Jichi Medical University, Shimotsuke）．［利益相反：なし．］

表1. 患者因子の年齢，身長，体重，固定椎間数．トラネキサム酸投与群と非投与群で有意差はない．

|  | トラネキサム酸非投与群 | トラネキサム酸投与群 | p値 |
|---|---|---|---|
| 症例数 | 35 | 28 | — |
| 男/女（例） | 7/28 | 11/17 | — |
| 平均年齢（歳） | 64.6±9.8 | 66.4±9.8 | NS |
| 身長（cm） | 155.4±8.0 | 152.9±8 | NS |
| 体重（kg） | 56.5±12.2 | 60.1±12.2 | NS |
| 固定椎間（椎体） | 8.5±1.4 | 8.3±1.4 | NS |

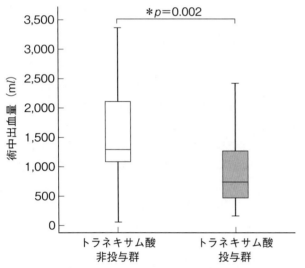

図1．術中出血量．トラネキサム酸投与群で有意に減少している．

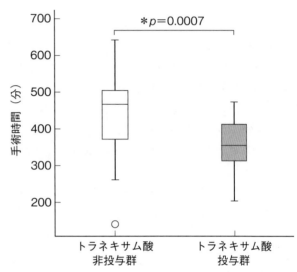

図2．手術時間．トラネキサム酸投与群で有意に短縮している．

表2．術後合併症の頻度．トラネキサム酸投与群と非投与群でかわらない．

|  | トラネキサム酸投与群 | トラネキサム酸非投与群 |
|---|---|---|
| 合併症 | 意識障害1例<br>虚血性腸炎1例<br>創離開1例 | 尿路感染2例<br>創離開1例<br>脳梗塞1例 |

性腸炎1例，創離開1例を認めた（表2）．

## III．考　察

　トラネキサム酸は，1965年に日本の科学者たちによって開発された薬である[5]．トラネキサム酸の作用機序は，トラネキサム酸がプラスミノゲンのリジン結合部位をブロックし血栓の溶解を抑制することで出血抑制効果を発揮するといわれている[6]．トラネキサム酸は外傷や人工関節手術などさまざまな手術で出血を抑制するという報告がある．整形外科分野において，人工関節手術でトラネキサム酸による周術期の出血量が軽減されることが報告されており，人工膝関節全置換術，人工股関節全置換術において術中・術後総出血量がプラセボ群に比較してトラネキサム酸静脈内投与した群が有意に減少したとの報告がある[1,2]．

　トラネキサム酸を使用した出血予防方法については，人工関節手術において，主に静脈注射法，ドレーンクランプ法[7~9]，関節内注射法[10,11]の三つが報告されている．静脈注射法の投与タイミングについては術前[12,13]，術中[9]，術後[13]などさまざまな方法が報告されており，いずれも出血予防効果が報告されている．

　脊椎手術としては椎弓形成術で術直前にトラネキサム

酸を静脈内投与した群で術中出血量が減少した[14]という報告や，思春期特発性側弯症の後方固定術で，術直前および術中にトラネキサム酸を投与した群で術中出血量が減少した[15]という報告がある．過去の報告では，脊椎手術を対象に麻酔導入後にトラネキサム酸を2,000 mg（成人），または30 mg/kg（小児）を投与し，100 mg/時（成人），または1 mg/kg/時（小児）を術中および術後5時間持続点滴投与した研究で，トラネキサム酸投与群はプラセボ群と比較して出血量が49％，輸血の必要性が80％減少したと報告されている．トラネキサム酸は半減期が1〜1.5時間で腎から排泄されるため，長時間手術では術中の追加投与によって術中出血量も減少できる可能性がある．本研究では，トラネキサム酸投与で術中の出血量は非投与群1,580±974 m*l*，投与群920±962 m*l*であり，投与群で有意に減少を認めた．

トラネキサム酸静脈投与の安全性については，過去の報告で術後に肺塞栓の発生はなく，深部静脈血栓症が非投与群で1例，心筋梗塞が投与群で1例発生していたとの報告がある[16]．トラネキサム酸投与による有害事象が増えたという報告は認めなかった[4]．本研究では，トラネキサム酸投与群は非投与群と比較して合併症の頻度に大きな差はなかった．トラネキサム酸の術直前投与は，成人脊柱変形手術において合併症のリスクを増加させず，術中出血量の抑制に有効であると考えられた．

本研究の一つ目の限界として後ろ向き研究であることがあげられ，前向き無作為研究であることが望ましい．二つ目の限界として，トラネキサム酸非投与群がトラネキサム酸投与群より以前の症例であるため，本研究結果について，術者の技術向上が関与している可能性があり，ランダム化比較試験が望ましい．三つ目の限界として症例数が少ないことがあげられ，より症例数を増やした研究が必要である．

## ま と め

1）成人脊柱変形手術においてトラネキサム酸投与により術中出血量を減少させる可能性が示唆された．

2）トラネキサム酸非投与群に比べて，トラネキサム酸投与群は合併症の頻度に大きな差はなかった．

## 文　献

1) Benoni G et al. Fibrinolytic inhibition with tranexamic acid reduces blood loss and blood transfusion after knee arthroplasty：a prospective, randomised, double-blind study of 86 patients. J Bone Joint Surg Br. 1996；**78**：434-40.

2) Johansson T et al. Tranexamic acid in total hip arthroplasty saves blood and money：a randomized, double-blind study in 100 patients. Acta Orthop. 2005；**76**：314-9.

3) 星野雄志ほか．腰椎後方手術（棘突起縦割椎弓形成術）におけるトラネキサム酸静脈内投与の有効性の検討．東日整災誌．2016；**28**：424-7.

4) 濱口理沙ほか．腰椎固定術におけるトラネキサム酸使用の有無による周術期出血量の検討．中四整外会誌．2013；**25**：301-6.

5) 和中敬子ほか．トラネキサム酸のルーツをたどって：未来に続く歴史のために．Thromb Med. 2024；**14**：119-24.

6) Goldstein M et al. Tranexamic acid prophylaxis in hip and knee joint replacement. Dtsch Arztebl Int. 2017；**114**：824-30.

7) 原田史織ほか．人工膝関節全置換術の周術期出血に対するトラネキサム酸の静注内および関節腔内併用投与法の有効性．日病薬師会誌．2021；**57**：335-9.

8) 中山雄介ほか．人工膝関節全置換術におけるトラネキサム酸静脈投与とドレーンクランプ法併用の有用性．中部整災誌．2018；**61**：1009-10.

9) 原田豪人ほか．人工膝関節置換術におけるドレーン留置の有無による出血量と臨床成績の比較検討．中部整災誌．2021；**64**：229-30.

10) 豊野修二ほか．TKAにおける術中トラネキサム酸：関節内投与の有効性．日人工関節会誌．2018；**48**：695-6.

11) 内藤陽平ほか．人工股関節置換術におけるトラネキサム酸経静脈投与とドレーン留置の有用性の検討．中部整災誌．2021；**64**：195-6.

12) 松葉友幸ほか．RSA周術期にトラネキサム酸投与を行った出血量の調査．肩関節．2018；**42**：487-90.

13) Tsutsumimoto T et al. Tranexamic acid reduces perioperative blood loss in cervical laminoplasty：a prospective randomized study. Spine. 2011；**36**：1913-8.

14) Jones KE et al. Tranexamic acid reduced the percent of total blood volume lost during adolescent idiopathic scoliosis surgery. Int J Spine Surg. 2017；**11**：27.

15) Elwatidy S et al. Efficacy and safety of prophylactic large dose of tranexamic acid in spine surgery：a prospective, randomized, double-blind, placebo-controlled study. Spine. 2008；**33**：2577-80.

16) Cheriyan T et al. Efficacy of tranexamic acid on surgical bleeding in spine surgery：a meta-analysis. Spine J. 2015；**15**：752-61.

\*　　　\*　　　\*

# 成人脊柱変形手術における
# proximal junctional kyphosis とその予防対策
—— 上位固定椎インストゥルメンテーションに注目して*

木下右貴　松村　昭　並川　崇　堀　悠介　河村真気
安喜友哉　田原大輔**

[別冊整形外科 87：166〜172, 2025]

## はじめに

成人脊柱変形（ASD）手術では，その病態から長範囲脊柱骨盤固定術が必要な症例がほとんどである．またASD患者の多くが骨脆弱性を有する中高年であるため，インプラント関連合併症の頻度が高い．特に応力が集中しやすい固定頭側端での機械的合併症，proximal junctional kyphosis（PJK）は避けることができない問題である．PJK は無症候性であることも多いが，時に医原性後弯に伴う麻痺症状や，疼痛などの症状を有することがある[1]．その頻度については約20〜40％とされており，その原因は多岐にわたる[2]．われわれは PJK の予防策として "soft-landing" の概念が重要と考えて，上位固定椎（UIV）インストゥルメンテーションに注目して工夫を行ってきた．

本稿では PJK の定義，危険因子，予防策についてわれわれのデータを含めて説明する．

## Ⅰ．PJK の定義，種類，危険因子について

### ❶ PJK の定義

PJK の定義は共通の基準がいまだに存在しない状態である[3]．Glattes ら[4]は，PJK の定義を UIV の尾側終板と UIV＋2 の頭側終板の間の Cobb 角（proximal junctional angle：PJA）が，術前より10°以上である場合と提案した（図1）．しかし，この定義は術後の軟部組織損傷を含む生理学的根拠を考慮していないと指摘されており[5,6]，Helgeson ら[7]は，PJA が15°以上との定義を提案した．また Bridwell ら[8]は，ASD 手術患者において治療成績に影響する PJA のカットオフ値は20°と指摘した．しかし，ASD の変形は多様であり PJK を定義するための閾値の決定自体に疑問があり，最新の研究では胸椎の領域ごとにアライメントの基準値を算出し，Th1〜Th12 の各レベルで調整された PJA 値を使用することが PJK をより正確に評価できると指摘している[9]．

### ❷ PJK の分類

PJK は無症候から再手術が必要な患者まで幅広い状態を含んでいるため，治療ための分類が重要である．2012年，Yagi らは PJK の分類するステムを報告した[10]．PJK をタイプ（1＝ligamentous failure，2＝bone failure，3＝implant or bone interface failure），グレード（PJA の進行：A. 10°〜19°，B. 20°〜29°，C. 30°以上），およびすべりの有無（N：なし，S：あり）で分類される．また，proximal junctional failure（PJF）のほとんどが 2N であり，神経症状を伴う症例のほとんどが 2S であることを報告した．また Hart らは PJK severity scale（重症度スケール）を提案した．PJK の重症度を6要素で評価し，合計症度スコアが7以上の場合に再手術を検討するべきと報告している[11]．

## Key words

proximal junctional kyphosis, adult spinal deformity, UIV instrumentation

*Prevention of proximal junctional kyphosis in adult spinal deformity and its preventive procedure：forcusing on upper instrumented vertebra

**Y. Kinoshita, A. Matsumura（副部長/センター長），T. Namikawa（副部長/副センター長），Y. Hori, M. Kawamura：大阪市立総合医療センター整形外科/側弯症センター（℡534-0021　大阪市都島区都島本通 2-13-22；Dept. of Orthop. Surg./Scoliosis Center, Osaka City General Hospital, Osaka）；T. Aki, D. Tawara：龍谷大学大学院理工学研究科機械システム工学専攻/同大学先端理工学部機械工学・ロボティクス課程．［利益相反：なし．］

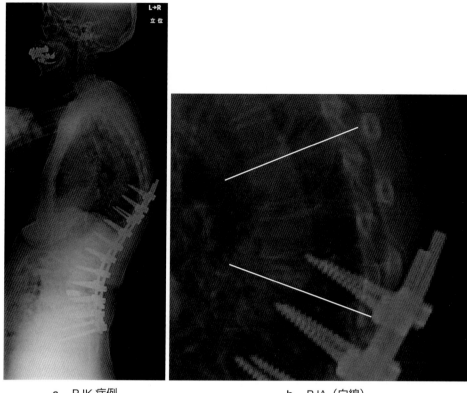

a．PJK症例　　　　　　　　b．PJA（白線）

図1．PJA

### ❸ PJKの危険因子

PJKの危険因子は多岐にわたるが，近年のarticle review[12,13)]を参考にすると三つの重要な因子に分けて考えるべきと指摘している．三つの因子は，①患者因子（年齢，骨質，栄養状態，体幹筋量など），②アライメント因子[sagittal vertical axis（SVA），pelvic incidence（PI）-lumbar lordosis（LL），L3～S1前弯など]，③手術関連因子[UIV（位置，anchor type），下位固定椎（LIV）位置，3column osteotomyの有無，rod contour，後方要素の温存]である．ただし，PJKの発生には前述の複数の因子が影響しており，いまだに議論が多い点である．当施設でもPJKの発生に関する危険因子解析を行ったので報告する．

[当施設でのPJK危険因子解析]

下位胸椎（Th9またはTh10）から骨盤の矯正固定術を施行し，2年以上経過観察が可能であった60例（平均年齢70.2歳，男性5例，女性55例）を対象とした研究である．平均経過観察期間は70.0±28.9ヵ月であった．PJKはUIV，UIV±1の椎体骨折と定義し，X線パラメータおよび患者背景をPJK（＋）群とPJK（－）群で比較・検討し，候補因子を特定し多変量解析を行った．PJK（＋）は17例（28.3％）であった．各パラメータは表1に提示する．術前後のパラメータで有意差があった因子は，術前TK，術後TK，TLK，UIV slopeであった．

最終観察時のScoliosis Research Society（SRS）-22は2群間に有意差はなかったが，満足度はPJK群で低い傾向にあった（3.63 vs. 3.95，$p=0.22$）．年齢，術前C7 SVA，TK，PT，PI-LL，術後PI-LL，術後UIV slopeを候補因子として多変量解析を行い，年齢[95％信頼区間（CI）：0.729～0.983，オッズ比（OR）：1.16]，術後UIV slope（95％CI：0.569～0.932，OR：1.33）が危険因子と特定された（表2）．ROC解析では術後のUIV slopeのカットオフ値は9°（$p=0.017$，AUC＝0.71）となった（図2）．

### ❹ PJK予防策

PJKの予防としては，骨粗鬆症対策は必須である．Yagiらは術前のテリパラチド投与が有効であると報告している[14)]．また米国からのbest practice guidelineでは脊柱再建術での骨質評価ツールやその治療について詳細に記載されており参考にすべきである[15)]．またPJK予防としてインプラントの工夫が重要となる．固定頭側端のインプラントの種類，後方軟部組織の保護がその代表で，PJKおよびPJFを最小限におさえるためには症例ごとに慎重に考慮する必要がある．実際の手術戦略は，UIV anchorの種類や設置位置，頭側端ロッドの形状や剛性，靱帯補強（tape-tethering）があげられる．UIV anchorとして横突起フックを使用することでsoft-landingが可能となり，周囲の筋肉や関節の剝離を軽減でき

表1. PJK（+）vs. PJK（−）でのパラメータ比較

|  | PJK（+） | PJK（−） | p値 |
|---|---|---|---|
| 症例数（男/女） | 17 (3/14) | 43 (2/41) |  |
| 年齢（歳） | 72.4±6.4 | 69.3±7.3 | 0.134 |
| 術前 |  |  |  |
| C7 SVA（mm） | 117.8±59.0 | 111.6±56.1 | 0.764 |
| TK（°） | 23.1±11.3 | 14.7±12.5 | 0.020* |
| TLK（°） | 21.4±20.8 | 15.7±13.4 | 0.326 |
| LL（°） | 5.35±20.8 | 4.37±15.7 | 0.866 |
| PT（°） | 40.8±12.8 | 34.3±8.11 | 0.073 |
| PI（°） | 46.0±16.5 | 46.3±15.4 | 0.957 |
| PI-LL（°） | 33.9±12.5 | 33.3±14.6 | 0.867 |
| UIV slope（°） | −17.4±14.2 | −15.5±10.3 | 0.625 |
| 術後 |  |  |  |
| C7 SVA（mm） | 29.8±54.3 | 13.7±21.8 | 0.266 |
| TK（°） | 35.6±11.5 | 28.8±7.13 | 0.039* |
| TLK（°） | 10.9±6.47 | 6.47±3.64 | 0.018* |
| LL（°） | 46.4±10.2 | 47.2±6.84 | 0.787 |
| PT（°） | 25.1±9.22 | 20.7±5.23 | 0.085 |
| PI（°） | 51.6±9.37 | 50.0±7.64 | 0.561 |
| PI-LL（°） | 5.18±9.37 | 2.73±4.51 | 0.324 |
| UIV slope（°） | 12.2±6.17 | 8.37±4.20 | 0.031* |
| ⊿UIV（°） | 29.7±12.2 | 23.9±9.48 | 0.100 |
| RCA（°） | 11.6±6.09 | 14.2±6.43 | 0.553 |
| 最終経過観察時 |  |  |  |
| C7 SVA（mm） | 67.9±56.2 | 26.0±28.5 | 0.010* |
| TK（°） | 49.6±14.6 | 36.5±8.15 | 0.002* |
| TLK（°） | 18.1±10.2 | 9.36±4.79 | 0.003* |
| LL（°） | 44.2±13.0 | 46.3±7.26 | 0.551 |
| PT（°） | 26.9±9.00 | 23.4±4.95 | 0.148 |
| PI（°） | 51.6±9.52 | 50.2±7.59 | 0.582 |
| PI-LL（°） | 9.00±12.9 | 3.81±4.92 | 0.135 |

*$p<0.05$：有意差あり（Mann-Whitney $U$ 検定）
TK：thoracic kyphosis, TLK：thoracolumbar kyphosis, PT：pelvic tilt, RCA：rod contour angle

表2. PJK候補因子の多変量解析

| 説明変数 | p値 | OR | 95%CI |
|---|---|---|---|
| 年齢（歳） | 0.192 | 1.080 | 0.96〜1.21 |
| 術前 |  |  |  |
| C7 SVA | 0.408 | 1.010 | 0.99〜1.02 |
| TK | 0.919 | 0.997 | 0.94〜1.06 |
| PT | 0.114 | 1.080 | 0.98〜1.18 |
| PI-LL | 0.520 | 0.980 | 0.92〜1.04 |
| 術後 |  |  |  |
| PI-LL | 0.231 | 1.080 | 0.95〜1.23 |
| UIV slope | 0.006* | 1.270 | 1.07〜1.50 |

*$p<0.05$：有意差あり

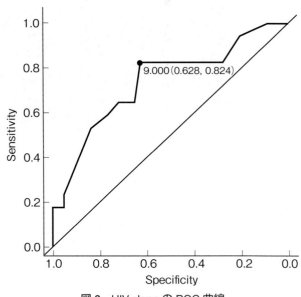

図2. UIV slope の ROC 曲線

るとの報告もある[16]．また UIV-1，UIV，および UIV+1 レベルで靱帯補強を行うことは，固定隣接部でのストレスを減少させる効果があり，Bess らは有限要素解析を用いてその有効性を証明している[17]．さらに，頭側端ロッドの形状（terminal rod contour）を軽度後弯にすること[18,19]，あるいは UIV+1 レベルで直径や強度が変化するロッド（transitional rod）を使用すること[20]で，UIV の上にかかる後弯を生じる力の集中を減少させ PJK を低減できることが示されている．

## II. 当施設での PJK 予防（UIV anchor での工夫）

われわれは PJK 予防の目的で terminal rod contour の工夫と UIV への椎弓下 tape-tethering を行うことで "soft-landing" をめざした UIV インストゥルメンテーションを行ってきた（図3）．初期には椎弓根スクリュー（PS）を UIV anchor として用いていたが UIV 骨折の発生率が高く，横突起フック（TPH）に変更した．PJK（UIV, UIV+1骨折）の発生率は PS 27.3％ vs. TPH 17.6％（$p=0.47$）で有意差がなく，PJK 発生群内での PJA の変化量が PS 19.0° vs. TPH 19.0°（$p=0.03$）と TPH で有意に低い結果であった．つまり TPH 使用により PJK が発生しても後弯変形の進行は抑制できるという結論のみであった[16]．そこで，UIV に TPH を，UIV-1 には尾側方向に短い PS を設置するインストゥルメンテーションに変更した．PS 群，TPH 群，TPH+short PS 群（図3）で比較・検討を行った結果，3 群間で PJK（UIV, UIV+1骨折）の発生率は，40％：28％：10％（$p=0.09$），最終観察時の PJA は 20.7°：18.6°：14.3°（$p=0.01$）となった[21]．PJK の発生率を有意には予防できなかったため，

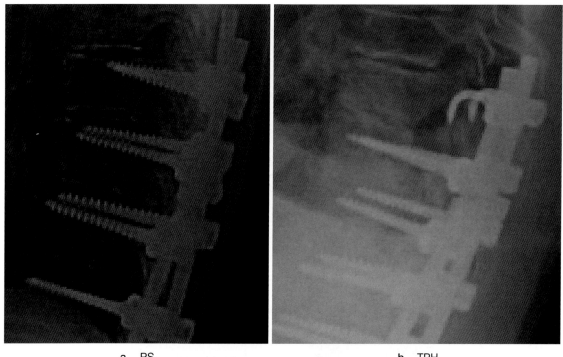
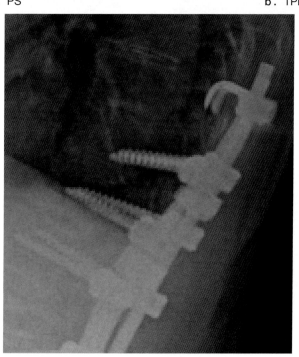

a．PS　　　　　　　　　b．TPH

c．TPH＋short PS

図3．UIV anchor の工夫の変遷

最近のASD手術のトレンドである低侵襲インストゥルメンテーション手技である経皮的PS（PPS）をUIV anchorとして導入した[22]．図4に提示するように，UIVとUIV-1に尾側方向に向けたPSを筋間アプローチで設置するものである．6ヵ月以上経過観察可能であったPPS群11例［平均年齢65.7歳，経過観察期間6.45ヵ月，全例女性側方経路腰椎椎体間固定術（LLIF）7例，ped-icle subtraction osteotomy（PSO）4例］と年齢と性別をマッチさせたPS群11例［平均年齢66.5歳，経過観察期間67.5ヵ月，transforaminal lumbar interbody fusion（TLIF）9例，PSO2例］でPJK（UIV，UIV±1骨折）発生率とPS弛みを比較・検討した．術前のX線パラメータ（表3）に有意差はなく，PJK発生（PS vs. PPS）は4例（36.4％）vs. 2例（18.2％），再手術（PS vs. PPS）は

III. 成人脊柱変形 ◆ 3. 手術療法 4) 短期手術合併症

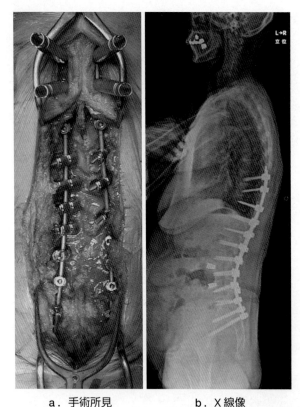

a. 手術所見　　　b. X線像

図4. UIV, UIV-1 に筋間 PS（PPS）を施行した例

1例 vs. 0例，PS弛みは7例（36.4%）vs. 1例（9.9%）であった．2群間比較にて PJK 発生率で有意差はなかった（$p=0.34$）が，PS弛みで有意差があった（$p=0.008$）．本結果より，現時点で PPS の明らかな有意性は示せなかったが，UIV に PPS を用いれば固定頭側端の後方組織の温存ができ PJK 予防に有利ではないかと考えた．科学的検証のために共同研究で finite element analysis（FEA）での検証を行っており，preliminary data を示す．

[FEA]

Th9 から骨盤まで矯正固定術を施行した ASD 患者の CT をもとに，Th7 から骨盤までの有限要素モデルを作成した．Th9PS の刺入角度が異なる（終板に水平：horizontal-PS，尾側向き：caudal-PS）モデルにて微小破壊解析を行い，Th9 破壊要素について比較した．FEA は骨強度評価システム MECHANICAL FINDER（計算力学研究センター）を用いた．60N 負荷時における Th9 椎体での破壊要素分布は，horizontal-PS では Th9 に破壊要素が集中していたが，caudal-PS では Th9 に破壊要素は集中していなかった（図5）．PPS 群のほうが PJK 予防に寄与できる可能性があると考えた．

表3. 患者背景とX線パラメータ：PS vs. PPS

|  | PS | PPS | p値 |
|---|---|---|---|
| 症例数（男/女） | 11（0/11） | 11（0/11） | 1.000 |
| 年齢（歳） | 68.2±7.4 | 65.7±7.6 | 0.441 |
| 経過観察期間（月） | 69.2±22.4 | 6.45±1.56 | <0.001* |
| 手術時間（分） | 514.6±118.8 | 403.9±59.3 | 0.008* |
| 出血量（ml） | 1578.9±646.6 | 909.1±386.7 | 0.005* |
| 術前 |  |  |  |
| C7-CSVL（mm） | 26.4±18.6 | 38.7±30.3 | 0.276 |
| C7-SVA（mm） | 98.6±52.3 | 114.5±58.6 | 0.507 |
| TK（°） | 19.2±21.8 | 15.8±11.7 | 0.327 |
| TLK（°） | 23.5±21.8 | 16.4±11.8 | 0.328 |
| LL（°） | 13.9±23.0 | 0.55±19.4 | 0.145 |
| PT（°） | 34.4±13.0 | 35.5±10.1 | 0.807 |
| PI（°） | 53.5±7.68 | 52.2±4.96 | 0.647 |
| PI-LL（°） | 39.6±18.6 | 51.7±16.6 | 0.112 |
| FBB LL（°） | 38.1±18.6 | 28.3±9.29 | 0.113 |
| UIV slope（°） | −15.3±13.2 | −12.5±12.7 | 0.619 |
| 術後 |  |  |  |
| C7-CSVL（mm） | 8.00±12.0 | 0.36±1.14 | 0.039* |
| C7-SVA（mm） | 30.3±26.9 | 5.72±12.6 | 0.009* |
| TK（°） | 31.8±10.3 | 28.0±12.9 | 0.459 |
| TLK（°） | 8.29±6.74 | 10.5±4.49 | 0.365 |
| LL（°） | 50.2±12.1 | 47.5±5.43 | 0.472 |
| PT（°） | 22.2±5.36 | 20.8±5.09 | 0.531 |
| PI（°） | 53.5±7.68 | 52.2±4.96 | 0.647 |
| PI-LL（°） | 3.29±7.13 | 4.82±4.76 | 0.543 |
| UIV slope | −15.3±13.2 | −12.5±12.7 | 0.619 |
| ΔUIV slope（Pre/PO）（°） | 24.2±10.8 | 19.0±12.4 | 0.303 |
| PJA（°） | 12.9±6.89 | 13.2±7.07 | 0.913 |
| ΔPJA（Pre/PO）[°] | 6.86±9.72 | 8.56±9.91 | 0.687 |
| RCA（°） | 11.1±3.72 | 16.8±4.64 | 0.005* |
| 最終経過観察時 |  |  |  |
| C7-CSVL（mm） | 8.36±17.1 | 1.45±3.52 | 0.177 |
| C7-SVA（mm） | 55.2±35.4 | 17.4±27.8 | 0.009* |
| TK（°） | 43.3±13.7 | 33.2±12.3 | 0.082 |
| TLK（°） | 11.7±6.85 | 12.3±4.31 | 0.813 |
| LL（°） | 46.6±13.3 | 43.1±8.01 | 0.446 |
| PT（°） | 23.6±5.67 | 22.0±6.44 | 0.548 |
| PI（°） | 53.5±7.68 | 52.2±4.96 | 0.647 |
| PI-LL（°） | 6.93±9.76 | 9.18±7.27 | 0.532 |
| PJA（°） | 23.4±15.5 | 18.2±6.59 | 0.287 |
| ΔPJA（PO/FU）[°] | 10.6±10.5 | 5.00±7.12 | 0.144 |

*$p<0.05$：有意差あり
FBB：fulcrum backward bending

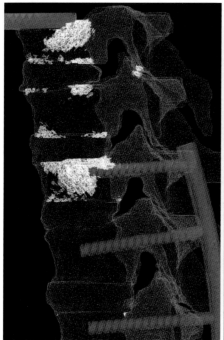 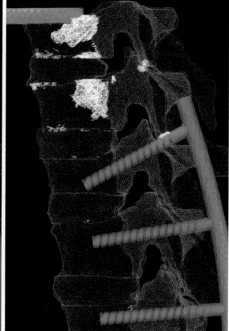

a．Horizontal-PS モデル　　　　　　b．Caudal PS モデル
図5．FEA 解析での Th9 の破壊要素分布（グレー部分：破壊要素の集中を示す）

## まとめ

1）手術療法が必要な ASD 患者の年齢は比較的高く，インプラントに伴う合併症は避けられない問題である．特に PJK は発生頻度も高く，再手術を要する可能性がある合併症である．

2）Soft-landing をめざした UIV インストゥルメンテーションの適応により PJK はある程度予防が可能となってきたが，今後もさらなる改善をめざすべきと考える．

## 文　献

1) Kim HJ et al. Proximal junctional kyphosis as distinct form of adjacent segment pathology after spinal deformity surgery：a systematic review. Spine. 2012；37：S144-64.
2) Scheer JK et al. Results of the 2014 SRS survey on PJK/PJF-A report on variation of select SRS member practice patterns, treatment indications, and opinions on classification development. Spine. 2015；40：829-40.
3) Hyun SJ et al. Proximal junctional kyphosis and proximal junctional failure following adult spinal deformity surgery. Korean J Spine. 2017；14：126-32.
4) Glattes RC et al. Proximal junctional kyphosis in adult spinal deformity following long instrumented posterior spinal fusion：incidence, outcomes, and risk factor analysis. Spine. 2005；30：1643-9.
5) Kim HJ et al. Proximal junctional kyphosis. J Am Acad Orthop Surg. 2016；24：318-26.
6) Lee J et al. Proximal junctional kyphosis：diagnosis, pathogenesis, and treatment. Asian Spine J. 2016；10：593-600.
7) Helgeson MD et al. Evaluation of proximal junctional kyphosis in adolescent idiopathic scoliosis following pedicle screw, hook, or hybrid instrumentation. Spine. 2010；35：177-81.
8) Bridwell KH et al. Proximal junctional kyphosis in primary adult deformity surgery：evaluation of 20 degrees as a critical angle. Neurosurgery. 2013；72：899-906.
9) Khalifé M et al. Assessing abnormal proximal junctional angles in adult spinal deformity：a normative data approach to define proximal junctional kyphosis. Spine. 2025；50：103-9.
10) Yagi M et al. Characterization and surgical outcomes of proximal junctional failure in surgically treated patients with adult spinal deformity. Spine. 2014；39：E607-14.
11) Hart R et al. Identification of decision criteria for revision surgery among patients with proximal junctional failure after surgical treatment of spinal deformity. Spine. 2013；38：E1223-7.
12) Kim HJ et al. Proximal junctional kyphosis in adult spinal deformity：definition, classification, risk factors, and prevention strategies. Asian Spine J. 2022；16：440-50.
13) Lee BJ et al. Proximal junctional kyphosis or failure after adult spinal deformity surgery：review of risk factors and its prevention. Neurospine. 2023；20：863-75.
14) Yagi M et al. Teriparatide improves volumetric bone mineral density and fine bone structure in the UIV＋1 vertebra, and reduces bone failure type PJK after sur-

gery for adult spinal deformity. Osteoporos Int. 2016；**27**：3495-502.

15) Sardar ZM et al. Best practice guidelines for assessment and management of osteoporosis in adult patients undergoing elective spinal reconstruction. Spine. 2022；**47**：128-35.

16) Matsumura A et al. Effect of different types of upper instrumented vertebrae instruments on proximal junctional kyphosis following adult spinal deformity surgery：pedicle screw versus transverse process hook. Asian Spine J. 2018；**12**：622-31.

17) Bess S et al. The effect of posterior polyester tethers on the biomechanics of proximal junctional kyphosis：a finite element analysis. J Neurosurg Spine. 2017；**26**：125-33.

18) Ishihara M et al. Rod contour and overcorrection are risk factors of proximal junctional kyphosis after adult spinal deformity correction surgery. Eur Spine J. 2021；**30**：1208-14.

19) Harris AB et al. Caudally directed upper-instrumented vertebra pedicle screws associated with minimized risk of proximal junctional failure in patients with long posterior spinal fusion for adult spinal deformity. Spine J. 2021；**21**：1072-9.

20) Cahill PJ et al. The use of a transition rod may prevent proximal junctional kyphosis in the thoracic spine after scoliosis surgery：a finite element analysis. Spine. 2012；**37**：E687-95.

21) 柳井亮介ほか．Upper instrumented vertebra anchor の違いは成人脊柱変形手術における proximal junctional vertebral fracture の発生に影響するか？　J Spine Res. 2024；**15**：20-7.

22) Than KD et al. Complication rates associated with open versus percutaneous pedicle screw instrumentation among patients undergoing minimally invasive interbody fusion for adult spinal deformity. Neurosurg Focus. 2017；**43**：E7.

\*　　　\*　　　\*

Ⅲ. 成人脊柱変形 ◆ 3. 手術療法 4) 短期手術合併症

# 成人脊柱変形手術後の機械的合併症に関する予測因子の特定に関する研究*

川 畑 篤 礼　　吉 井 俊 貴　　平 井 高 志　　坂 井 顕一郎　　猪 瀬 弘 之
大 川　　淳**

[別冊整形外科 87：173～178, 2025]

## はじめに

成人脊柱変形（adult spinal deformity：ASD）は，成人期における脊椎アライメントの悪化を特徴とする疾患である．本疾患は，変性変化，椎体骨折，特発性側弯症の進行，あるいは脊椎手術後の状態など，さまざまな要因によって発生する．近年の研究により，ASD が健康関連の生活の質（HRQOL）に悪影響を及ぼすことが明らかになっている[1~3]．特に重度の変形を有する患者では，手術療法が非手術療法と比較して，より良好な HRQOL の結果をもたらすことが示されている[4]．しかしながら，手術には高い合併症率が伴い，再手術率は最大で 47％に達することが報告されている[5,6]．また，再手術率は手術後の長期経過観察を経ても増加する可能性がある．主要な合併症は，生活の質（QOL）スコアの低下を招き，結果として臨床転帰を悪化させることが報告されている[7]．そのため，合併症の予防は良好な臨床結果を達成するうえできわめて重要である．

手術に関連する合併症は，一般的に周術期合併症と後期合併症に分類される．周術期合併症には，スクリューの誤配置，硬膜外血腫，重度の貧血などが含まれ，通常は手術中または術直後に発生する[8,9]．一方，後期合併症は術後 1 ヵ月以降に発生し，主に持続的な機械的ストレスが原因となる．このストレスはインプラントや椎体の破壊を引き起こし，近位接合部後弯(proximal junctional kyphosis：PJK)，遠位接合部後弯（distal junctional kyphosis：DJK），偽関節，ロッド破損，椎体骨折といっ

た「機械的合併症（MC）」として定義される[6,10~12]．

術後の胸椎後弯（TK），sagittal vertical axis（SVA），仙骨傾斜（sacral slope：SS）など，MC に関連する複数の術後パラメータが報告されている[6,13~15]．また，骨盤入射角（PI）と腰椎前弯（LL）の差によって評価される脊椎骨盤のバランスは，良好な術後 HRQOL を予測するための重要な要素とされている[2,10]．さらに，近年では「グローバルアライメントとプロポーション（GAP）スコア」という新しい手法が MC の予測に用いられるようになっている[11]．しかし，これらの研究で報告された MC の危険因子は一貫しておらず，現時点でその因子は確立されていない．

これまでの研究では，ASD 矯正手術における MC とその危険因子が調査されているが，それらの研究の多くは平均年齢 50～60 歳の比較的若年層を対象としていた[10,11,16]．しかし，高齢化社会がすすむ中で，高齢患者の HRQOL の重要性が認識されてきており，高齢患者を含む ASD の管理は脊椎疾患領域における最重要課題の一つとなっている．本研究は，多施設共同研究として，比較的高齢の日本人 ASD 患者（202 症例，平均年齢 72.2 歳）を対象に矯正手術後の MC およびその予測因子について検討した．

## Ⅰ. 対象および方法

2009 年 1 月 1 日～2016 年 12 月 31 日に，当科および関連する 4 施設で手術を受けた ASD 患者全員を対象に後ろ向きレビューを実施した．各施設で患者登録および

## Key words

mechanical complication, global alignment and proportion score, Schwab classification, adult spinal deformity, global tilt

*Identification of predictive factors for mechanical complications after adult spinal deformity surgery：a multi-institutional retrospective study
**A. Kawabata（医長）：九段坂病院整形外科（☎ 102-0074　東京都千代田区九段南 1-6-12；Dept. of Orthop. Surg., Kudanzaka Hospital, Tokyo）；T. Yoshii（教授）, T. Hirai（准教授）：東京科学大学整形外科；K. Sakai（部長）：済生会川口総合病院整形外科；H. Inose（准教授）：獨協医科大学埼玉医療センター整形外科；A. Okawa（院長）：横浜市立みなと赤十字病院．[利益相反：なし.]

Ⅲ．成人脊柱変形 ◆ 3．手術療法 4）短期手術合併症

**表1．ASD患者の人口統計情報**

| 項　目 | 値・症例数（n） |
| --- | --- |
| 症例数 | 202 |
| 手術時年齢（平均±SD）［歳］ | 72.2±8.5 |
| 性（男/女） | 33/169 |
| BMI（kg/m²） | 23.1±3.7 |
| 併存症（あり/なし） | 99/103 |
| 糖尿病（あり/なし） | 23/179 |
| 腎機能障害（あり/なし） | 16/186 |
| 原因疾患（変性/腰椎手術後） | 147/55 |
| 腰椎手術既往（あり/なし） | 67/135 |
| 固定レベル数（平均±SD） | 7.9±2.0 |
| 3CO（あり/なし） | 95/107 |
| UIV（Th6以上/Th6未満） | 11/191 |
| LIV（仙骨固定/未固定） | 175/27 |
| MC（あり/なし） | 91/111 |
| 再手術（あり/なし） | 35/167 |
| PJK（あり/なし） | 51/151 |
| ロッド破損（あり/なし） | 27/175 |
| DJK（あり/なし） | 9/193 |
| 椎体骨折（あり/なし） | 41/161 |
| 偽関節（あり/なし） | 15/187 |

SD：標準偏差

データ収集のプロトコルに関して倫理審査委員会の承認を得た．対象基準は，手術時の年齢が21歳以上，追跡期間が2年以上，4レベル以上の後方固定術を含む手術であり，十分なX線データがあることとした．病因には，変性後弯/後側弯症および腰椎手術後のASDを含んだ．一方，椎体骨折に起因するASDは除外した．

3-column osteotomy（3CO）は，pedicle subtraction osteotomy（PSO）または椎体切除術（vertebral column resection：VCR）を使用した手技として定義した．術後のMCは，PJK，DJK，偽関節，ロッド破損，椎体骨折（再手術の有無を問わず）として定義した．PJKは，上位固定椎（UIV）とその近位2レベル間で後弯が10°以上の場合とした．機械的障害（mechanical failures）は，再手術を必要とするMCとして定義した．

人口統計データとして，年齢，性別，体格指数（body mass index：BMI），医学的併存症，大腿骨頚部の骨密度（BMD），および術前・術後の骨粗鬆症治療薬の使用状況を収集した．医学的併存症は，糖尿病，腎機能障害，脳血管疾患，心血管疾患，または呼吸器疾患のいずれかを有する場合に登録した．

X線像の測定項目には，SVA，TK（Th4～Th10），胸腰椎後弯［TLK（Th10～L2）］，LL（L1～S1およびL4～S1），global tilt（GT），SS，pelvic incidence（PI），pelvic tilt（PT）が含まれた．GTは，PTとC7垂直傾斜の合計として定義される．この角度は二つの線の交点によって形成される．1本目の線はC7椎体中心から仙骨終板中心まで，2本目の線は大腿骨頭中心から仙骨終板中心まで引かれる線である[13,14]．

UIVのレベルはTh7以下とTh6以上に分類して検討した．また，下位固定椎（LIV）のレベルについても，仙骨に固定されているか否かで分析した．これらのパラメータは，手術前および術後4週の立位ポジションで評価された．X線像は最新の追跡時にも評価された．PI-LLが−10°～10°の範囲にある場合，Scoliosis Research Society（SRS）-Schwab ASD分類に基づいて理想的なアライメントと定義した．

以前の報告に基づき，相対骨盤回転（RPV：測定値-理想的なSS），相対LL（RLL：測定値-理想的なLL），前弯分布指数（LDI：L4～S1前弯をL1～S1前弯で割り100倍），相対脊椎骨盤アライメント（RSA：測定値-理想的なGT）も測定した[11]．SS，LL，およびGTの理想値は，PIとの関係を無症候性集団データに基づいて分析した以前の報告から定義した[17]．年齢は60歳未満と60歳以上の二つのサブグループに分類した．

GAPスコアは，RPV，RLL，LDI，RSA，年齢要因のスコアを加算することで算出した．スコアは三つのカテゴリーに分類した．スコアが0～2の場合は「均衡状態」，3～6は「中程度の均衡状態」，7以上は「著しい不均衡状態」と定義した．GAPスコアを連続変数として，また三つのカテゴリー変数として分析した．

統計解析は，IBM SPSS Statistics for Macintosh，バージョン25.0（IBM社）を用いて実施した．すべての患者を，MCを有する患者［MC（＋）群］とMCを有しない患者［MC（−）群］の2群に分けた．MC（＋）群とMC（−）群を比較するため，対応のあるt検定または$\chi^2$検定を使用した．連続変数の平均値を比較するためにt検定を使用し，カテゴリー変数の割合を比較するために$\chi^2$検定を使用した．MCの危険因子解析は，ステップワイズ選択法を用いた多変量ロジスティック回帰分析（$p<0.1$でエントリー）で実施した．$p<0.05$を統計的有意差ありとした．

## Ⅱ．結　果

追跡期間が2年以上の術前および術後の完全なX線データがそろった患者230例を本研究の対象とした．このうち，28例は重度の椎体骨折が原因で発症したものであり除外し，最終的に202例を解析対象とした．患者の基本的な特徴を表1に示す．手術時の平均年齢は72.2±8.5歳で，169例（83.7％）が女性であった．MCは202例中91例（45.0％）に認められた．各合併症の内訳は，

表2. MC（＋）群とMC（－）群の人口統計および手術特性比較

| 項 目 | MC（＋）群（*n*=91） | MC（－）群（*n*=111） | *p*値 |
|---|---|---|---|
| 手術時年齢（歳）［平均±SD］ | 73.9±7.7 | 70.9±8.9 | 0.011* |
| 性（男/女） | 15/76 | 18/93 | 0.959 |
| BMI（kg/m²） | 23.6±3.7 | 22.8±3.7 | 0.100 |
| 併存症（あり/なし） | 48/43 | 51/60 | 0.396 |
| 糖尿病（あり/なし） | 10/81 | 13/98 | 0.872 |
| 腎機能障害（あり/なし） | 10/81 | 6/105 | 0.191 |
| BMD（tスコア） | −1.95±0.90 | −1.72±0.95 | 0.181 |
| 3CO（あり/なし） | 41/50 | 54/57 | 0.671 |
| 固定レベル数（平均±SD） | 7.8±1.8 | 7.9±2.0 | 0.792 |

BMDは118例のみ評価した，*p＜0.05：有意差あり

表3. MC（＋）群とMC（－）群の術前後のX線パラメータ比較

| 項 目 | MC（＋）群（*n*=91） | MC（－）群（*n*=111） | *p*値 |
|---|---|---|---|
| 術後 GT | 35.0±10.9 | 30.0±9.4 | ＜0.001* |
| 術前 TLK | 21.3±18.2 | 14.3±14.0 | 0.003* |
| 術後 TLK | 13.0±12.6 | 9.7±9.1 | 0.031* |
| 術後 TK | 39.8±14.3 | 34.6±12.6 | 0.009* |

*p＜0.05：有意差あり

表4. GAPスコアとMC（＋）群，MC（－）群の比較

| 項 目 | MC（＋）群（*n*=91） | MC（－）群（*n*=111） | *p*値 |
|---|---|---|---|
| GAPスコア | 8.5±2.7 | 7.9±2.9 | 0.112 |
| 相対腰椎前弯スコア（0/2/3） | 30/31/30 | 30/54/27 | 0.108 |

PJK 51例（25.2％），DJK 9例（4.5％），偽関節15例（7.4％），ロッド破損27例（13.4％），椎体骨折41例（20.3％）であった．また，MCが原因で再手術が必要となった患者は35例（17.3％）であった．再手術の原因としては，PJK 16例（7.9％），DJK 5例（2.5％），ロッド破損14例（6.9％）であった．

MC（＋）群とMC（－）群の患者の人口統計学的特徴を表2に示す．手術時の年齢はMC（＋）群で有意に高く，MC（－）群と比較して73.9±7.7歳 vs. 70.9±8.9歳（*p*=0.011）であった．しかし，性別，BMI，併存症の有無（糖尿病や腎機能障害を含む），3COの実施有無，固定された椎体の数，UIVがTh7未満かTh6以上か，またはLIVが仙骨に固定されているか否かに関しては，両群間で有意差はなかった．

原因疾患については，MC患者のうち64例が変性後側弯症に起因し，27例が腰椎手術後の後側弯進行に起因していた．これらの原因疾患間でMCの発生率に有意差はなかった（変性：43％，腰椎手術後：50％，*p*=0.427）．手術前に腰椎手術の既往がある患者は67例で，そのうち

34例（50.7％）がMCを発症した．しかし，腰椎手術の既往がある患者とない患者でMC発生率に有意差はなかった（*p*=0.294）．BMDは118例でtスコアとして評価されたが，MC（＋）群のtスコアは低い傾向がみられたものの，有意差はなかった（*p*=0.181）．

各X線パラメータとMC発生率の関係を評価した結果を表3に示す．術後のGTおよびTKは，MC（＋）群でMC（－）群よりも有意に高い値を示した［術後GT：35.0±10.9 vs. 30.0±9.4（*p*＜0.001），術後TK：39.8±14.3 vs. 34.6±12.6（*p*=0.009）］．また，術前および術後のTLKも，MC（＋）群で有意に高い値を示した［術前TLK：21.3±18.2 vs. 14.3±14.0（*p*=0.003），術後TLK：13.0±12.6 vs. 9.7±9.1（p=0.031）］．しかし，ほかのパラメータや，提案された理想的なアライメント目標である−10°＜PI−LL＜10°という条件は，MCの発生率に有意な影響を及ぼさなかった．

次に，MC発生率とGAPスコア各構成要素の関連を評価した（表4）．GAPスコアを連続変数として評価した場合，MC（＋）群でスコアが高い傾向がみられた［MC

Ⅲ. 成人脊柱変形 ◆ 3. 手術療法 4）短期手術合併症

表5. MCの危険因子分析. MC発生の危険因子を多変量解析で検討

| 項　目 | $p$値 | オッズ比（OR） | 95%信頼区間（CI） |
|---|---|---|---|
| 手術時年齢 | 0.003* | 1.071 | 1.024〜1.121 |
| 術後GT | 0.001* | 1.055 | 1.022〜1.090 |
| 術前TLK | 0.007* | 1.028 | 1.008〜1.049 |

*$p<0.05$：有意差あり

（＋）群：8.5±2.7 vs. MC（−）群：7.9±2.9，$p=0.112$．一方，カテゴリー変数として評価した場合，GAPスコアの三つのカテゴリー間で有意差はなかった（$p=0.266$）．GAPスコアの各構成要素については，RLLおよびRSAのスコアがMC（＋）群で高い傾向がみられた（RLL：$p=0.108$，RSA：$p=0.083$）．

最後に，MCの危険因子を多変量解析で調査した（表5）．ステップワイズ選択法を用いた多変量ロジスティック回帰分析の結果，手術時年齢，術後GT，術前TLKがMCの有意な危険因子であることが示された．

## Ⅲ. 考　察

これまでの研究では，ASD矯正手術後の術後合併症およびその危険因子について調査されている[5,6,18]．しかしながら，これらの研究の多くは，比較的若年層の患者を対象としており，サンプルサイズも小規模であったため，高齢患者における手術合併症のリスクについて十分な検討がなされていない．本研究では，平均年齢72.2歳の日本人ASD患者を対象に大規模なサンプルを用いて，MCの発生率と予測因子を包括的に検討した．

本研究の結果，MC（＋）群では手術時の年齢が有意に高いことが示された．本結果は，Smithらの研究結果と一致しており，65歳以上の患者では若年患者よりも合併症の発生率が高いことが報告されている[19]．また，Yagiらも70歳以上の高齢患者が中年患者と比較して，より高い合併症率と臨床転帰の悪化を示すことを報告している[20]．さらに，BMDの低下や傍脊柱筋の縮小といった加齢に伴う身体的変化が，PJKの独立した危険因子として知られている[21,22]．

高BMIもまた，転帰の悪化や合併症の危険因子としてこれまでに報告されている．Aminらは，BMIが35kg/m²を超える場合，集中治療室（ICU）滞在期間が延長し，総医療費が増加すると述べている[23]．さらにSoroceanuらは，肥満患者がASD手術後2年以内に合併症を発症する危険が高いと報告している[24]．しかし，本研究では高BMIとMCとの間に有意な相関はみられなかった．本研究の対象では，BMIが30kg/m²を超える患者はわずか2例しかおらず，肥満患者の少なさがBMIの影響を

制限的なものにした可能性がある．

先行研究[21,25,26]で示されているように，手術前後のBMDや骨粗鬆症治療薬の使用状況を評価することは重要である．矯正手術後のMCを予防する選択肢として，テリパラチド（TP）の使用が有効である可能性がある．TPはBMDを増加させ，骨粗鬆症患者の椎体骨折を予防する．Yagiらは，手術直後にTP治療を開始することで，骨折typeのPJKを低下させることを報告している[25]．また，Sekiらは，術前および術後にTPを投与することで，低用量ビスホスホネートを使用する場合よりも合併症を減少させることを報告している[26]．本研究では，MC（＋）群および再手術群においてBMDが低い傾向がみられた（$p=0.181$，$p=0.095$）．しかしながら，本研究では骨粗鬆症治療薬の使用がMC発生率に有意な影響を及ぼすことは確認されなかった．これは，TPやほかの骨粗鬆症治療薬がBMDの低い集団に対して優先的に使用される傾向にあるためと考えられる．今後，BMDや骨粗鬆症治療薬がMCに与える影響を明らかにするため，より精密な前向き研究が必要である．

原因疾患に関しては，椎体骨折に起因するASD患者のMC発生率がほかの原因疾患よりも有意に高いことが示された（変性疾患：43%，椎体骨折後：78%，腰椎手術後：50%，$p=0.005$）．椎体骨折の既往がある患者は，骨粗鬆症と強く関連し，ほかの原因疾患とは異なる特性をもつと考えられるため，これらの患者は本研究の解析対象から除外した．一方で，変性疾患と腰椎手術後の患者間ではMC発生率に有意差はなかった．

ASDにおける合併症を予防するためには，各X線パラメータの目標値を設定することが重要である．Hallagerらは，LLが30°以上変化した場合，術後TKが50°を超える場合，SSが30°未満の場合に機械的障害のリスクが高まると報告している[6]．またMaruoらは，LL変化が30°以上，TKが30°以上，SVAが8cm以上変化した場合にPJKのリスクが増加すると述べている[18]．本研究では，術後TKがMC（＋）群で有意に高いことが確認されたが，LL変化，術後SS，SVA変化など，ほかの報告された因子はMC発生率に有意な影響を及ぼさなかった．一方で，術後GTはMCの発生と強く関連して

いた．GT は PT と C7 垂直傾斜の合計であり，患者の姿勢の影響をもっとも受けにくい矢状面パラメータとして評価されている．Obeid らは，GT が ASD におけるもっとも信頼性の高い指標であると報告している[14]．本研究でも，MC（＋）群において術後 GT が有意に高いことが示された．本結果は，GT が MC 発生率と関連することを示したはじめての報告である．

本研究の重要な発見として，術前および術後の TLK が MC と強い相関を示すことがあげられる．本パラメータと合併症との関連を評価した報告は非常に少なく，本研究は新たな知見を提供した．TLK が高い場合，胸腰椎接合部へのストレスが増加し，脊椎の不安定性や PJK を引き起こす可能性がある．一方，術後の過剰前弯も MC のリスクを高めることが示された．正常な TLK 角度は約 2.5° とされており[27]，矯正手術ではこれに近い範囲への調整が望ましいと考えられる．

GAP スコアは，比較的新しい MC 予測手法であり，その有効性は複数の研究で検証されている[10,11]．本研究では，MC 患者で GAP スコアが高い傾向が認められたが，理想のアライメントを達成した患者は少数であった．本研究対象の ASD 患者の平均年齢は 72.2 歳で，ほかの研究よりも約 20 歳高齢であるため，より複雑な症例が多かったことが影響していると考えられる．

多変量解析の結果，手術時の年齢，術後 GT，術前 TLK が MC の有意な危険因子であることが明らかになった（$p = 0.003$，$0.001$，$0.007$）．ただし，オッズ比は 1.028 から 1.071 と小さいため，MC は多因子性であり，各因子の影響は限定的である可能性がある．したがって，ほかの危険因子を特定し，包括的な予測モデルの開発が必要である．

# Ⅳ．限　界

本研究にはいくつかの限界がある．第一に，サルコペニアや加齢関連疾患を評価していないが，年齢を考慮することで代替した．第二に，GAP スコアの差を検出する検出力は 49％ であり，さらなるデータ収集が必要である．それでも，本研究は GAP スコアの妥当性を検証した中で最大規模のサンプルサイズを有している．第三に，本研究は後ろ向き研究であり，より適切な研究デザインを用いた前向き研究が望まれる．

# ま　と　め

1）比較的高齢の患者に対して実施された矯正手術を対象に，MC およびその予測因子について調査した．

2）高齢，術後の GT の上昇，術前の TLK の増加が，MC の危険因子となりうることが示唆された．

# 文　献

1) Scheer JK et al. Operative management of adult spinal deformity results in significant increases in QALYs gained compared to nonoperative management：analysis of 479 patients with minimum 2-year follow-up. Spine. 2018；43：339-47.

2) Schwab FJ et al. Radiographical spinopelvic parameters and disability in the setting of adult spinal deformity：a prospective multicenter analysis. Spine. 2013；38：E803-12.

3) Bridwell KH et al. Does treatment（nonoperative and operative）improve the two-year quality of life in patients with adult symptomatic lumbar scoliosis：a prospective multicenter evidence-based medicine study. Spine. 2009；34：2171-8.

4) Acaroglu E et al. A decision analysis to identify the ideal treatment for adult spinal deformity：is surgery better than non-surgical treatment in improving health-related quality of life and decreasing the disease burden? Eur Spine J. 2016；25：2390-400.

5) Charosky S et al. Complications and risk factors of primary adult scoliosis surgery：a multicenter study of 306 patients. Spine. 2012；37：693-700.

6) Hallager DW et al. Radiographic predictors for mechanical failure after adult spinal deformity surgery：a retrospective cohort study in 138 patients. Spine. 2017；42：E855-63.

7) Glassman SD et al. The impact of positive sagittal balance in adult spinal deformity. Spine. 2005；30：2024-9.

8) Cho SK et al. Major complications in revision adult deformity surgery：risk factors and clinical outcomes with 2-to 7-year follow-up. Spine. 2012；37：489-500.

9) Soroceanu A et al. Medical complications after adult spinal deformity surgery：incidence, risk factors, and clinical impact. Spine. 2016；41：1718-23.

10) Jacobs E et al. Prediction of mechanical complications in adult spinal deformity surgery：the GAP score versus the Schwab classification. Spine J. 2019；19：781-8.

11) Yilgor C et al. Global alignment and proportion（GAP）score：development and validation of a new method of analyzing spinopelvic alignment to predict mechanical complications after adult spinal deformity surgery. J Bone Joint Surg Am. 2017；99：1661-72.

12) Yilgor C et al. Relative lumbar lordosis and lordosis distribution index：individualized pelvic incidence-based proportional parameters that quantify lumbar lordosis more precisely than the concept of pelvic incidence minus lumbar lordosis. Neurosurg Focus. 2017；43：E5.

13) Boissière L et al. Global tilt and lumbar lordosis index：two parameters correlating with health-related quality of life scores：but how do they truly impact disability? Spine J. 2017；17：480-8.

14) Obeid I et al. Global tilt：a single parameter incorporating spinal and pelvic sagittal parameters and least affected by patient positioning. Eur Spine J. 2016；25：3644-9.

15) Inoue S et al. Analysis of mechanical failure associated with reoperation in spinal fusion to the sacrum in adult spinal deformity. J Orthop Sci. 2015；20：609-16.

16) Bari TJ et al. Ability of the global alignment and proportion score to predict mechanical failure following adult spinal deformity surgery : validation in 149 patients with two-year follow-up. Spine Deform. 2019 ; **7** : 331-7.

17) Iyer S et al. Variations in sagittal alignment parameters based on age : a prospective study of asymptomatic volunteers using full-body radiographs. Spine. 2016 ; **41** : 1826-36.

18) Maruo K et al. Predictive factors for proximal junctional kyphosis in long fusions to the sacrum in adult spinal deformity. Spine. 2013 ; **38** : E1469-76.

19) Smith JS et al. Risk-benefit assessment of surgery for adult scoliosis : an analysis based on patient age. Spine. 2011 ; **36** : 817-24.

20) Yagi M et al. Clinical outcomes, complications, and cost-effectiveness in surgically treated adult spinal deformity over 70 years : a propensity score-matched analysis. Clin Spine Surg. 2019 ; **33** : E14-20.

21) Yagi M et al. Low bone-mineral density is a significant risk for proximal junctional failure after surgical correction of adult spinal deformity : a propensity score-matched analysis. Spine. 2018 ; **43** : 485-91.

22) Pennington Z et al. Paraspinal muscle size as an independent risk factor for proximal junctional kyphosis in patients undergoing thoracolumbar fusion. J Neurosurg Spine. 2019 ; **31** : 380-8.

23) Amin RM et al. Increasing body mass index is associated with worse perioperative outcomes and higher costs in adult spinal deformity surgery. Spine. 2018 ; **43** : 693-8.

24) Soroceanu A et al. Impact of obesity on complications, infection, and patient : reported outcomes in adult spinal deformity surgery. J Neurosurg Spine. 2015 ; **23** : 656-64.

25) Yagi M et al. Teriparatide improves volumetric bone mineral density and fine bone structure in the UIV + 1 vertebra, and reduces bone failure type PJK after surgery for adult spinal deformity. Osteoporos Int. 2016 ; **27** : 3495-502.

26) Seki S et al. Teriparatide versus low-dose bisphosphonates before and after surgery for adult spinal deformity in female Japanese patients with osteoporosis. Eur Spine J. 2017 ; **26** : 2121-7.

27) Macagno AE et al. Thoracic and thoracolumbar kyphosis in adults. Spine. 2006 ; **31** : S161-70.

\* \* \*

Ⅲ．成人脊柱変形 ◆ 3．手術療法 4）短期手術合併症

# Controlling nutritional status を用いた 術後主要合併症の予測と予防*

角 南 貴 大 　 三 浦 紘 世 　 國 府 田 正 雄 　 山 崎 正 志**

[別冊整形外科 87：179～181, 2025]

## は じ め に

近年の診断技術の進歩，手術機器や技術の発展に伴う手術の低侵襲化，ナビゲーションなど術中支援システムの普及に伴い成人脊柱変形（adult spinal deformity：ASD）に対する矯正固定術は広く行われるようになっている．しかしながら，ASD に対する矯正固定術は脊椎手術の中でも手術後の合併症発生率が比較的高いとされており，危険因子もさまざま報告されている[1~3]．

脊椎手術後の合併症は患者の機能予後，生命予後を悪化するのみならず，医療コストの増大を招くため予測と予防が重要である．近年，術前低栄養状態と脊椎手術後の合併症の関連についての報告が散見され，注目を浴びている．本稿では，当科で行われた ASD に対する矯正固定術後の主要合併症発生と術前の栄養状態について検討を行った．

## Ⅰ．対象および方法

当科で 2013 年 4 月～2020 年 3 月に行われた脊椎手術症例 770 例のうち，ASD に対する矯正固定術が行われ，データ欠損例を除いた 38 例を対象とした．患者背景として年齢，性別，body mass index（BMI），併存疾患（糖尿病，高血圧，冠動脈疾患），抗凝固薬・抗血小板薬内服，術前ヘモグロビン（Hb）値，American Society of Anesthesiologists Physical Status（ASA-PS），栄養状態の指標である controlling nutritional status（CONUT）を調査した．術前検査値は院内の取り決めに従って，術前 3 ヵ月以内に採取した血液検体のデータで直近のものを採用した．

主要合併症は過去の報告どおり[4]，術後 72 時間で 4 U 以上の輸血（出血），深部静脈血栓，重度せん妄，肺炎，創部合併症，術後 48 時間以上の予定外挿管，敗血症，肺塞栓，脳血管障害，冠動脈疾患，急性腎障害とし，術後入院日数も併せて調査した．術後合併症の有無で 2 群に分け，統計学的解析（$\chi^2$ 検定，Fisher 正確確率検定，Mann-Whitney U 検定，有意水準 $p<0.05$）を行った．

## Ⅱ．CONUT を用いた栄養状態評価

CONUT は Ignacio ら[5]によって発表された低栄養患者を抽出するためのスコアリングツールである．血清アルブミン値（Alb），リンパ球数（TLC），総コレステロール値（T-Cho）から構成されており，簡便かつ客観的に評価可能である．算出された合計点数により栄養状態を正常～重度栄養障害ありの 4 群に分類する（表 1）．これまでに消化器外科領域を中心に術後合併症発生のリスクが予測可能であったと報告されている[6]．

## Ⅲ．結 　 果

患者背景を表 2 に示す．主要合併症は 38 例中 17 例（44.7％）に発生していた．内訳（表 3）は出血が 12 例（31.6％），深部静脈血栓 6 例（15.8％），創部離開・感染 4 例（10.5％），重度せん妄・予定外挿管 1 例（2.6％）であった（重複あり）．2 群間の比較を表 4 に示す．術後合併症発生群は有意に BMI 低値（24.8 vs. 21.4，$p=0.003$），CONUT 高値（低栄養）で（0.67 vs. 1.82，$p=0.021$），術後入院日数が長かった（33 日 vs. 44 日，$p=0.011$）．ほかの評価項目は 2 群間で明らかな統計学的有意差はみられなかった．

## ▌Key words

CONUT，adult spinal deformity，postoperative complications

*Prediction and prevention of major postoperative complications using the controlling nutritional status
**T. Sunami，K. Miura（講師），M. Koda（准教授），M. Yamazaki（客員教授）：筑波大学整形外科（Dept. of Orthop. Surg., Institute of Medicine University of Tsukuba, Tsukuba）．［利益相反：なし．］

Ⅲ．成人脊柱変形 ◆ 3．手術療法 4）短期手術合併症

表1．CONUT

|  | 栄養障害 | | | |
|---|---|---|---|---|
|  | 正常 | 軽度 | 中等度 | 重度 |
| 血清Alb値（g/dl） | ≧3.5 | 3.0〜3.4 | 2.5〜2.9 | ＜2.5 |
| 点数 | 0 | 2 | 4 | 6 |
| TLC（/ml） | ≧1,600 | 1,200〜1,599 | 800〜1,199 | ＜800 |
| 点数 | 0 | 1 | 2 | 3 |
| T-Cho（mg/dl） | ≧180 | 140〜179 | 100〜139 | ＜100 |
| 点数 | 0 | 1 | 2 | 3 |

表2．患者背景

|  | $n=38$ |
|---|---|
| 年齢（歳） | 66.7±9.7 |
| 性（男） | 5（13.2%） |
| BMI（kg/m²） | 23.3±4.5 |
| 併存疾患（例） |  |
| 　糖尿病 | 6（15.8%） |
| 　高血圧 | 13（34.2%） |
| 　冠動脈疾患 | 0（0%） |
| 　抗血小板薬内服 | 6（15.8%） |
| 　抗凝固薬内服 | 4（10.5%） |
| 術前Hb値（g/dl） | 12.6±1.4 |
| ASA-PS（例） |  |
| 　1，2 | 23（60.5%） |
| 　3，4 | 15（39.5%） |
| CONUT（例） |  |
| 　0〜1 | 25（65.8%） |
| 　2〜4 | 12（31.6%） |
| 　5〜8 | 1（0.3%） |
| 　9〜12 | 0（0%） |

表3．発生した術後主要合併症の内訳

|  | $n=38$ |
|---|---|
| 術後72時間で4U以上の輸血（出血） | 12（31.6%） |
| 深部静脈血栓 | 6（15.8%） |
| 創部離開・感染 | 4（10.5%） |
| 重度せん妄 | 1（2.6%） |
| 術後48時間以上の予定外挿管 | 1（2.6%） |

表4．術後主要合併症の発生の有無の2群間比較

|  | 主要合併症（＋）<br>[$n=17$] | 主要合併症（−）<br>[$n=21$] | $p$値 |
|---|---|---|---|
| 年齢（歳） | 68.3±7.5 | 65.3±11.1 | 0.52 [§] |
| 性（男） | 4（23.5） | 1（4.8） | 0.11 [†] |
| BMI（kg/m²） | 21.4±4.0 | 24.8±4.5 | 0.003 [*] |
| 併存疾患（例） |  |  |  |
| 　糖尿病 | 4（23.5） | 2（9.5） | 0.38 [‡] |
| 　高血圧 | 7（41.2） | 6（28.6） | 0.42 [†] |
| 　冠動脈疾患 | 0（0） | 0（0） | ― |
| 　抗血小板薬内服 | 4（23.5） | 2（9.5） | 0.38 [‡] |
| 　抗凝固薬内服 | 3（17.6） | 1（4.8） | 0.23 [‡] |
| 術前Hb値（g/dl） | 12.7±1.4 | 12.8±1.4 | 0.66 [§] |
| ASA-PS（例） |  |  | 0.39 [†] |
| 　1，2 | 9（52.9） | 14（66.7） |  |
| 　3，4 | 8（47.1） | 7（33.3） |  |
| CONUT（例） |  |  | 0.021 [*†] |
| 　0〜1 | 8（47.1） | 17（81.0） |  |
| 　2〜4 | 8（47.1） | 4（19.0） |  |
| 　5〜8 | 1（5.9） | 0（0） |  |
| 　9〜12 | 0（0） | 0（0） |  |
| 術後入院日数（日） | 44±15 | 33±13 | 0.011 [*§] |

[*]$p<0.005$，[†]$\chi^2$検定，[‡]Fisher直接確率検定，[§]Mann-Whitney $U$検定

# Ⅳ．考　　察

　本研究ではBMI低値とCONUT高値（低栄養状態）が術後合併症と関連していることが示された．ASDに対する矯正固定術後の合併症発生率は脊椎手術の中でも高いことが知られているが，当科での過去8年間の手術に

おいても44.7%の合併症（機械的合併症を除く）発生率であり，本患者群の入院期間が有意に長いことからも予防策を講じることが必要であると考えられる．

　脊椎手術後の合併症発生にかかわる患者因子として高齢，長い手術時間，肥満など多数報告されているが[7,8]，ASDに対する術後合併症も同様の因子が関連している

と報告されている[2]. 術前栄養状態と脊椎手術後合併症の関連についても近年報告が増えているが, 特にASD患者を対象にした研究ではPrognostic Nutritional Index（PNI）を用いて評価を行い, PNI<50がせん妄をはじめ, 術後合併症発生の危険因子であることが報告されている[9]. 脊椎外科領域ではPNIを用いて栄養状態を評価する報告は散見されるが, CONUTを用いたものは限られる.

過去に脊椎外科領域の単一病態を対象にCONUTを用いて栄養状態を評価した研究は, 転移性脊椎腫瘍と結核性脊椎炎患者を対象にしており, 術前栄養状態が術後合併症と術後死亡率に関連しているという趣旨であるが[10,11], そもそも低栄養が病態に深くかかわっておりその適応には疑問が残る. 複数の疾患群を対象にしてCONUTが術後合併症の予測に有用であるという報告もあるが[12], ASD患者のみを対象にした本研究でもCONUTが術後合併症の発生予測に有用である可能性が示された. また, 本研究ではCONUT高値に加え, BMI低値も術後合併症の発生と関連していることが示された. これは過去の"肥満が術後合併症の危険因子である"という報告と矛盾する結果ではあるが, 栄養状態が悪いことがBMIにも影響を及ぼしているものと考える.

CONUTは簡便に算出可能な客観性の高い評価ツールである. 抽出されたハイリスク症例においては慎重な術後管理, より低侵襲な手術戦略への変更, 術前の栄養介入を行うことによって術後合併症の予防にも有用である可能性がある. 術前の栄養介入に関しては検査値には影響を与えないものの, 予定手術患者においては術後の創部合併症・全身合併症の発生率が低下したという報告もみられる[13,14]. 当科では術前の栄養介入について明確なプロトコル確立までにはいたっていないが, 肝腎機能障害, 糖尿病患者などは細かな配慮を要するところもあり, 今後さらなる検討が必要である.

## ま と め

1）当科で過去8年間に行われたASD患者に対する矯正手術を検討し, 術後主要合併症の発生と術前低栄養が関連していることが示唆された.

2）CONUTを用いて術前栄養状態を評価することにより術後合併症を予測・予防できる可能性が示唆された.

\* \* \*

## 文 献

1) Diebo BG et al. Adult spinal deformity. Lancet. 2019；**394**：160-72.

2) Smith JS et al. Prospective multicenter assessment of perioperative and minimum 2-year postoperative complication rates associated with adult spinal deformity surgery. J Neurosurg Spine. 2016；**25**：1-14.

3) Soroceane A et al. Medical complications after adult spinal deformity surgery：incidence, risk factors, and clinical impact. Spine. 2016；**41**：1718-23.

4) Gawande AA et al. An apgar score for surgery. J Am Coll Surg. 2007；**204**：201-8.

5) Ignacio de UJ et al. CONUT：a tool for controlling nutritional status：first validation in a hospital population. Nutr Hosp. 2011；**20**：38-45.

6) Takagi K et al. The controlling nutritional status score and postoperative complication risk in gastrointestinal and hepatopancreatobiliary surgical oncology：a systematic review and meta-analysis. Ann Nutr Metab. 2019；**74**：303-12.

7) Schoenfeld AJ et al. Risk factors for immediate postoperative complications and mortality following spine surgery：a study of 3,475 patients from the national surgical quality improvement program. J Bone Joint Surg Am. 2011；**93**：1577-82.

8) Lange N et al. Analysis of risk factors for perioperative complications in spine surgery. Sci Rep. 2022；**12**：14350.

9) Oe S et al. Association between a prognostic nutritional index less than 50 and the risk of medical complications after adult spinal deformity surgery. J Neurosurg Spine. 2020；**33**：219-24.

10) Cao LY et al. Effect of controlling nutritional status score (CONUT) and prognostic nutritional index (PNI) on patients after spinal tuberculosis surgery. Sci Rep. 2022；**12**：16056.

11) Ramos RDG et al. Predictive value of six nutrition biomarkers in oncological spine surgery：a performance assessment for prediction of mortality and wound infection. J Neurosurg Spine. 2023；**39**：664-70.

12) Miura K et al. Surgical apgar score and controlling nutritional status score are significant predictors of major complications after cervical spine surgery. Sci Rep. 2022；**12**：6605.

13) Saleh H et al. Perioperative nutritional supplementation decreases wound healing complications following elective lumbar spine surgery：a randomized controlled trial. Spine. 2023；**48**：376-83.

14) Oe S et al. The effect of preoperative nutritional intervention for adult spinal deformity patients. Spine. 2022；**47**：387-95.

Ⅲ．成人脊柱変形 ◆ 3．手術療法 5）長期成績

# 成人脊柱変形矯正固定術後
# 10年以上経過例の治療成績
## —— 健康関連の生活の質の変化に注目して*

谷脇浩志　松村　昭　並川　崇　堀　悠介**

［別冊整形外科 87：182～186, 2025］

## はじめに

　成人脊柱変形（adult spinal deformity：ASD）に対する矯正固定術は，脊柱変形への治療概念の理解（target alignmentの確立）[1]，変形・骨切り術の分類法の確立[2,3]，および周術期合併症の予防策[4,5]の進展により，この10年間で著しい進歩を遂げた．しかしながら，高い合併症発生率や術後可撓性の低下など，依然として解決すべき課題が残されている．

　ASD患者の健康関連生活の質（health-related quality of life：HRQOL）は，Scoliosis Research Society（SRS）-22r質問票などの患者報告アウトカム指標により評価される．SRS-22rは，これまでの研究において高い信頼性が示され，治療効果の評価における有用性が確認されている[6,7]．これまで多くの研究において，ASD患者に対する矯正手術が術後のHRQOLを改善させることが報告されており[8,9]，その効果は5年間維持されることが示されている[10,11]．しかし，比較的新しい治療体系であるため，5年以上の長期成績に関する報告は限られている．

　本稿では，ASD患者における矯正手術後10年以上経過例のX線パラメータおよび臨床成績の経過について，特にHRQOLの経時的変化に注目して述べる．

## Ⅰ．対象および方法

### ❶対　　象
　2009～2013年に当科において単一術者により矯正手術を施行され，術後10年以上経過したASD患者19例

を対象とした．先天性疾患および神経筋疾患に伴う脊柱変形例は除外した．

### ❷X線学的評価
　X線学的パラメータは，術前，術後2週，術後2年，術後5年，および術後10年に，立位単純X線正面および側面像にて評価した．評価項目は，①胸腰椎カーブのCobb角（TL/L），②C7-plumb線と仙骨垂直線中心間の距離（C7-CSVL），③C7矢状縦軸（C7-SVA），④胸椎後弯（TK：Th5～Th12），⑤胸腰椎後弯（TLK：Th10～L2），⑥腰椎前弯（LL：Th12-S1），⑦骨盤傾斜（PT），⑧pelvic-incidence（PI）-LLとした．代表症例の手術前後の経過について図1に示す．

### ❸機械的合併症
　Proximal junctional kyphosis（PJK）および distal junctional kyphosis（DJK）を評価した．PJKはBridwellら[12]の定義に従い，上位固定椎（UIV），UIV+1，UIV-1での椎体骨折，または術前測定と比較して20°以上の近位移行部角度の変化と定義した．DJKはYangら[13]の定義に従い，10°以上の遠位移行部角度の変化と定義した．またインプラント関連合併症についても調査した．

### ❹臨床評価
　術前，術後2年，術後5年，術後10年においてSRS-22r日本語版および36項目Short-Form Health Survey（SF-36）の身体的要素（physical component summary：

## ▌Key words
adult spinal deformity, health-related quality of life, long-term outcome

*Clinical outcomes of corrective fusion surgery for adult spinal deformity with a minimum follow-up of 10 years
**H. Taniwaki, A. Matsumura（センター長），T. Namikawa（副センター長），Y. Hori（医長）：大阪市立総合医療センター整形外科／側彎症センター（☎534-0021　大阪市都島区都島本通 2-13-22；Dept. of Orthop. Surg./Scoliosis Center, Osaka City General Hospital, Osaka）．［利益相反：なし．］

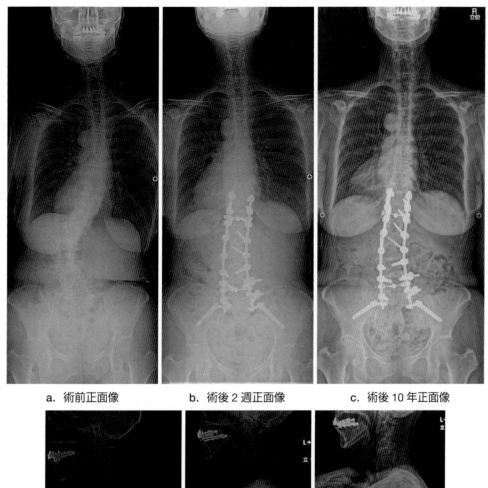

a. 術前正面像　　b. 術後2週正面像　　c. 術後10年正面像

d. 術前側面像　　e. 術後2週側面像　　f. 術後10年側面像

図1. 代表症例. 57歳, 女. 立位単純X線像. Th10-骨盤固定（L3 pedicle subtraction osteotomy 併用）. C7-CSVL は術前 38 mm から術後 10 年で 0 mm, C7-SVA は術前 65 mm から術後 10 年で 10 mm に改善. アライメントの改善は術後 2 週時点と比較してもおおむね保たれている.

Ⅲ．成人脊柱変形 ◆ 3．手術療法 5）長期成績

PCS）および精神的要素（mental component summary：MCS）を評価した．

### ❺統計分析

X線パラメータおよびHRQOLの臨床スコアの経時的比較には混合効果モデルを用いた．術後10年における臨床成績と術後2年および術後5年におけるHRQOLスコアとの関連性はSpearman順位相関係数検定を用いて評価した．相関係数は，0.90〜1.0：非常に強い，0.70〜0.90：強い，0.40〜0.70：中程度，0.20〜0.40：弱い，0.20未満：非常に弱いと解釈した．統計解析にはRソフトウェア（version 3.5.1, Patched：R Foundation）を使用し，有意水準は$p<0.05$とした．

### Ⅱ．結　　果

### ❶患者背景および手術内容

対象19例中4例が追跡不能となり，最終的に15例を解析対象とした（追跡率78.9％）．追跡不能となった4例は，神経内科疾患による施設入所1例，THA脱臼の繰り返し1例，転居1例，不明1例であった．患者背景について表1に示す．平均年齢は60.1±11.1歳，女性14例（93％）であった．手術内容として，UIVはTh9：7例，T10：8例，固定下端（LIV）はL5：5例，骨盤：10例であった．術式は，pedicle subtraction osteotomy（PSO）4例（27％），腰椎後方椎体間固定術（TLIF）11例（73％）であった．術後合併症として，PJK 3例（20％），DJK 2例（13％）を認め，そのうちDJKの1例は初回術後10年で腸骨までの固定延長を要した．インプラント関連合併症（ロッド折損など）は発生しなかった．最終観察時の歩行状態は，独歩11例，杖歩行3例，屋内伝い歩き1例であった．

### ❷X線学的評価

X線パラメータの経時的変化を表2に示す．術後10年において，PT以外の全パラメータで術前と比較し有意な改善を認め，その改善はおおむね維持されていた．TK，PI-LL，およびPTでは術後2週と術後10年の比較で有意な変化を認め，TLKおよびC7-SVAでは増悪傾向を示した．しかし，術後2年および術後5年から術後10年にかけては，TKおよびPTを除く全パラメータで有意な変化を認めなかった．

### ❸臨床成績

SRS-22rおよびSF-36による経時的変化を表3に示す．SRS-22rの全ドメインおよびPCSにおいて術前と術

**表1．患者背景**

| 症例数 | 15 |
|---|---|
| 年齢（歳） | 60.1±11.1 |
| 性（女） | 14（93％） |
| 合併症（例） | |
| 　高血圧 | 3（20％） |
| 　糖尿病 | 1（7％） |
| 　骨粗鬆症 | 3（20％） |
| 手術椎間数 | 9.9±1.0 |
| 手術手技（例） | |
| 　TLIF | 11（73％） |
| 　PSO | 4（27％） |
| 手術時間（分） | 532.8±80.2 |
| 出血量（ml） | 1515.9±627.8 |
| 手術合併症（例） | |
| 　PJK | 3（20％） |
| 　DJK | 2（13％） |
| 　再手術 | 1（7％） |

**表2．X線パラメータの経時的変化**

| | 術前 | 術後2週 | 術後2年 | 術後5年 | 術後10年 | 術前 vs. 10年 $p$値 | 術前 vs. 10年 $p$値 | 2年 vs. 10年 $p$値 | 5年 vs. 10年 $p$値 |
|---|---|---|---|---|---|---|---|---|---|
| TK（°） | 17.6±13.5 | 24.0±7.3 | 30.6±11.5 | 31.6±13.0 | 39.6±16.1 | $<0.001^*$ | $<0.001^*$ | $0.001^*$ | $0.006^*$ |
| TLK（°） | 22.5±17.5 | 7.9±6.3 | 11.1±7.6 | 11.4±7.1 | 13.6±9.3 | $0.002^*$ | 0.058 | 0.423 | 0.493 |
| PI-LL（°） | 38.2±16.6 | 5.4±6.0 | 7.4±7.4 | 8.0±10.0 | 13.0±9.6 | $<0.001$ | $0.020^*$ | 0.078 | 0.113 |
| PT（°） | 31.8±10.8 | 22.0±3.3 | 23.8±4.5 | 24.4±8.4 | 30.7±8.2 | 0.575 | $<0.001^*$ | $0.001^*$ | $0.003^*$ |
| C7-SVA（mm） | 87.7±64.6 | 27.3±20.7 | 33.1±34.5 | 35.8±36.9 | 52.9±58.8 | $0.007^*$ | 0.071 | 0.169 | 0.242 |
| C7-CSVL（mm） | 34.2±33.1 | 10.6±10.7 | 9.2±12.0 | 9.7±10.0 | 13.6±8.0 | $0.002^*$ | 0.631 | 0.487 | 0.533 |
| TL/L（°） | 48.0±24.1 | 17.4±7.5 | 17.5±10.3 | 18.1±10.0 | 18.5±12.3 | $<0.001^*$ | 0.439 | 0.825 | 0.980 |

$^*p<0.05$

表3. HRQOL の経時的変化

| | 術前 | 術後2年 | 術後5年 | 術後10年 | 術前 vs. 10年 p値 | 2年 vs. 10年 p値 | 5年 vs. 10年 p値 |
|---|---|---|---|---|---|---|---|
| SRS-22r | | | | | | | |
| function | 3.08±0.87 | 4.18±0.36 | 4.02±0.36 | 4.16±0.40 | <0.001* | 0.874 | 0.514 |
| pain | 2.97±0.88 | 4.26±0.34 | 3.90±0.68 | 3.95±0.78 | <0.001* | 0.307 | 0.779 |
| self-image | 2.23±0.71 | 4.26±0.53 | 3.71±0.49 | 3.90±0.61 | <0.001* | 0.090 | 0.279 |
| mental | 3.12±0.95 | 4.20±0.62 | 3.66±0.81 | 3.78±0.93 | 0.009* | 0.173 | 0.502 |
| subtotal | 2.85±0.64 | 4.23±0.30 | 3.82±0.39 | 3.95±0.50 | <0.001* | 0.119 | 0.322 |
| satisfaction | NA | 4.35±0.52 | 4.08±0.57 | 4.20±0.48 | NA | 0.299 | 0.449 |
| SF-36 | | | | | | | |
| PCS | 29.2±19.9 | 45.7±6.4 | 41.4±10.0 | 41.1±12.6 | 0.031* | 0.345 | 0.900 |
| MCS | 46.4±9.4 | 54.0±6.2 | 50.8±6.5 | 49.3±11.5 | 0.375 | 0.122 | 0.582 |

*$p<0.05$

後10年で有意な改善を認め，その改善は術後10年時まで維持されていた．術後2年および術後5年から術後10年にかけての臨床スコアに有意な変化は認めず，患者満足度も高いスコアを維持していた．術後2年および術後5年の各時点におけるスコアと術後10年の相関分析結果について表4に示す．術後5年の臨床スコアは術後10年の成績と有意な強い相関を示したが，術後2年との相関は限定的であった．

# Ⅲ. 考　察

本研究では，ASD患者に対する矯正手術後10年以上経過例におけるX線パラメータおよび臨床成績について検討を行った．X線パラメータでは，TKおよびPTが術後2年以降も有意な変化を示したものの，その他のパラメータはおおむね安定して維持されていた．臨床成績においても，術後2年以降，全ドメインで改善が維持され，術後10年時までその効果が持続することが示された．

Arimaら[10]は，ASD矯正手術の有効性が術後5年間維持できたことを報告している．また，Yagiら[11]は術後平均7.5年の経過観察でも同様の有効性を示している．本研究結果は，これらの報告で示された改善効果が術後10年においても維持されることを明らかにし，ASD矯正手術の長期的有効性を支持するものである．

本研究において特筆すべきは，術後5年時の臨床成績が術後10年時と強い相関を示した一方で，術後2年時の成績との相関は限定的であった点である．本結果は，術後2年の成績が長期的転帰の予測に限界があることを示唆し，術後5年時の評価がより適切な長期予後の指標となる可能性を示している．本要因として，術後合併症の

表4. 術後2年・術後5年の各時点におけるスコアと術後10年の相関関係

| | 術後2年 vs. 術後10年 | p値 | 術後5年 vs. 術後10年 | p値 |
|---|---|---|---|---|
| SRS-22r | | | | |
| function | 0.30 | 0.398 | 0.94 | 0.001* |
| pain | 0.45 | 0.190 | 0.94 | 0.001* |
| self-image | 0.84 | 0.001* | 0.90 | 0.001* |
| mental | 0.62 | 0.055 | 0.97 | 0.001* |
| subtotal | 0.80 | 0.005* | 0.90 | 0.001* |
| SF-36 | | | | |
| PCS | 0.31 | 0.462 | 0.83 | 0.015* |
| MCS | 0.70 | 0.051 | 0.76 | 0.030* |

*$p<0.05$

発生時期との関連が考えられる．Imboら[14]の報告では，ASDの術後合併症の63％が術後2年以内に発生し，その後は19％まで減少することが示されている．同様に，Yagiら[11]も術後2年以内の再手術率は23％である一方，それ以降の再手術率は4％にとどまったと報告している．これらの報告は，術後2年までは合併症発生の高リスク期間であり，術後2年時点は臨床経過が安定化に向かう初期の段階にすぎないことを示している．さらに，本研究において術後10年時に再手術を要した症例が1例存在したことは，長期的な経過観察の重要性を示唆している．

本研究の限界として，2009〜2013年に手術を施行した平均年齢60.1歳の比較的低リスク患者群を対象としている点があげられる．わが国の高齢化率は2023年で29.1％と世界最高水準にあり，2070年には国民の38％が高齢者

となることが推計されている[15]．Takahashi ら[16]は，65歳以上の住民コホートにおける ASD 患者の割合は 36％と報告しており，低侵襲手術の進歩や手術機器の技術革新も相まって，今後さらなる高齢者に対する手術適応の拡大が予想される．このような高齢者集団においても ASD 手術の長期成績を維持するためには，"Best Practice guidelines"[17]に基づく骨粗鬆症管理，enhanced recovery after surgery（ERAS）プロトコル[18]，術前栄養介入[19]といった周術期管理戦略がより重要になってくると考えられる．これらに対するさらなる検討が今後必要である．

## まとめ

1）ASD 矯正固定術後の臨床成績は術後 2 年で有意な改善を示し，その改善は術後 10 年時まで維持されていた．特に術後 5 年時の臨床成績は術後 10 年時の成績と強い相関を認めた．

2）本手術の長期的有効性が示された一方で，術後の慎重な経過観察の重要性が示唆された．

### 文 献

1) Schwab F et al. Sagittal plane considerations and the pelvis in the adult patient. Spine. 2009；**34**：1828-33.

2) Schwab F et al. Scoliosis Research Society–Schwab adult spinal deformity classification：a validation study. Spine. 2012；**37**：1077-82.

3) Schwab F et al. The comprehensive anatomical spinal osteotomy classification. Neurosurgery. 2014；**74**：112-20.

4) Matsumura A et al. Factors related to postoperative coronal imbalance in adult lumbar scoliosis. J Neurosurg Spine. 2020；**34**：66-72.

5) Scheer JK et al. Development of validated computer-based preoperative predictive model for proximal junction failure（PJF）or clinically significant PJK with 86% accuracy based on 510 ASD patients with 2-year follow-up. Spine. 2016；**41**：E1328-35.

6) Hashimoto H et al. Validation of a Japanese version of the Scoliosis Research Society–22 patient questionnaire among idiopathic scoliosis patients in Japan. Spine. 2007；**32**：E141-6.

7) Bridwell KH et al. Is the SRS-22 instrument responsive to change in adult scoliosis patients having primary spinal deformity surgery? Spine. 2007；**32**：2220-5.

8) Fu KMG et al. Patients with adult spinal deformity treated operatively report greater baseline pain and disability than patients treated nonoperatively：however, deformities differ between age groups. Spine. 2014；**39**：1401-7.

9) Riley MS et al. Health-related quality of life outcomes in complex adult spinal deformity surgery. J Neurosurg Spine. 2018；**28**：194-200.

10) Arima H et al. Clinical outcomes of corrective fusion surgery from the thoracic spine to the pelvis for adult spinal deformity at 1, 2, and 5 years postoperatively. Spine. 2022；**47**：792-9.

11) Yagi M et al. Long-term clinical, radiographic, and cost analysis of corrective spine surgery for adult symptomatic lumbar deformity with a mean of 7.5 years follow-up. Spine. 2023；**48**：335-43.

12) Bridwell KH et al. Proximal junctional kyphosis in primary adult deformity surgery：evaluation of 20 degrees as a critical angle. Neurosurgery. 2013；**72**：899-906.

13) Yang J et al. Preventing distal junctional kyphosis by applying the stable sagittal vertebra concept to selective thoracic fusion in adolescent idiopathic scoliosis. Spine Deform. 2018；**6**：38-42.

14) Imbo B et al. Long-term morbidity in patients after surgical correction of adult spinal deformity：results from a cohort with minimum 5-year follow-up. Spine. 2023；**48**：1089-94.

15) 内閣府．令和 6 年版高齢社会白書：第 1 章高齢化の状況．〈https://www8.cao.go.jp/kourei/whitepaper/w-2024/zenbun/06pdf_index.html〉．

16) Takahashi S et al. Relationship of back muscle and knee extensors with the compensatory mechanism of sagittal alignment in a community-dwelling elderly population. Sci Rep. 2021；**11**：2179.

17) Sardar ZM et al. Best practice guidelines for assessment and management of osteoporosis in adult patients undergoing elective spinal reconstruction. Spine. 2022；**47**：128-35.

18) 松村　昭ほか．成人脊柱変形手術における周術期合併症と enhanced recovery after surgery（ERAS）．脊椎脊髄ジャーナル．2022；**34**：793-8.

19) 大江　慎ほか．術後せん妄予防のための術前栄養介入の効果．別冊整形外科．2019；**76**：188-91.

＊　　　＊　　　＊

Ⅲ. 成人脊柱変形 ◆ 3. 手術療法 5）長期成績

# 腰椎除圧術後の脊椎アライメントの推移と 臨床成績との関連*

豊田宏光　寺井秀富**

[別冊整形外科 87：187〜191, 2025]

## はじめに

腰部脊柱管狭窄症の手術療法には，内視鏡による限局した除圧術から広範囲固定術まで多種多様な方法が混在している．下肢痛や間欠性跛行が主訴の場合，除圧術は安定した臨床成績をもたらすが，椎間不安定性，すべり症，側弯や後弯などの脊柱変形を伴うようになると固定術が選択される機会が多くなり，病態に応じた術式選択が重要となる．

腰部脊柱管狭窄症患者は腰を反らすと脊柱管が狭くなるために前屈位をとる傾向があり，加齢による椎間板変性や側弯，後弯などの脊柱変形，体幹筋量の低下を伴うと，脊椎アライメント不良になりやすい．われわれは過去に，腰椎除圧術の臨床成績を sagittal vertical axis（SVA）が 50 mm 以上の群と 50 mm 未満の群に分けて比較し，術後 2 年時の日本整形外科学会腰痛疾患治療成績判定基準（JOA スコア）に有意差はなかったが，腰痛の visual analogue scale（VAS）値が 50 mm 以上群で有意に高いことや[1]，除圧術であっても術後 1 年時の評価で脊椎アライメントが改善していること，pelvic incidence（PI）-lumbar lordosis（LL）が大きい症例や罹病期間が短い症例で脊椎アライメントが改善されやすいことを報告した[2]．除圧術を行うだけで脊椎アライメントが改善することは，これまでにいくつか報告されている[3〜7]．脊椎アライメント異常まで腰部脊柱管狭窄症の手術療法に含めるべきか否かについては今後も議論が必要であるが，除圧術の限界を知ること，具体的には「除圧術後の脊椎アライメントの自然矯正」や「脊椎アライメント不良が除圧術の臨床成績に与える影響」について

理解することが，この問題の解決の糸口につながるのではないかと考える．

そこでわれわれは，後方要素を可能な限り温存した低侵襲腰椎除圧術（片側進入両側除圧術）の術後 5 年間の脊椎アライメントの推移と臨床成績を調査し，両者の関連を解析したので報告する．

## Ⅰ. 対象および方法

間欠性跛行や下肢症状が腰痛よりも主症状となる腰部脊柱管狭窄症に対して除圧術を施行し，術前，術後 5 年時に全脊柱立位 X 線検査を実施した 169 例（平均年齢 69.5 歳，男：女＝88：81）を対象とした（表 1）．術式は

### 表1. 患者背景

| | n（% or SD） |
|---|---|
| 症例数 | 169 |
| 性（男：女） | 88：81 |
| 年齢（歳） | 69.5（9.1） |
| BMI（kg/m$^2$） | 24.1（3.6） |
| 罹病期間（月） | 30.5（32.3） |
| ASA-PS（例）Ⅰ | 29（17.2%） |
| Ⅱ | 136（80.5%） |
| Ⅲ | 4（2.4%） |
| 除圧椎間数（例）1 | 119（70.4%） |
| 2 | 39（23.1%） |
| 3 | 11（6.5%） |
| 3 mm 以上のすべり（例） | 69（40.8%） |
| 10°以上の側弯（例） | 60（35.5%） |

SD：標準偏差，ASA-PS：American Society of Anesthesiologists physical status

## Key words

lumbar spinal stenosis, decompression surgery, sagittal alignment, sagittal spinopelvic alignment, adult spinal deformity

*Effect of minimally invasive lumbar decompression surgery on sagittal spinopelvic alignment in patients with lumbar spinal stenosis：a 5-year follow up study
**H. Toyoda（准教授），H. Terai（教授）：大阪公立大学整形外科（Dept. of Orthop. Surg., Osaka Metropolitan University, Graduate School of Medicine, Osaka）．[利益相反：なし．]

Ⅲ. 成人脊柱変形 ◆ 3. 手術療法 5）長期成績

表2. SVA 改善例と悪化例の割合

| | | 術前 SVA | | |
|---|---|---|---|---|
| | | <40 mm (n=72)<br>n (%) | 40〜95 mm (n=78)<br>n (%) | >95 mm (n=19)<br>n (%) |
| 術後5年時<br>SVA | <40 mm (n=72) | 47 (65.3%) | 24 (30.8%) | 1 (5.3%) |
| | 40〜95 mm (n=74) | 21 (29.2%) | 46 (59.0%) | 7 (36.8%) |
| | >95 mm (n=23) | 4 (5.6%) | 8 (10.3%) | 11 (57.9%) |

表3. 各種X線パラメータの経時的推移（文献8より改変）

| | 術前 | 術後2年 | 術後5年 | p 値 | | |
|---|---|---|---|---|---|---|
| | | | | 術前 vs. 術後2年 | 術前 vs. 術後5年 | 術後2年 vs. 5年 |
| CL (°) | 15.3±10.4 | 14.6±13.8 | 17.7±16.4 | 0.560 | 0.081 | 0.016* |
| CTK (°) | 10±7.3 | 13.3±7.6 | 15.0±8.4 | <0.001* | <0.001* | 0.046* |
| TK (°) | 28±12.1 | 27±12.9 | 29.3±21 | 0.178 | 0.426 | 0.162 |
| LL (°) | 30.2±17.5 | 38.5±21.3 | 35.7±20.4 | <0.001* | <0.001* | 0.001* |
| SS (°) | 26.2±8.6 | 32.4±35.6 | 30.3±10.4 | <0.001* | <0.001* | 0.001* |
| PT (°) | 23.6±9.9 | 20.4±10.2 | 21.3±9.3 | 0.001* | 0.008* | 0.180 |
| PI (°) | 49±11.4 | 52.8±11.2 | 51.6±11 | <0.001* | 0.005* | 0.148 |
| SVA (mm) | 51.5±37 | 36.1±35.6 | 50.6±47.5 | <0.001* | 0.812 | <0.001* |
| PI-LL (°) | 19.0±17.3 | 14.3±22.1 | 16.4±20.0 | 0.003* | 0.028* | 0.83 |

*対応のある t 検定：p<0.05

内視鏡もしくは顕微鏡を使用した片側進入両側除圧術であり，腰椎や下肢手術の既往，感染症，悪性腫瘍，再手術，経過中に椎体骨折を生じた例は除外した．

臨床成績は JOA スコア，JOA スコア改善率，腰痛/下肢痛/下肢しびれ VAS を調査し，X線パラメータは立位全脊椎側面像を用いて，cervical lordosis（CL：C2〜C7），cervicothoracic kyphosis（CTK：C7〜Th5），thoracic kyphosis（TK：Th5〜Th12），LL（Th12〜S1），SVA，sacral slope（SS），pelvic tilt（PT），PI を計測した[8]．

## Ⅱ. 結　果

表2に Scoliosis Research Society（SRS）-Schwab 分類で用いられる SVA のカットオフ値をもとに，術前，術後5年時の脊椎アライメント良好例や不良例の割合とその推移を示した．術前 SVA 40 mm 未満の症例のうち，5年経過時も 40 mm 未満であった症例は 65.3% 存在した．また，術前 SVA 95 mm 以上の脊椎アライメント不良例の中で，術後5年時に 95 mm 未満に改善した症例は 42.1% 存在していた．脊椎アライメント不良例であっても除圧術後に改善する例が存在することが示された．

表3に，術後2年および5年時に全脊柱立位 X 線検査を測定することができた 110 例の各種 X 線パラメータの

経時的変化を示す．SVA は術後2年時に有意な改善を示したが，その後悪化し術前と有意差がなくなった（51.5 mm→36.1 mm→50.6 mm）．LL，PT，PI-LL は術後2年時に有意な改善を示し，その後悪化するが術前より有意な改善を維持していた．TK は5年の経過で大きな変化はみられなかったが，CTK は経時的に増加（後弯）していた．図1に代表症例を提示する．

表4に術前後 SVA と各種臨床成績との関係を示す．術前 SVA 50 mm 未満の群と 50 mm 以上の群の臨床成績を比較すると，術前腰痛にのみ有意差があった．同様に，60 mm，70 mm をカットオフ値にして比較すると，術前腰痛のみならず，術後5年時の腰痛，JOA スコア，JOAスコア改善率にも有意差が出るようになった．術後 SVA で比較すると術後 SVA が 70 mm を超えると腰痛，下肢痛，JOA スコアに有意差が出てくることが示された．術後5年時の遺残腰痛（腰痛 VAS 40 以上）に影響を与える術後 SVA のカットオフ値を ROC 解析を用いて調べた結果，70 mm と算出された（曲線下面積=0.58，感度=0.500，特異度=0.857）．

SVA 70 mm を指標に術前 SVA が 70 mm 以上か未満か，術後 SVA が 70 mm 以上か未満かの観点から4群に分類してそれぞれの臨床成績を比較した．グループNNは術前，術後ともに SVA 70 mm 未満であった症例，NM

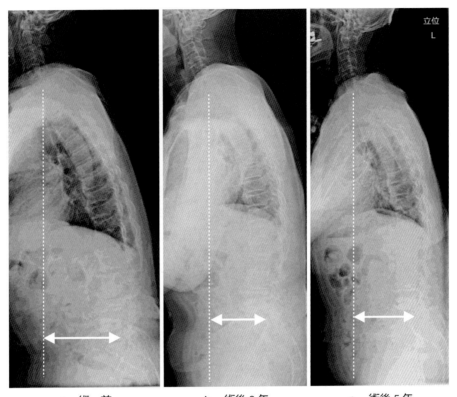

a. 術　前　　　　　b. 術後2年　　　　　c. 術後5年

図1. 症例. 74歳, 男. 全脊柱立位X線検査の推移. SVA は164 mm（術前）から90 mm（術後2年）, 118 mm（術後5年）へと推移している

表4. 術前術 SVA と各種臨床成績との関係

|  |  | 術前 SVA (mm) |  |  | 術後 SVA (mm) |  |  |
|---|---|---|---|---|---|---|---|
|  |  | <50 mm vs. 50 mm≦ | <60 mm vs. 60 mm≦ | <70 mm vs. 70 mm≦ | <50 mm vs. 50 mm≦ | <60 mm vs. 60 mm≦ | <70 mm vs. 70 mm≦ |
| 術前 | 腰痛 VAS | 0.044* | 0.031* | 0.027* | 0.063 | 0.040* | 0.038* |
|  | 下肢痛 VAS | 0.977 | 0.900 | 0.337 | 0.217 | 0.241 | 0.478 |
|  | 下肢しびれ VAS | 0.482 | 0.633 | 0.722 | 0.606 | 0.770 | 0.900 |
|  | JOA スコア | 0.166 | 0.156 | 0.166 | 0.120 | 0.087 | 0.036* |
| 術後5年 | 腰痛 VAS | 0.075 | 0.010* | 0.004* | 0.086 | 0.072 | 0.038* |
|  | 下肢痛 VAS | 0.546 | 0.458 | 0.215 | 0.125 | 0.078 | 0.015* |
|  | 下肢しびれ VAS | 0.162 | 0.082 | 0.070 | 0.330 | 0.230 | 0.088 |
|  | JOA スコア | 0.111 | 0.006* | 0.003* | 0.088 | 0.025* | 0.044* |

*Mann-Whitney U 検定：$p<0.05$

は術前 SVA 70 mm 未満であったが, 術後 SVA 70 mm 以上に悪化した症例, MN は術前 SVA 70 mm 以上であったが, 術後 SVA 70 mm 未満に改善した症例, MM は術前, 術後ともに SVA 70 mm 以上で腰曲がりが持続した群とした. それぞれの頻度は, NN群：102例（60％）, NM群：21例（13％）, MN群：17例（10％）, MM群：29例（17％）であった. 表5に各群の臨床成績を示す. SVA 70 mm 以上の脊椎アライメント不良が術前より存在し術後も改善しなかった MM 群において, 腰痛 VAS, JOA スコア, JOA スコア改善率が不良であることが示された.

## III. 考　察

「除圧術後の脊椎アライメントの自然矯正」について, 本研究から以下の結果が得られた. ①SVA 95 mm 以上の脊椎アライメント不良を伴った腰部脊柱管狭窄症で

Ⅲ．成人脊柱変形 ◆ 3．手術療法 5）長期成績

表5．脊椎アライメントの推移と臨床成績との関係

|  |  | NN 群 (n=102) | NM 群 (n=21) | MN 群 (n=17) | MM 群 (n=29) | p 値[#] |
|---|---|---|---|---|---|---|
| 術前 | 腰痛 VAS | 44.5±30.3 | 45.6±32.6 | 45.5±33.1 | 64.2±29.0[*] | 0.037[#] |
|  | 下肢痛 VAS | 60.8±28.7 | 62.7±28 | 65±29.5 | 66.8±27.8 | 0.795 |
|  | 下肢しびれ VAS | 61.8±26.8 | 60±26.6 | 55±33.9 | 62.6±29.8 | 0.820 |
|  | JOA スコア | 13.9±4.1 | 12.7±5 | 13.8±5.1 | 11.9±4.6 | 0.153 |
| 術後5年 | 腰痛 VAS | 20±24.6 | 18.5±25.2 | 25.4±23.8 | 42.1±31.2[*] | 0.003[#] |
|  | 下肢痛 VAS | 14±23.1 | 26.2±31.3 | 14±26.1 | 27.2±27.5 | 0.066 |
|  | 下肢しびれ VAS | 28.4±28.7 | 27.3±29.4 | 27±28.1 | 45.2±29.5 | 0.075 |
|  | JOA スコア | 24.7±4.2 | 25.2±3.2 | 23.8±3.2 | 21.3±5.3[*] | 0.002[#] |
|  | JOA スコア 改善率 | 71.5±27.2 | 71±26.9 | 65.7±24.1 | 53.4±26.7[*] | 0.044[#] |

[#]ANOVA 検定，[*]Dunnett 検定：$p<0.05$ vs. NN 群

あっても，術後5年時に改善した症例は42.1％存在していた．②SVAは術後2年時に有意な改善を示したが，その後悪化し術後5年時には有意差がなくなった．③LL，PT，PI-LLは術後2年時に有意な改善を示し，その後悪化するか術前より有意な改善を維持していた．Oguraらは除圧術後の脊椎アライメントについて調査した論文のシステマティックレビューを行い，25～73％の症例で術前脊椎アライメント不良が術後に改善していることを報告している[9]．システマティックレビューで引用されている論文の経過観察期間は最大2年であり，本研究ではその後の推移について示すことができた．除圧術後にLLの増加とPI-LLの減少がみられSVAが改善するが，長期的にみるとその傾向は維持されるも悪化傾向を示し，SVAはその後有意な改善を認めなくなった．加齢とともにSVAやLLが悪化することは知られており[10,11]，本研究の経過はこれらの自然経過の報告と比較して遜色はない程度と考える．本研究には変性すべり症（前方すべり3mm以上）や変性側弯症（Cobb角15°以上）も含まれており，すべり症や側弯症を合併した例であっても自然矯正は生じていた[12]．

「脊椎アライメント不良が除圧術の臨床成績に与える影響」について，本研究から以下の結果が得られた．①術前SVA 60mm以上の症例は術前のみならず術後腰痛VASも高かった．②術後SVA 70mm以上の症例は術後腰痛VASが高く，JOAスコアも低かった．③脊椎アライメント不良が改善しない症例（SVA 70mm以上）の臨床成績は不良であった．術前の脊椎アライメントと術後の脊椎アライメントのどちらが臨床成績に影響を与えるのかついて，Madkouriらは，術前よりも術後矢状面アライメントのほうが臨床成績や健康関連の生活の質（HRQOL）と関連することを報告している[7]．Ogura らも，術前のアライメント不良は臨床成績（特に術後腰痛）

に影響を与えるがその差は小さく，術後に遺残したバランス不良のほうが腰痛のみならず多くの臨床成績にネガティブなインパクトを与えていると報告している[9]．除圧術後にどの程度自然矯正が生じるのかを予測することは困難であるが，本研究からは術前SVA 70mm以上，Hikataらの報告では術前SVA 80mm以上[4]，Madkouriらは術前SVA 100mm以上[7]，Oguraらはさらに術前PI-LLが20°以上の症例において臨床成績が不良であったと報告しており[9]，このあたりが脊椎アライメント不良を合併した腰部脊柱管狭窄症に対する除圧術の限界ではないかと推察する．

## まとめ

1）本稿では，腰椎除圧術後の脊椎アライメントの推移と臨床成績との関連について述べた．

2）除圧術であっても脊椎アライメントが改善する例が存在するが，術前SVA 70mm以上の症例では臨床成績の改善が不十分な可能性がある．

3）高度な脊椎アライメント不良は脊椎矯正術を施行しないと矯正できないが，非可逆的な治療であり，術後に「術前のように動かせるように，屈めるようにしてほしい」といわれてももとに戻すことはできない．2021年の国民医療費は46兆円を超え過去最大を記録し，医療材料費はそのうちの2割を占めると報告されている．すべての症例ではないが，除圧術であっても脊椎アライメントは自然矯正される可能性があるため，インストゥルメンテーションによる矯正手術が本当に必要か否か，病態，益と害のバランス，医療経済をふまえて考えていく必要がある．

## 文 献

1) Dohzono S et al. The influence of preoperative spinal sagittal balance on clinical outcomes after microendoscopic laminotomy in patients with lumbar spinal canal stenosis. J Neurosurg Spine. 2015；**23**：49-54.

2) Dohzono S et al. Factors associated with improvement in sagittal spinal alignment after microendoscopic laminotomy in patients with lumbar spinal canal stenosis. J Neurosurg Spine. 2016；**25**：39-45.

3) Fujii K et al. Radiological improvements in global sagittal alignment after lumbar decompression without fusion. Spine. 2015；**40**：703-9.

4) Hikata T et al. Impact of sagittal spinopelvic alignment on clinical outcomes after decompression surgery for lumbar spinal canal stenosis without coronal imbalance. J Neurosurg Spine. 2015；**23**：451-8.

5) Jeon CH et al. Change in sagittal profiles after decompressive laminectomy in patients with lumbar spinal canal stenosis：a 2-year preliminary report. Spine. 2015；**40**：E279-85.

6) Ogura Y et al. Impact of decompression surgery without fusion for lumbar spinal stenosis on sagittal spinopelvic alignment：minimum 2-year follow-up. J Neurosurg Spine. 2019；**30**：743-9.

7) Madkouri R et al. Improvement in sagittal balance after decompression surgery without fusion in patients with degenerative lumbar stenosis：clinical and radiographic results at 1 year. World Neurosurg. 2018；**114**：e417-24.

8) Salimi H et al. The effect of minimally invasive lumbar decompression surgery on sagittal spinopelvic alignment in patients with lumbar spinal stenosis：a 5-year follow-up study. J Neurosurg Spine. 2021；**35**：177-84.

9) Ogura Y et al. Spontaneous correction of sagittal spinopelvic malalignment after decompression surgery without corrective fusion procedure for lumbar spinal stenosis and its impact on clinical outcomes：a systematic review. J Orthop Sci. 2020；**25**：379-83.

10) Oe S et al. Correction to：deterioration of sagittal spinal alignment with age originates from the pelvis not the lumbar spine：a 4-year longitudinal cohort study. Eur Spine J. 2020；**29**：2107-8.

11) Kobayashi T et al. A longitudinal study of congruent sagittal spinal alignment in an adult cohort. Spine. 2004；**29**：671-6.

12) Salimi H et al. Mid-term changes in spinopelvic sagittal alignment in lumbar spinal stenosis with coexisting degenerative spondylolisthesis or scoliosis after minimally invasive lumbar decompression surgery：minimum five-year follow-up. Spine J. 2022；**22**：819-26.

\*　　　\*　　　\*

# Ⅳ．成人の頚椎変形

Ⅳ．成人の頚椎変形 ◆ 1．病態・診断法・アウトカム

# 首下がり症候群の病態と治療*

遠藤健司　　西村浩輔　　澤地恭昇　　長山恭平　　上原太郎
林　英佑　　山本謙吾

[別冊整形外科 87：194～203, 2025]

## はじめに

　首下がり症候群（dropped head syndrome：DHS）は，頚部伸筋群の筋力低下を原因として頭部下垂状態が発生し，外観上"chin on chest"を呈する疾患群である．DHS は，骨，関節の退行性変性が原因となる頚椎症に由来する後弯症と異なり，頚椎症性変化は少なく頚椎可動域が保たれるのが特徴である[1,2]（図1）．頚部の筋，靱帯が原因で骨，関節が原因ではないので，後弯症と病態，治療は大きく異なる．そのため chin on chest を呈しても，原因が筋や靱帯でなく，頚部変形が他動的に矯正できなければ DHS でない可能性が高いので注意が必要である．頚部屈筋群の過緊張に由来するものと伸筋群の筋力低下によるものが存在する．DHS の原因には，退行性変性を基盤とする特発性と，神経内科や胸腰椎変形による二次性に分類できる[1]．病理学的診断，造影 MRI による頚部伸筋群の観察により，特発性の DHS の病態が明らかになりつつある．本稿では，DHS の病態と治療に関する最近の知見を述べる．

## Ⅰ．臨　床　像

　DHS は，chin on chest と呼ばれる頭部下垂による前方注視障害を主訴とする[1,2]．Parkinson 病などの原疾患や胸腰椎の変形を原因としたものを除く特発性 DHS は，原因が頚部伸筋群の筋力低下によるものである．骨や関節の変形を原因とする後弯症と異なり一過性には頭部下垂を矯正した中間位を保てることが多いが，腹臥位では頚部伸展ができず，仰臥位で自然矯正可能である（図2）．頚部痛は初期のみか，あっても常時内服を必用とす

るほどではなく，通常発症後1週～1ヵ月程度[1]で軽減し，以降はだるさとなる．首下がり症状は，最初は上を向きづらいという状態から，次第に頭が下がった状態から持ち上げることが困難となり，その後前方注視を維持することが困難となって首下がり状態が明確になることが多い．前方注視障害のほか，動作時，歩行時にふらつきなど平衡感覚障害を訴えることも多い．

## Ⅱ．MRI と病理像からみた DHS の病態

　特発性 DHS の造影 MRI は特徴的である．発症後6ヵ月以内では，90％以上で C6，C7 棘突起を中心とした蝶形（図3）または線状（図4）を呈することが報告されている[3]．急性期では95％以上で造影される．急性期でこれらの所見がない場合は，伸筋群の障害でなくジストニアや Parkinson 病などの基礎疾患の存在を疑う．

　同部の病理像より，C6，C7 棘突起に付着する項靱帯周囲組織に，急性期では軽度の炎症が発生し，慢性期では炎症は鎮静化して筋組織の変性，壊死が発生している[4]．臨床像，造影 MRI，病理像より病態を考察すると，高齢による上位胸椎の可動性低下を背景として，反復性の頭部下垂作業によって発生した頚胸椎移行部での微小外傷が原因と考えられる（図5a）．頚胸椎移行部での項靱帯には，頭板状筋と小菱形筋が付着するため，それらの損傷によって頭部挙上が困難となる（図5b）．急性期の痛みがある時期は項靱帯付着部炎もしくは付着部部分断裂が発生し，その後項靱帯付着部が棘突起から弛緩していくと痛みは減少し頭板状筋の筋力低下により頭部が下垂すると考察している．慢性化すると外観は，項部全体に筋萎縮が発生して平坦となり，棘突起は波状に隆起

## ▌Key words

dropped head syndrome, diagnosis, hospital, treatment, MRI

*Etiology and treatment of dropped head syndrome
**K. Endo（教授），H. Nishimura（講師），Y. Sawaji, K. Nagayama, T. Uehara, E. Hayashi, K. Yamamoto（教授）：東京医科大学整形外科（Dept. of Orthop. Surg., Tokyo Medical University, Tokyo）．［利益相反：なし．］

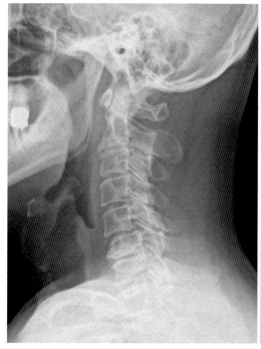

a．DHS の中間位 X 線側面像　　　　　　b．DHS の前屈位 X 線側面像

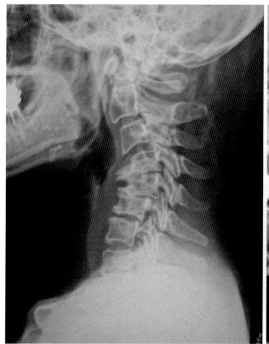

c．頚椎後弯症の中間位 X 線側面像　　　　d．頚椎後弯症の前屈位 X 線側面像

図1．DHS と頚椎後弯症．初期の DHS では中間位で骨，椎間の変形は少なく，首下がり状態を呈さない．前屈位で可動域の増大を認める．後弯症では中間位で，骨棘形成などの骨，椎間の変形と局所後弯を認め，前屈位で可動域が小さい．

してくる．一方で，肩甲挙筋や僧帽筋は，側方に突き出して，翼状の外観を呈するようになることが多い（図6）．これらは機能不全となった頭板状筋の機能を代償した結果と考えられる．

## Ⅲ．臨床診断

臨床評価は，骨盤からの傍脊柱筋の代償機能を使った肘立て腹臥位（Sphinx position），四つ這いで頚部伸展について評価する[5]（図5）．四つ這いでの頚部伸展は肩甲帯骨盤が浮いた状態で，頚部伸展に対するほかの脊柱

Ⅳ. 成人の頚椎変形 ◆ 1. 病態・診断法・アウトカム

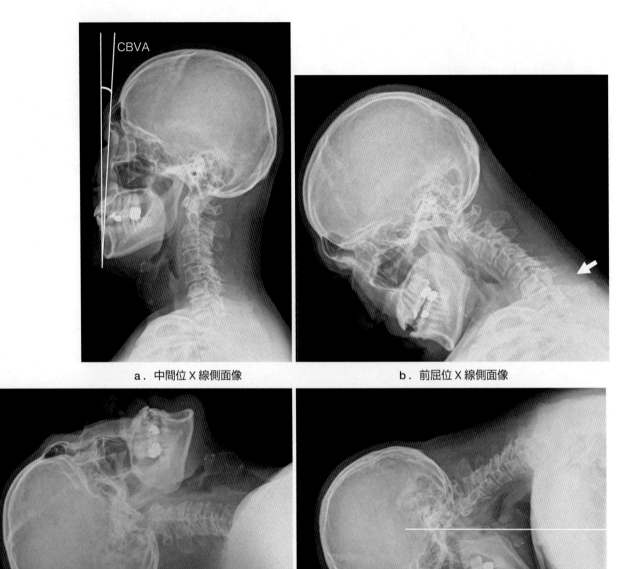

a. 中間位 X 線側面像　　　　　　　　　　　　　　　b. 前屈位 X 線側面像

c. 仰臥位 X 線像　　　　　　　　　　　　　　　　d. 腹臥位 X 線像

図 2. 初期 DHS の X 線像. 初期 DHS は中間位 X 線像で chin brow vertical angle（CBVA）が増大せず（a），前屈位で C6〜C7 棘突起間が拡大する（b 矢印），仰臥位では首下がり症状はあったとしても，矯正可能となる（c）. 腹臥位 X 線像で頭頚部の伸展が不能となり，外耳道からの水平線が C7 椎体中央を超えることができない（d）．

起立筋による代償機能を除いた状態で頚胸椎移行部での頚部伸展機能を評価することが可能となる．

## Ⅳ. X 線診断

初期の DHS は，一過性に中間位をとることができるので，立位，または坐位での頚椎 X 線で特異的な異常所見をみつけることはむずかしい場合が多い．Chin-brow vertical angle（CBVA）は前方注視障害の指標で，10°以上が異常である（図 2）が，発症から早期の軽症例では異常値にいたらないため，腹臥位での頭部を含めた頚部伸展状態の機能的撮影が有用である[6]（図 2）．四つ這い位で水平視困難で，外耳道水平線（E-line）が C7 椎体より下方に位置している．治療経過において E-line と C7 椎体中央との相対的距離を計測することで重症度の推移を客観的に評価することができる．ただし，胸腰椎後弯がある場合は擬陽性となるので，疑わしい場合には胸腰椎を含めた撮影を行う（図 7）．立位の全脊椎 X 線像で，sagittal vertical axis（SVA）が 50 mm 以上ならば，胸腰椎以下の伸筋群の筋力低下の合併や胸腰椎後弯による二次性 DHS を疑う[7]．

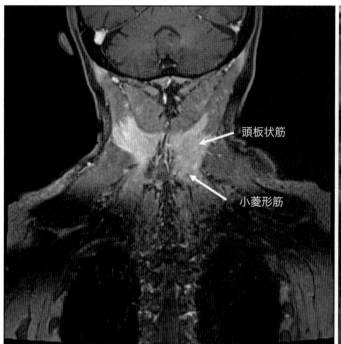

a．冠状断像．蝶形造影を認める．中枢側は頭板状筋，末梢側は小菱形筋である（蝶形型）．

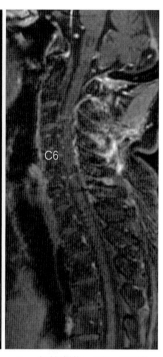

b．矢状断像．C6，C7棘突起より中枢での造影を認めることが多い．

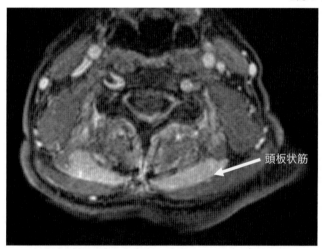

c．横断像．棘突起から頭板状筋に選択的に造影されている様子を観察できる．

図3．造影MRI

## V．保存療法

治療の第一選択は保存療法である．初期診断が遅れると筋組織の組織学的変性が不可逆性変化となってしまうため早期診断治療が重要である．

保存療法は，装具療法と運動療法からなり，頚椎装具は頚胸椎移行部の伸筋群の過伸展予防を目的とし，鎖骨ベルトは上位胸椎の後弯を矯正するために重要である．

**❶装具，リハビリテーション治療の考え方**

DHSの保存療法の目的は，① 頚部過屈曲予防と ② 上位胸椎後弯拘縮の矯正と胸椎伸展機能獲得である．頚部過屈曲による頚胸椎移行部での伸筋群の変性壊死予防と，上位胸椎の支持性獲得はDHS治療の根本となる[8]．

装具療法は，頚部運動を保持しながら頚部過屈曲を予防するために弛めの頚椎カラーを使用する．頚椎カラーは前後を逆にすることで頚椎可動性を保つことができる．しかし，病変部位は頚胸椎移行部であるので，頚椎カラーのみでは支持性を得ることができず，頚椎カラー

Ⅳ. 成人の頚椎変形 ◆ 1. 病態・診断法・アウトカム

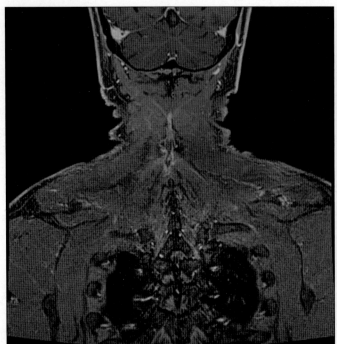
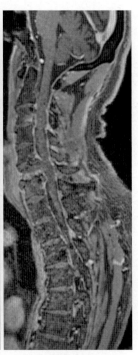

a．冠状断像．棘突起間に線状造影を認める（線状型）．

b．矢状断像．C6, C7 棘突起より中枢での造影を認めることが多い．

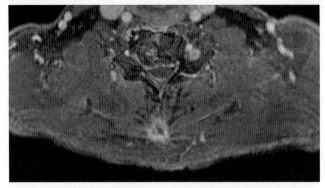

c．横断像．棘突起周囲にリング状造影が観察される．

図 4．造影 MRI

単独では顎を痛めてしまうことがあるので注意することが大切である．上位胸椎後弯矯正のために，鎖骨ベルトを使用することで頭頚部支持性が改善するため併用することが望ましい（図 8）．

### ❷リハビリテーション治療の目的と限界

運動療法の目的は，損傷された頚部伸筋群の機能回復と胸椎後弯拘縮除去，頭部下垂に対する胸椎伸展代償機能の獲得である．運動療法は，頚椎ではなく上位胸椎から行うことが重要である．屈筋群のストレッチと伸筋群の代償機能強化から構成され，伸筋群の筋力強化は，DHS のタイプに応じて，腹臥位での等尺性運動を開始する．胸腰椎後弯や側弯が存在する場合は骨盤を含めた腰椎機能の支持性の安定化が重要である[9]．ただし，腰椎，骨盤での代償機能が低下している場合は，同部を含めることが必要となる．頚部伸筋群の運動は過屈曲を避け，急性期は頚部伸筋に関する等尺性運動を中心とし，筋力回復を確認しながら等張性運動を増やしていく．月に 1〜4 回の外来リハビリテーションで毎日の自宅運動を指導する方法をとることが多い．自身でのリハビリテーション治療が困難な場合は 2〜4 週の入院リハビリテーション治療を行う．

リハビリテーションの効果は，自覚症状としての水平視の可否と，Sphinx position での前方注視，四つ這い位での前方注視可否によって客観的評価を用いる（図 7）．Sphinx position は，骨盤を床につけているため腰椎骨盤

首下がり症候群の病態と治療

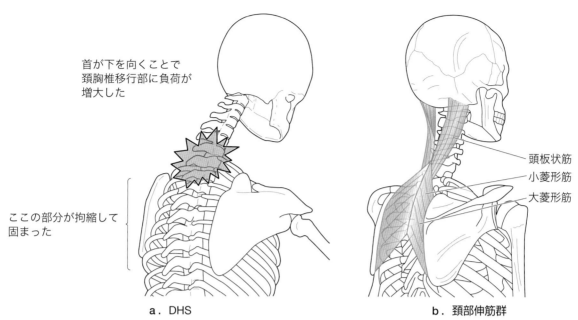

図5. DHSの発症機序. 高齢による上位胸椎の可動性低下を背景として，反復性の頭部下垂作業によって発生した頚胸椎移行部での微小外傷が原因と考えられる（a）. 頚胸椎移行部での項靱帯には，頭板状筋と小菱形筋が付着するため，それらの損傷によって頭部挙上が困難となる（b）.

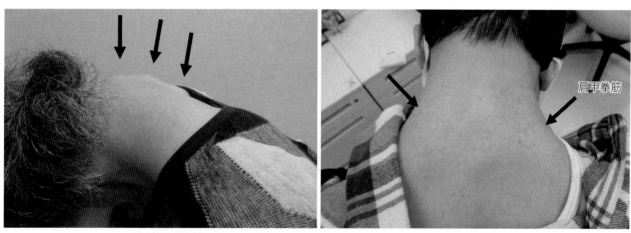

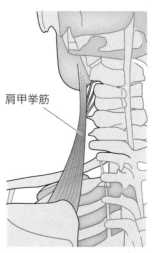

図6. DHSの外観所見. C6, C7 棘突起周囲の項靱帯付着部の伸筋群の萎縮により，棘突起の突出を認め（a）, 肩甲挙筋, 僧帽筋の肥厚と側方への張り出しが観察されることが多い（b）. 張り出した部分は，僧帽筋と肩甲挙筋による代償機能と考えられる（c）.

Ⅳ．成人の頚椎変形 ◆ 1．病態・診断法・アウトカム

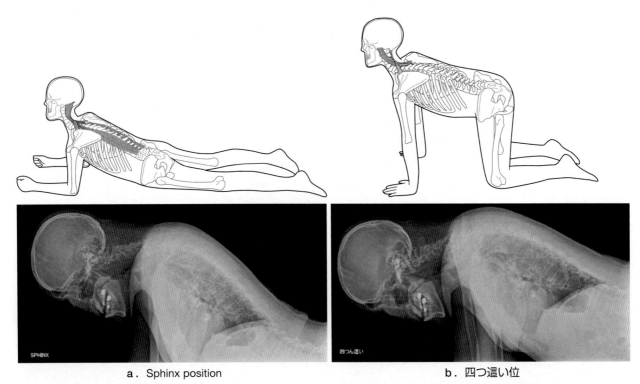

図7．胸椎まで含めた腹臥位X線像．Sphinx position（a）と，四つ這い位（b）で行うと，治療効果の判定に有用である．Sphinx positionは，骨盤を床につけているため腰椎骨盤に付着する傍脊柱筋による代償作用を受けやすく，軽度な頚部伸筋群の機能不全では頭部を持ち上げることができる．

に付着する傍脊柱筋などによる頚部伸展に対する代償作用が働くため，軽度な頚部伸筋群の機能不全では頭部を持ち上げることができる．3ヵ月の運動療法で効果がまったくない場合は，急性期ならば項靱帯の棘突起付着部からの非可逆的弛緩を疑い，慢性期の場合は伸筋群の変性壊死を疑い[10]，リハビリテーション治療の限界となる．手術療法を望まない場合は，介護保険などを利用して，ほかの脊柱伸筋群による代償機能強化による日常生活動作（activities of daily living：ADL）の改善，寝たきり防止を目的とした生活指導を行いながらホームドクターによる定期的診療を継続するように連携をとるようにする．

## Ⅵ．手術療法

腹臥位での頚部伸展が3ヵ月以上の運動療法を行ってもまったく改善を認めない場合は，頭板状筋がC6，C7棘突起付着部から完全に弛緩した状態か壊死となっている状態が疑われる．坐位や立位，腹臥位など骨盤，腰椎を固定した肢位での頚部伸展の改善が認められれば，頭板上筋以外の頚部伸筋群，胸腰椎レベルでの代償機能が改善したことを意味する．一方，四つ這い位での頚部伸展は頭板状筋の機能が働かなければ困難であることが多

い．3～6ヵ月のリハビリテーションを行っても生活の質（QOL）の改善が乏しい場合は，保存療法の限界と考え，手術療法を考慮する．

頚椎可動域が残存し，胸腰椎レベルでの伸筋群の筋力が残存していれば項靱帯形成制動術のよい適応となる．頚椎の骨棘形成により，可動域が低下して枕なし仰臥位が不可能な場合は軟部組織の処置で矯正が不可能であるので，インプラントを使用した変形矯正固定術が行われる．

### ❶項靱帯再建制動術

頚椎可動域が残存し，胸椎後弯拘縮が少なく，胸腰椎レベルで伸筋群の筋力が残存し，腹臥位での頚部伸展徒手筋力テスト（MMT）が2以上あれば項靱帯再建制動術[11]のよい適応となる．造影MRIで損傷されている部位を確認し，C6棘突起に項靱帯が付着している場合はC6～C7～Th1（Th2）までの形成術を行い，C6棘突起に項靱帯が付着していない場合は，C7～Th2の形成術を施行する．障害部位を人工靱帯で補強して，伸展した首の項靱帯を短縮する方法である（図9）．手術時間は50～90分程度で低侵襲である．スポーツ医学での肘の人工靱帯を使用した靱帯形成術にヒントを得て開発した．術後

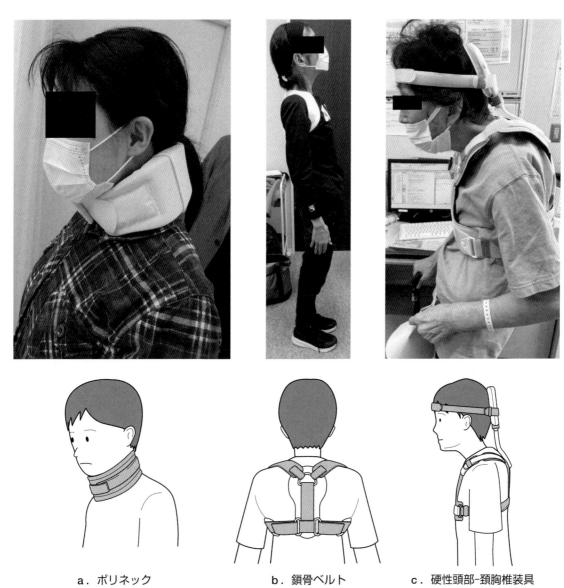

a．ポリネック　　　　　　　　b．鎖骨ベルト　　　　　　c．硬性頭部-頚胸椎装具

図8．装具療法．DHS の治療は保存療法が第一選択であるが，装具は伸筋群の変性予防のため重要である．頚椎カラーは，頚部の過屈曲を予防しながらも頚部の運動をさまたげないように弛く使用することが重要である(a)．通常使用の前後を逆にすると顎の部分が弛むので使用しやすい．鎖骨ベルトは上位胸椎の安定化のため強めに使用する．筋力低下部位である頚胸椎移行部の補強となるため，鎖骨ベルトの使用により首下がり状態が改善することが多い (b)．鎖骨ベルトでの頚部水平視が困難な場合は，硬性頭部-頚胸椎装具（アドフィットブレース）を使用する (c)．

は，翌日から首が持ち上がり，前方注視障害のみならず頚椎可動域が改善することが利点である．1.3 mm 人工靭帯（1.3 mm Internal Brace：Arthrex Japan 社）を使用し，棘突起への縫着は Nano SwiveLock 2.5x7m（Arthrex Japan 社）を使用するか，棘突起に骨孔を作成して直接縫合し，項靭帯を棘突起に引き寄せた後に棘突起間の制動術を加えている（図9）．骨孔を作成する際に項靭帯の一部を剥離することによる頚部伸展力低下が危惧されるが，現在のところその影響は少ないようである．

術後は硬性頭部-頚胸椎装具（アドフィット UD ブレイス：アドバンフィット社）を3ヵ月使用し，その後鎖骨ベルトを1ヵ月使用することで矯正損失は減少している．術後リハビリテーションは，術後6週間等尺性運動と他動的頚部伸展運動を中心とし，その後自動運動を開始する．最終的に四つ這いでの頚部伸展 MMT が3以上となることを目標としている．当科および関連病院で2021年～2025年2月で42例の手術経験があり，長期成績は不明であるが現在のところ重篤な合併症はなく約65％で腹臥位頚部伸展が MMT3以上になり，70％で前方注視障害が改善している．しかし，術後早期に矯正損失して追加手術が必要な場合もあり，長期成績は不明である．人工靭帯の棘突起からの脱転や高齢者で術後リハビリテーションの継続が困難となる場合があり，改善すべき点が残されている．

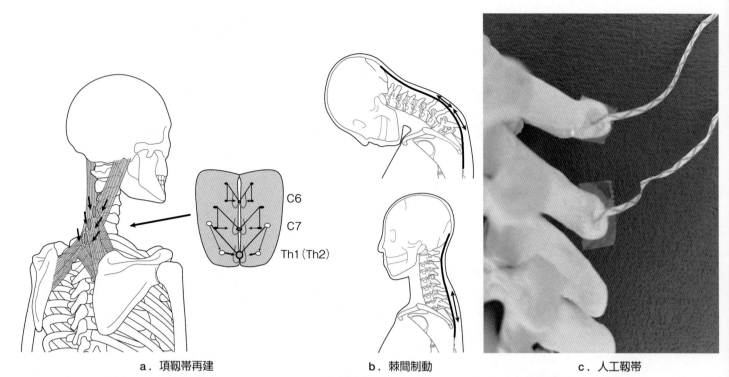

図9. 項靱帯形成制動術. 保存療法で効果がない場合, 人工靱帯を使用したC6～Th2棘突起付着部での項靱帯形成術を検討する. 手術時間は45分～1時間30分程度で, 侵襲が少なく, 頸部の可動域を温存することができる. 人工靱帯を棘突起から項靱帯にかけて末梢に引き下げる (a, b). 使用する幅1.3 mmの人工靱帯 (1.3 mm Internal Brace, Nano SwiveLock) [c].

### ❷頸椎変形矯正術

現在, DHSに対する手術としてもっとも多く行われている. 頸椎の骨棘形成により, 可動域が低下して枕なし仰臥位が不可能な場合は軟部組織の処置では矯正が不可能であるので, インプラントを使用した変形矯正固定術が行われる[11]. 矯正不能な胸椎後弯が存在する場合, または胸腰椎レベルでの後弯が存在する場合は, 頸椎のみの変形矯正では限界が存在する. また, 胸腰椎後弯変形を原因とする, 二次性DHSでは, 胸腰椎での矯正術によって首下がり症状が改善する[12,13].

## Ⅶ. 手術療法を希望しない場合

保存療法を6ヵ月以上行ったが首下がり症状が改善しない場合は, ①首下がり症状がrigidにならないようにすること, ②胸腰椎の体幹機能を低下させないことに留意する. 高齢者の場合は, 介護保険を利用して生活をサイズダウンさせた自立を支援する. DHSはQOLを低下させるが, 身の回りの生活において自立困難となることは少ないので, 手術を希望しない方でも, 別の方法で体幹機能を維持して, QOL低下を予防するアプローチをすることが重要である.

## まとめ

1) DHSは, 腹臥位頸部伸展テストによって早期診断が可能である.

2) 頸部伸筋群が変性しないように装具療法, 運動療法による早期治療が重要である.

### 文 献

1) Sharan AD et al. Dropped head syndrome: etiology and management. J Am Acad Orthop Surg. 2012; 20: 766-74.
2) Endo K et al. Overview of dropped head syndrome (combined survey report of three facilities). J Orthop Sci. 2019; 24: 1033-6.
3) Endo K et al. Contrast-enhanced magnetic resonance imaging in patients with dropped head syndrome. Spine. 2024; 49: 385-9.
4) Endo K et al. Histopathological characteristics of cervical extensor tissue in patients with dropped head syndrome. Eur J Med Res. 2021; 26: 135.
5) Sano H et al. A novel diagnostic examination for dropped head syndrome (DHS) (prone position cervical extension test; DHS test). J Orthop Sci. 2024; 29: 1179-82.
6) 遠藤健司ほか. 首下がり症. 解剖から理解する頸椎診療, 遠藤健司ほか (編著), 日本医事新報社, 東京, p105-31, 2023.

7) Nishimura H et al. Global sagittal spinal compensation for dropped head alignment. Spine. 2023；**48**：421-7.

8) Murata K et al. Relationship between cervical and global sagittal balance in patients with dropped head syndrome. Eur Spine J. 2020；**29**：413-9.

9) 佐野裕基ほか．首下がり症状を呈した変形性頚椎症症例に対する脊柱アライメントの改善を指向した理学療法介入の効果検討．理学療法学．2022；**49**：145-54.

10) Endo K et al. Case report：histological and imaging findings of cervical extensor muscles in a patient with poor outcome of dropped head syndrome after conservative treatment. JOS Case Reports. 2024；**3**：136-40.

11) Endo K et al. Nuchal ligament reconstruction surgery for dropped head syndrome：a case report. JBJS Case Connect. 2024；**14**：e23.00611.

12) 岩城敬博ほか，腰椎後側弯の矯正により改善した首下がりの1例．関東整災誌．2018；**49**：195-200.

13) Kudo Y et al. Dropped head syndrome caused by thoracolumber defermity：a report of 3cases. JBJS Care Connect. 2022；**12**：e22.

IV. 成人の頚椎変形 ◆ 2. 保存療法とその成績

# 首下がり症候群に対する保存療法の予後不良因子*

佐野裕基　遠藤健司　大岡　司　出口龍太郎　山内智康
石山昌弘　長田卓也　上野竜一　山本謙吾**

[別冊整形外科 87：204〜209, 2025]

## はじめに

　首下がり症候群（dropped head syndrome：DHS）とは，頚部伸筋群の著明な筋力低下によって，時間経過とともに頭部が下垂し，頚部中間位保持が困難となる一連の症候群である[1,2]．これまで，脊椎性疾患，神経筋原性疾患，内分泌性疾患などさまざまな疾患に合併して発症することが報告されており[3]，いまだ病態解明にはいたっていないが，発症年齢は70歳代後半の女性に多く[1]，超高齢社会を背景に症例数の増加が予測されている[1,4]．

　DHSに対する治療は，原因疾患に対する治療が重要とされているが，発症時にその疾患を特定することが困難な場合も多く，一般的には保存療法を主体とした治療方針ですすめられる[5]．保存療法の有効性に関しては，装具療法や理学療法によって改善した症例が報告されているが[6〜8]，保存療法で改善を認めた症例は全体の20.9%と限定的な効果を示した報告もあり[1]，難渋する症例も多く存在する．また，手術療法の有効性も報告されているが[9,10]，保存療法で改善する患者も一定数存在することや，頚椎固定術後には頚部可動域制限が生じることから治療方針の選択はむずかしい．これまで，保存療法が奏効する患者と難渋する患者の違いを検討した報告は少なく，保存療法の予後に関連する患者要因について検討することは，DHSに対する治療方針を検討する評価指標として有用となる可能性がある．本研究の目的は，DHSにおける保存療法の予後不良因子について検討すること

である．

## I. 対象および方法

### ❶対　象

　対象は，2023年1〜12月に当院でDHSと診断された90例のうち，① 初診時よりSphinx prone positionでの前方注視が可能であった軽症例（14例），② 外来リハビリテーション治療（外来リハビリ）が継続できず，効果判定の追跡ができなかった症例，あるいは評価時において外来リハビリ期間が6ヵ月に満たしていない症例（18例）を除外した58例（男性7例，女性51例，平均年齢76.2±8.4歳）であった．DHSの診断定義は先行研究に基づき[1,11,12]，① 頚椎後弯が大きく，chin on chest deformityを呈すること，② 静止立位や歩行時に前方注視の保持が困難となること，③ 頚椎後弯は仰臥位にて矯正可能であることがすべて該当する患者とした．本研究は，当院倫理委員会の承諾を得て行われ，対象者はインフォームド・コンセントにより研究概要を理解し，研究の対象となることに同意された．

### ❷方　法

#### a. 改善指標・リハビリテーション内容

　本研究における改善指標は，頚部伸展筋力の改善として定めた．頚部伸展筋力評価は，DHSの病態として，頚胸椎移行部における頚部伸筋群の脆弱化が生じることから[13〜15]，頚部伸展時，頚胸椎移行部に伸展負荷がかかるSphinx prone position（腹臥位で肘関節90°屈曲位に設

## ▌Key words

dropped head syndrome, conservative treatment, rehabilitation

---

*Poor prognostic factors of conservative treatment for dropped head syndrome
　要旨は第35回日本運動器科学会において発表した．
**H. Sano（理学療法士）：東京医科大学病院リハビリテーションセンター（Dept. of Rehabilitation Center, Tokyo Medical University Hospital, Tokyo）；K. Endo（教授）：同大学整形外科；T. Ooka（理学療法士），R. Deguchi（理学療法士），T. Yamauchi（理学療法士），M. Ishiyama（理学療法士），T. Osada（講師），R. Ueno（臨床講師）：同大学病院リハビリテーションセンター；K. Yamamoto（教授）：同大学整形外科．［利益相反：なし．］

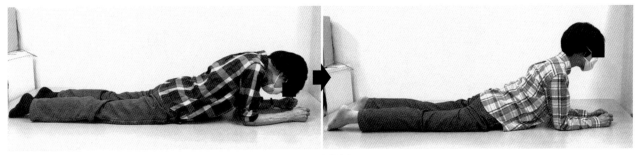
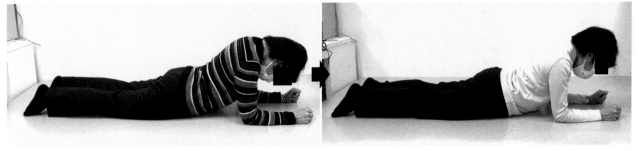

a．改善例

b．非改善例

図1．Sphinx prone position での前方注視評価．可否判定は頚部伸展時に顎の位置が肩峰より高く，前方注視姿勢を5秒間保持可能か否かとして定めている．

定した肢位）での前方注視によって評価した[15]．評価方法は，頭部を下垂させた状態から頚部自動伸展運動を命じ，前方注視が完全にできること，かつ5秒間保持が可能であった場合を可能と判定した（図1）．本評価をもとに，外来リハビリをとおして，可能となった患者を改善群，不可能であった患者を非改善群と定義した．外来リハビリでは，頚部伸展筋力の改善を目的とした頚部伸展運動，肩甲骨内転運動，脊柱全体の伸展運動，姿勢矯正運動などを実施し，頻度は週1回40分間（通院困難な患者は，最低2週1回）で約6ヵ月間継続した（図2）．

**b．評価項目**

初診時の診療録より，背景因子［発症年齢，body mass index（BMI），骨密度，治療開始までの期間，合併症］と，身体機能因子［頚部伸展能力（立位での天井注視の可否），歩行能力（自立歩行の可否），頚部痛（numerical rating scale：NRS），脊柱側弯（X線所見における前額面上のCobb角）］を後方視的に調査した．

**c．統計解析**

統計解析はIBM SPSS Statistics 29を利用した．検討項目は改善群，非改善群における各評価項目の比較とし，Mann-Whitney $U$ 検定，もしくは $\chi^2$ 検定を用いた．すべての検定における有意水準は5%とした．

## II．結　果

外来リハビリの結果は58例中，改善群が22例，非改善群が36例であり，37.9%の患者で頚部伸展筋力の改善が認められた．改善群と非改善群において有意差があった評価項目は，① 治療開始までの期間：改善群 5.8±7.0ヵ月，非改善群 14.9±14.7ヵ月，② 頚部伸展能力（立位で天井注視が可能な割合）：改善群 86.4%，非改善群 36.1%，③ 歩行能力（自立歩行可能な割合）：改善群 90.9%，非改善群 47.2%，④ 脊柱側弯（Cobb角）：改善群 8.5°±7.6°，非改善群 13.7°±8.9°であり，その他の評価項目は，有意差がなかった（表1，2）．なお，非改善群における発症から治療開始までの期間について，receiver operating characteristic（ROC）曲線にてカットオフ値を求めると6ヵ月であった［感度58.1%，area under the curve（AUC）0.71］（図3）．

## III．考　察

本研究の目的は，DHSにおける保存療法の予後不良因子について検討することである．本研究結果より，非改善群の初診時における特徴は，① 治療開始までの期間遅延，② 頚部伸展能力低下，③ 歩行能力低下，④ 脊柱側弯が大きいことが要因としてあげられた．Kusakabeらは，DHS患者の発症様式と保存療法の有効性について検討しており，予後良好であった患者は外傷を伴わない急性発症患者が多く，発症から長期経過をたどった症例は予後不良であったと報告している[16]．また，Miyamotoらも，DHSに対する保存療法の成績に関与する要因について検討しており，保存療法有効例は，無効例と比較して罹病期間が短かったと報告している[17]．本研究結果に

Ⅳ．成人の頚椎変形 ◆ 2．保存療法とその成績

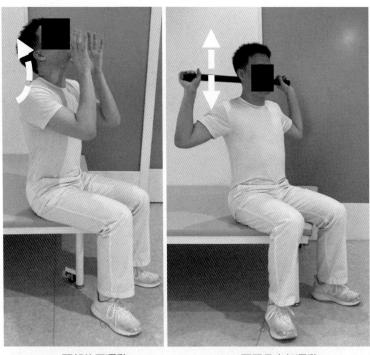
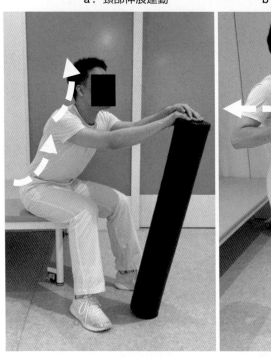
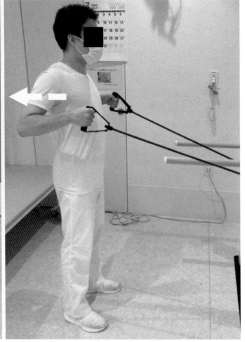

a．頚部伸展運動　　　　　　b．肩甲骨内転運動

c．脊柱全体の伸展運動　　　d．頚部中間位を保持した肩関節伸展およ
　　　　　　　　　　　　　　　　び胸椎伸展運動

図2．外来リハビリの代表的な運動内容

おいても，保存療法による予後と治療開始までの期間には密接な関係が示唆され，特に発症から6ヵ月経過した患者の58.1％は，頚部伸展筋力の改善が得られない傾向が認められた．

そして，初診時より立位で天井注視が不可能な症例や，自立歩行が不可能な症例，脊柱側弯が大きい患者についても，保存療法の効果に限界がある可能性が示唆さ

れた．これまで，DHSは頚部深層伸筋群の退行変性に伴う頚部中間位保持障害と推測されてきたが[11]，近年の知見では頚部伸筋群の変性は上位頚椎では少なく，頚胸椎移行部にて観察されたと報告されていることや[13]，造影MRI所見では，頭板状筋や小菱形筋など頚胸椎移行部に付着する筋群が選択的に造影されることが明らかになっており[14]，頚胸椎移行部における伸筋群の機能不全が背

表1. 両群における背景因子の比較

|  | 改善群（22例） | 非改善群（36例） | p値 |
|---|---|---|---|
| 発症年齢（歳） | 75.2±8.5 | 78.3±8.4 | 0.140 |
| BMI（kg/m$^2$） | 20.7 | 20.6 | 0.987 |
| 骨密度［若年成人平均（YAM）値］ | 75.4 | 81.4 | 0.168 |
| 治療開始までの期間（月） | 5.8±7.0 | 14.9±14.7 | 0.008 |
| 合併症※（例） | 脊椎疾患　　：2<br>膝/股関節OA：3<br>悪性腫瘍　　：3<br>神経筋疾患　：2 | 脊椎疾患　　：5<br>膝/股関節OA：5<br>悪性腫瘍　　：4<br>神経筋疾患　：4 | 0.417* |

※対象者の合併症の中で多く認められた疾患順に記載
*脊椎疾患の有無に対する$\chi^2$検定結果
（脊椎疾患）頸椎症性脊髄症，脊柱管狭窄症，椎体骨折，（悪性腫瘍）乳癌，子宮体癌，下咽頭癌，（神経筋疾患）多系統萎縮症，Parkinson病

表2. 両群における身体機能因子の比較

|  | 改善群（22例） | 非改善群（36例） | p値 |
|---|---|---|---|
| 頸部伸展能力（立位で天井注視可能）［例］ | 19（86.4%） | 13（36.1%） | ＜0.01 |
| 歩行能力・歩行可能（自立［歩行補助具なし］）［例］ | 20（90.9%） | 17（47.2%） | ＜0.01 |
| 頸部痛（NRS） | 5.4±2.1 | 5.2±2.5 | 0.784 |
| 脊柱側弯（Cobb角※）［°］ | 8.5±7.6 | 13.7±8.9 | 0.014 |

※全脊柱X線所見（前額面上）より計測し，二峰性の側弯を有する場合はCobb角の大きいほうを採用

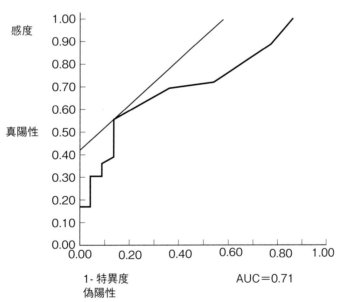

図3. 非改善群における発症から治療開始までの期間．外来リハビリ開始が6ヵ月以降の場合は，0.581の確率で陽性（非改善）であった．区分＝'非改善'を陽性とする．

景にあることが推測されている．本研究における頸部伸展能力評価は，立位での天井注視で評価しており，天井注視は後頭下筋群による頭部伸展運動（上位頸椎伸展）で遂行可能な場合が多い[18]（図4）．したがって，立位で頸部伸展障害をきたした症例は，頸部伸筋群の機能不全が頸胸椎移行部のみならず，後頭下筋群（上位頸椎伸展障害）まで波及していたことで改善がむずかしかったと考えられた．また，DHSの歩行能力については，健常人と比較して歩行時の不安定性や速度低下が報告されており[19]，歩行速度に関しては，McGregor's slope（水平注

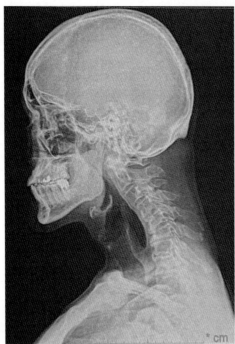

a．頚部中間位　　　　　　　　　　　　b．頚部伸展位

図4．頚部中間位と伸展位でのX線像の比較．天井注視では頭部伸展運動（上位頚椎伸展）によって遂行可能なことが多い．

視アライメント）が関連していたと報告されている[20]．本研究では，詳細な歩行評価まではできなかったが，初診時より自立歩行が不可能であった症例は，頚部機能が大きく低下していた可能性があることから，改善がむずかしかったと考えられた．また，DHSは通常，頭部下垂症状に伴って脊柱矢状面バランス障害をきたすことが報告されているが[21,22]，約40％の患者は脊柱側弯を合併していたと報告されている[1]．脊柱全体の側弯は頚部側弯（非対称性の頚部アライメント）へ移行し，頚部伸展筋力の低下に影響を及ぼす可能性が考えられる．これにより脊柱側弯が大きい症例は，改善が見込みにくかったと考えられた．

本研究の限界は，対象者数が少ないこと，身体機能的因子に関する定量的な評価が不十分であったこと，改善群の定義をSphinx prone positionwでの前方注視が可能になった患者としており，頭部下垂症状の完全な寛解ではないことがあげられる．しかし，保存療法をとおして，頚部伸展筋力が改善するか否かは，治療方針を定める点において重要な項目であると考えられる．今後，非改善群の特徴として列挙された要因に関して，さらなる評価をすすめていきたい．

## まとめ

1）DHSに対する保存療法の予後不良因子には，発症から治療開始までの期間，頚部伸展能力，歩行能力，脊柱側弯が関連していた．

2）DHSは，発症早期（発症後6ヵ月以内）からリハビリテーションを開始することが重要であり，立位での頚部伸展能力の破綻，歩行能力低下および，脊柱全体のアライメント不良をきたす前に治療を開始する必要性が示唆された．

## 文献

1) Endo K et al. Overview of dropped head syndrome (combined survey report of three facilities). J Orthop Sci. 2019；24：1033-6.
2) Pertheram TG et al. Dropped head syndrome：a case series and literature review. Spine. 2008；33：47-51.
3) 逸見祥司．神経筋疾患による首下がり症候群．脊椎脊髄ジャーナル．2023；36：456-61.
4) Drain JP et al. Dropped head syndrome：a systematic reviw. Clin Spine Surg. 2019；32：423-9.
5) 石井　賢ほか．首下がり症候群の矯正手術：病態による手術治療戦略．脊椎脊髄ジャーナル．2018；31：1067-71.
6) Uemura M et al. Dropped head syndrome in amyotrophic lateral sclerosis. Amyotroph Lateral Scler Frontotemporal Degener. 2013；14：232-3.
7) 佐野裕基ほか．腹臥位前方注視テストが有用であった首下がり症候群の4例．運動器リハ．2023；34：81-6.
8) 佐野裕基ほか．首下がり症状を呈した変形性頚椎症例に対する脊柱アライメントの改善を指向した理学療法介

入の効果検討. 理学療法学. 2022；**49**：145-54.

9) Mizutani J et al. How cervical reconstruction surgery affects global spinal alignment. Neurosurgery. 2019；**84**：898-907.

10) 海渡貴司. 首下がり症候群の手術治療：胸椎・腰椎手術で治る首下がりとは？ 脊椎脊髄ジャーナル. 2018；**31**：1061-5.

11) Sharan AD et al. Dropped head syndrome：etiology and management. J Am Acad Orthop Surg. 2012；**20**：766-74.

12) Katz JS et al. Isolated neck extensor myopathy：a common cause of dropped head syndrome. Neurology. 1996；**46**：917-21.

13) Endo K et al. Histopathological characteristics of cervical extensor tissue in patients with dropped head syndrome. Eur J Med Res. 2021；**26**：135.

14) Endo K et al. Contrast-enhanced magnetic resonance imaging in patients with dropped head syndrome. Spine. 2024；**49**：385-9.

15) Sano H et al. A novel diagnostic examination for dropped head syndrome（DHS）（prone position cervical extension test：DHS test）. J Orthop Sci. 2024；**29**：1179-82.

16) Kusakabe T et al. Mode of onset of dropped head syndrome and efficacy of conservative treatment. J Ortop Surg. 2020；**28**：2309499020938882.

17) Miyamoto H et al. Conservative treatment for dropped head syndrome. Eur Spine J. 2023；**32**：3505-10.

18) 津山直一ほか（訳）. Muscle Testing：新・徒手筋力検査法 原著第 10 版, 協同医書出版社, 東京, 2020.

19) Igawa T et al. Dynamic alignment changes during level walking in patients with dropped head syndrome：analyses using a three-dimensional motion analysis system. Sci Rep. 2021；**11**：18254.

20) Igawa T et al. Association between the horizontal gaze ability and physical characteristics of patients with dropped head syndrome. Medicina. 2022；**58**：465.

21) Hashimoto K et al. Radiologic features of dropped head syndrome in the overall sagittal alignment of the spine. Eur Spine J. 2018；**27**：467-74.

22) 吉田　剛ほか. 首下がり症候群の手術適応とその評価方法. 脊椎脊髄ジャーナル. 2018；**31**：1055-60.

\* \* \*

IV．成人の頚椎変形　◆　3．手術療法の適応と手技，成績と合併症

# 脊椎手術支援ロボットを用いた
# 頚椎椎弓根スクリュー設置の実際と設置精度*

## 山本祐樹　藤城高志**

[別冊整形外科 87：210〜216，2025]

## はじめに

現代の脊椎脊髄手術において，脊椎インストゥルメンテーションは不可欠である．その中でも椎弓根スクリュー（pedicle screw：PS）は力学的な固定性が強く，変形矯正を含めた変性疾患だけでなく，腫瘍や外傷などに対する脊椎固定術において非常に強力なアンカーである．しかし，不適切な PS 設置は固定性の低下のみならず，神経組織の損傷を引き起こす可能性がある[1,2]．従来，PS 設置には透視装置が用いられてきたが，computer-assisted image guidance system（IGS），いわゆるナビゲーションシステムの登場によりその設置精度は飛躍的に向上した[3,4]．

近年，脊椎手術支援ロボット（robotic guidance system：RGS）が登場した．ナビゲーションシステムは骨組織と器械の位置関係をモニター上に示すことで視覚的にナビゲートするのに対し，RGS は計画した PS の軌道（trajectory）を robotic unit に取り付けられたドリルガイドをとおして直接術野に提示することで PS 設置をサポートする[5]．現在，本邦では Excelsius GPS（グローバスメディカル社），Mazor X（メドトロニック社），Cirq（ブレインラボ社）の 3 種の RGS が認可されており，どの機種も計画した trajectory を直接術野に提示する空間的ナビゲーションのコンセプトは同じである[6]．これまでに RGS の臨床成績は多数報告されており，胸腰椎においてはいずれの RGS も高精度の PS 設置が可能であるとする研究が多い[7,8]．

頚椎の固定術においても椎弓根スクリュー（cervical PS：CPS）は非常に有用なアンカーである．しかし胸腰椎と比して，頚椎は椎弓根が細く，椎体の可動性が大き

く，CPS の設置は技術的にむずかしい．さらに，不適切な設置は椎骨動脈（vertebral artery：VA）損傷により重篤な合併症を引き起こす可能性があり，CPS の設置にはより高い精度が求められる[9〜11]．

透視装置を用いた CPS の設置精度は 56.5〜87.7％と報告されているが[11〜13]，IGS はおおむね 95％以上と報告されており[14,15]，CPS 設置において標準的な手術支援機器として本邦でも普及しつつある．一方で，RGS を用いた CPS 設置精度についての報告はまだ少ないため，RGS の CPS 設置精度については不明な点が多く，その有用性は未知な部分が多い．

当科では，2022 年 3 月に手術支援ロボット Cirq を導入し，CPS 設置にも使用している[16]．本稿では，Cirq を使用した CPS 設置の実際を紹介するとともに，その設置精度を検討する．

## Ⅰ．手術手技

Cirq は robotic unit とナビゲーションシステム（Curve）［ブレインラボ社］で構成される．Robotic unit は footprint がないベッドフレーム取り付け型で，ほかの機種よりコンパクトな設計である（図 1）．

手術は全例 open midline approach を用いて，CPS 設置のエントリーポイントまで十分な展開を行う．続いて reference array を Mayfield 頭部三点固定器に設置後，registration を行う．術前 CT を用いた surface point registration も可能であるが，当科では遊走式 CT（シーメンス社）を有するハイブリッド手術室があり，展開直後のリアルタイムな術中 CT を用いた自動の registration が可能である（図 2）．

Registration 後，まずナビゲーションシステムの精度

### ■ Key words

accuracy, deviation, cervical pedicle screw, robot, Cirq

---

*Cervical pedicle screw placement with robotic guidance system：procedure and accuracy
**Y. Yamamoto, T. Fujishiro（講師）：大阪医科薬科大学整形外科（Dept of Orthop. Surg., Osaka Medical and Pharmaceutical University, Takatsuki）．［利益相反：なし．］

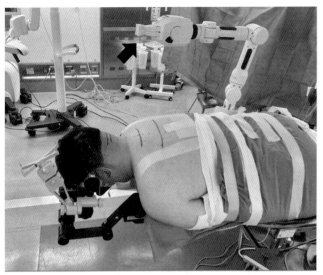

図1. Robotic unit（矢印）はベッドフレームに接続可能で，コンパクトな設計である．

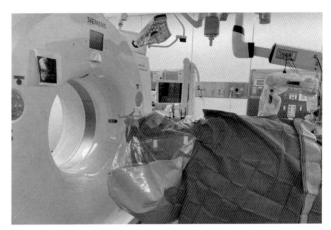

図2. 遊走式 CT を用いて術中 CT を撮影する．

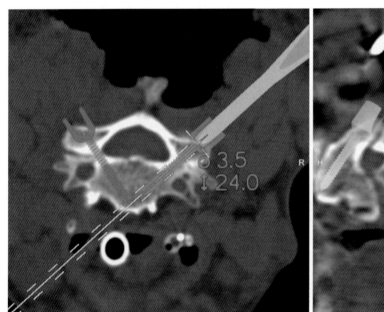

a．水平面　　　　　　　　　　　　　　b．矢状面

図3. ドリルガイドの trajectory（破線）とプランニングした CPS の trajectory が一致していることを確認する．

を確認する．Cirq はナビゲーション精度が CPS の設置精度に直結するため，実際の術野でマーカー付きのポインターを用いて，CPS 設置椎体ごとに棘突起や椎弓を内外側・頭尾側ともにずれがないかを必ず確認する．

次に，ナビゲーションモニターで確認しながら CPS trajectory のプランニングを行う．この際，われわれは VA 損傷を避けるために，できる限り椎弓根内側縁にプランニングを行っている．その後，登録したプランニングを選択し，robotic unit 先端に装着されたマーカー付きのスリーブホルダーをナビゲーションモニター上で提示した PS trajectory 上に用手的に近づける．Cirq の workstation が robotic unit の最終調整を行い，スリーブホルダーの向きが CPS trajectory と一致した時点で robotic arm はロックされる．その後，スリーブホルダー越しにスリーブおよびドリルガイドを設置し，ドリルガイドの trajectory とプランニングした CPS trajectory が一致していることをモニター上で確認する（図3）．多くの場合，皮膚や筋肉などの軟部組織によりドリルガイドが内側に押されるが（図4），用手的に修正は可能である．ドリルガイド先端にはスパイクがあり（図5），ハンマーを用いて骨に食い込ませると，ドリルガイドは強固に固定される．この時点でも必要ならポインターを用いてナ

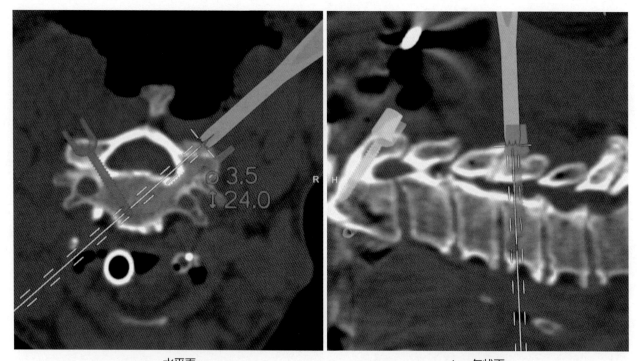

a. 水平面　　　　　　　　　　　　　　b. 矢状面
図4. 皮膚や筋肉などの軟部組織によりドリルガイドが内側に押されている（破線）.

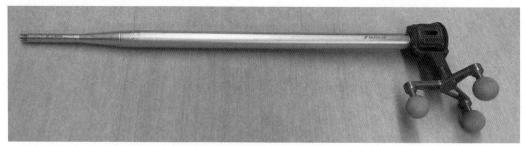

図5. ドリルガイド. 先端はスパイク状となっている.

ビゲーションシステムの精度を最終確認する（図6）. 幅2.4 mmのドリルを用いて, pilot holeを作製する（図7）が, この際には"skiving"に十分注意を払う[17]. Pilot holeを作製後, タッピングとCPSの刺入は術者が行う.

## II. CPS設置精度の検証

対象期間は2016年4月～2023年3月で, CurveナビゲーションシステムもしくはCirq補助下にCPSを用いて頚椎固定術を行った患者のうち, VAが横突孔を走行するC2～C6の高位に設置したCPSの設置精度を後方視的に調査した.

当科ではCirqを導入した2022年3月以降, CPSを用いた頚椎後方固定術において全例でCirqを使用しており, これらをrobotic guidance (RG) 群とした. また, 導入以前のナビゲーションシステムを用いた症例をimage guidance (IG) 群とした. RG群とIG群の交絡因子［年齢, 性別, body mass index (BMI), 疾患（degenerative cervical myelopathy[18], 頚椎損傷, 転移性脊椎腫瘍）, registration material（術前CT/術中CT）］を調整するため, 傾向スコアマッチングを行った.

CPSの設置精度の評価は, Neoらのgrade（grade 0: 椎弓根逸脱なし, grade 1: 2 mm未満の椎弓根逸脱, grade 2: 2～4 mmの逸脱, grade 3: 4 mmを超える逸脱）を用い, 水平面, 矢状面それぞれでCTで評価した[11]. Grade 0およびgrade 1を"clinical acceptable", grade 2およびgrade 3を"clinical non-acceptable"とした[19～21]. また, 術中に抜去を要したCPS, CPS関連合併症（神経血管損傷）についても調査した.

## III. 結　果

RG群22例, IG群106例を対象とした. 傾向スコアマッチング後, IG群から交絡因子の調整を行った22例

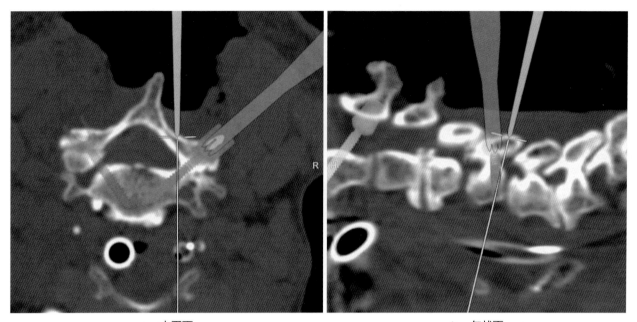

a．水平面　　　　　　　　　　　　　　　b．矢状面
図6．ポインターを用いてナビゲーションシステムの精度に問題がないかを最終確認する．

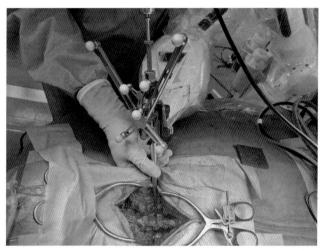

図7．Pilot hole を作製する．

の患者を matched IG 群として抽出した．最終的に，RG 群 22 例（95 CPSs）と matched IG 群 22 例（105 CPSs）を比較した．表1は傾向スコアマッチングの結果と，対象となる CPS の側性および高位別の情報を示す．いずれも両群間で有意差はなかった．

表2に水平面，矢状面の CPS の設置精度の結果を示す．Clinical acceptable（grade 0＋1）に関して，水平面は RG 群 97.9％，matched IG 群 94.3％（$p=0.284$），矢状面は RG 群 95.8％ matched IG 群 96.2％（$p>0.999$）で，ともに統計学的有意差はなかった．抜去した CPS は，RG 群 2 本（2.1％），matched IG 群 3 本（2.9％）で，その割合に有意差はなかった（$p>0.999$）．Grade 3 および CPS 関連の神経血管損傷は両群とも認めなかった．これ

らの結果は，解剖学的な形態が大きく異なる C2 と C3〜C6 に分けても，両群で設置精度や抜去率に有意差はなかった．

表3は逸脱した方向を考慮した結果を示す．水平面では内側方向の逸脱に明らかな差がなかったが，外側方向のすべての逸脱（grade 1＋2＋3）では RG 群が matched IG 群より明らかに少ない結果であった（1.1％ vs. 7.7％，$p=0.037$）．矢状面における頭尾側方向の逸脱では両群間に差はなかった．

## Ⅳ．考　察

本研究で RGS と IGS の設置精度は同等かつおおむね良好な結果であった（表2）．RGS を使用した場合，

Ⅳ．成人の頚椎変形 ◆ 3．手術療法の適応と手技，成績と合併症

表1．傾向スコアマッチングの結果と CPS 設置情報

| | RG 群 | matched IG 群 | p 値 |
|---|---|---|---|
| 患者数 | 22 | 22 | |
| 患者背景 | | | |
| 　年齢（歳） | 69.0（49～93） | 69.4（44～88） | 0.897 |
| 　性（男） | 18（81.8%） | 18（81.8%） | 1.000 |
| 　BMI（kg/m²） | 23.8（16.6～37.0） | 25.2（19.4～29.8） | 0.270 |
| 　病因　　頚椎変性疾患 | 16（72.7%） | 16（72.7%） | 1.000 |
| 　　　　　頚椎損傷 | 4（18.2%） | 4（18.2%） | |
| 　　　　　転移性脊椎腫瘍 | 2（9.1%） | 2（9.1%） | |
| registration material（例） | | | |
| 　術前 CT | 2（9.1%） | 4（18.2%） | 0.664 |
| 　術中 CT | 20（90.9%） | 18（81.8%） | |
| CPS 数 | 95 | 105 | |
| 側性（例） | | | |
| 　右側 | 46（48.4%） | 54（51.4%） | 0.777 |
| 　左側 | 49（51.6%） | 51（48.6%） | |
| 高位（例） | | | |
| 　C2 | 34（35.8%） | 32（30.5%） | 0.112 |
| 　C3 | 0（0%） | 7（6.6%） | |
| 　C4 | 19（20.0%） | 23（21.9%） | |
| 　C5 | 19（20.0%） | 21（20.0%） | |
| 　C6 | 23（24.2%） | 22（21.0%） | |

括弧内は範囲，もしくは割合を示す

表2．CPS の設置精度の grade 別比較

| | RG 群（n＝95） | matched IG 群（n＝105） | p 値 |
|---|---|---|---|
| 水平面 | | | |
| 　grade 0 | 87（91.6%） | 89（84.8%） | 0.329 |
| 　grade 1 | 6（6.3%） | 10（9.5%） | |
| 　grade 2 | 2（2.1%） | 6（5.7%） | |
| 　grade 3 | 0（0%） | 0（0%） | |
| 　grade 0＋1 | 93（97.9%） | 99（94.3%） | 0.284 |
| 矢状面 | | | |
| 　grade 0 | 88（92.6%） | 95（90.5%） | 0.742 |
| 　grade 1 | 3（3.2%） | 6（5.7%） | |
| 　grade 2 | 4（4.2%） | 4（3.8%） | |
| 　grade 3 | 0（0%） | 0（0%） | |
| 　grade 0＋1 | 91（95.8%） | 101（96.2%） | ＞0.999 |
| 術中抜去した CPS | 2（2.1%） | 3（2.9%） | ＞0.999 |
| CPS 関連合併症 | 0（0%） | 0（0%） | NA |

括弧内は割合を示す．Grade には抜去した CPS も含む

clinical acceptable（grade 0＋1）は水平面で 97.9%，矢状面で 95.8% であり，これは Su らの 97.2%（TiRobot：TINAVI 社）[19]，Beyer らのシステマティックレビュー97.7%[21] とほぼ同等であった．また，神経血管合併症を認めた例はなく，本結果により，RGS は IGS と同等に正確で安全な CPS 設置が可能であると考えられる．

RGS の IGS に比した有意性は逸脱の方向性に表れている．外側方向の逸脱（grade 1＋2＋3）は RG 群：1.1%，matched IG 群：7.7% と有意に少ない結果となった（p＝0.037）．CPS の外側逸脱は VA 損傷のリスクがあるため，この結果は RGS による CPS 設置は IGS よりも外側方向への逸脱を低減し，VA 損傷の可能性が低いことを示唆

表3. CPS 逸脱の方向性（水平面と矢状面）

|  |  | RG 群（n＝95） | matched IG 群（n＝105） | p 値 |
|---|---|---|---|---|
| 水平面 |  |  |  |  |
| 内側 | grade 1 | 5（5.3%） | 3（2.9%） | NA |
|  | grade 2 | 2（2.1%） | 5（4.8%） |  |
|  | grade 3 | 0（0%） | 0（0%） |  |
|  | grade 1＋2＋3 | 7（7.4%） | 8（7.7%） | ＞0.999 |
|  | grade 2＋3 | 2（2.1%） | 5（4.8%） | 0.449 |
| 外側 | grade 1 | 1（1.1%） | 7（6.7%） | NA |
|  | grade 2 | 0（0%） | 1（1.0%） |  |
|  | grade 3 | 0（0%） | 0（0%） |  |
|  | grade 1＋2＋3 | 1（1.1%） | 8（7.7%） | 0.037 |
|  | grade 2＋3 | 0（0%） | 1（1.0%） | ＞0.999 |
| 矢状面 |  |  |  |  |
| 頭側 | grade 1 | 0（0%） | 1（1.0%） | NA |
|  | grade 2 | 0（0%） | 0（0%） |  |
|  | grade 3 | 0（0%） | 0（0%） |  |
|  | grade 1＋2＋3 | 0（0%） | 1（1.0%） | ＞0.999 |
|  | grade 2＋3 | 0（0%） | 0（0%） | NA |
| 尾側 | grade 1 | 3（3.2%） | 5（4.8%） | NA |
|  | grade 2 | 4（4.2%） | 4（3.8%） |  |
|  | grade 3 | 0（0%） | 0（0%） |  |
|  | grade 1＋2＋3 | 7（7.4%） | 9（8.6%） | 0.800 |
|  | grade 2＋3 | 4（4.2%） | 4（3.8%） | ＞0.999 |

括弧内は割合を示す．Grade には抜去した CPS も含む

している（表3）．

CPS の外側逸脱の理由について透視装置を用いた文献では，① 頚椎の椎弓根の皮質骨は内側が厚く，プローブやドリルが外側へはじかれること[9]，② 頚椎の形態上，CPS の設置角度がかなり強斜位となり，展開した傍脊柱筋や皮膚に押されて trajectory の保持がむずかしいこと[11]，③ 頚椎の可動性が大きいため，プローブやドリルをすすめる力で椎体の回旋が生じ，相対的にプローブやドリルが外側に向かうこと[22]などがあげられる．IGS の場合も，視覚的なアシストはあるが，pilot hole 作製時の trajectory の保持は術者が用手的に行うため，透視装置で起きる問題は根本的には解決されない．一方，RGS では robotic unit がドリルガイドを強固に保持し，ドリルガイド先端のスパイク（図5）が骨にしっかりと固定されるため，正確な trajectory の保持が可能となる（図7）．RGS 下に設置された88本の CPS を検証した Kisinde らの報告でも外側への逸脱は皆無であり[20]，本研究と併せて，RGS は VA 損傷のリスクをより少なくできる可能性がある．

ただし，RGS は"計画した PS trajectory を機械的に術野で提示する"というコンセプトに鑑みると，その精度は術前の計画をいかに再現できたかで評価されるべき

かもしれない．この点についてもわれわれは，水平面と矢状面のそれぞれで刺入点（エントリーポイント）と刺入点から 20 mm 先端（depth of 20 mm）における設置した CPS と計画した軌道との逸脱を測定した．全体の平均逸脱量は，水平面はエントリーポイントが 0.79±0.65 mm，depth of 20 mm が 0.86±0.69 mm，矢状面は 0.88±0.81 mm と 0.82±0.79 mm と 1 mm 以下の高精度であった．さらに，左右，高位および registration material に分けても結果は同様であり，RGS はどのような条件下でも計画どおりに非常に正確な CPS の設置が可能と考えられる[23]．

## ま と め

1）Cirq を使用した CPS 設置の実際手技と注意点，その精度を紹介した．

2）精度の検証で，RGS は IGS と同等に臨床上安全，かつ計画した trajectory に忠実に CPS 設置が可能であることが示唆された．

## 文 献

1）Jones EL et al. Cervical pedicle screws versus lateral mass screws：anatomic feasibility and biomechanical comparison. Spine. 1997 ; **22** : 977-82.

2) Yoshihara H et al. Screw-related complications in the subaxial cervical spine with the use of lateral mass versus cervical pedicle screws : a systematic review. J Neurosurg Spine. 2013 ; **19** : 614-23.

3) Nolte LP et al. Clinical evaluation of a system for precision enhancement in spine surgery. Clin Biomech. 1995 ; **10** : 293-303.

4) Tarawneh AM et al. The comparative accuracy and safety of fluoroscopic and navigation-based techniques in cervical pedicle screw fixation : systematic review and meta-analysis. J Neurosurg Spine. 2021 ; **35** : 194-201.

5) Wolf A et al. Feasibility study of a mini, bone-attached, robotic system for spinal operations : analysis and experiments. Spine. 2004 ; **29** : 220-8.

6) Alluri RK et al. Overview of robotic technology in spine surgery. HSS J. 2021 ; **17** : 308-16.

7) Fujishiro T et al. Accuracy of pedicle screw placement with robotic guidance system : a cadaveric study. Spine. 2015 ; **40** : 1882-9.

8) Akazawa T et al. Accuracy of computer-assisted pedicle screw placement for adolescent idiopathic scoliosis : a comparison between robotics and navigation. Eur Spine J. 2023 ; **32** : 651-8.

9) Sakamoto T et al. Transpedicular screw placement evaluated by axial computed tomography of the cervical pedicle. Spine. 2004 ; **29** : 2510-4.

10) Abumi K et al. Complications of pedicle screw fixation in reconstructive surgery of the cervical spine. Spine. 2000 ; **25** : 962-9.

11) Neo M et al. The clinical risk of vertebral artery injury from cervical pedicle screws inserted in degenerative vertebrae. Spine. 2005 ; **30** : 2800-5.

12) Yukawa Y et al. Placement and complications of cervical pedicle screws in 144 cervical trauma patients using pedicle axis view techniques by fluoroscope. Eur Spine J. 2009 ; **18** : 1293-9.

13) Mahesh B et al. The medial cortical pedicle screw : a new technique for cervical pedicle screw placement with partial drilling of medial cortex. Spine J. 2014 ; **14** : 371-80.

14) Chachan S et al. Cervical pedicle screw instrumentation is more reliable with O-arm-based 3D navigation : analysis of cervical pedicle screw placement accuracy with O-arm-based 3D navigation. Eur Spine J. 2018 ; **27** : 2729-36.

15) Takahata M et al. A novel technique of cervical pedicle screw placement with a pilot screw under the guidance of intraoperative 3D imaging from C-arm conebeam CT without navigation for safe and accurate insertion. Eur Spine J. 2018 ; **27** : 2754-62.

16) Yamamoto Y et al. Comparison of cervical pedicle screw placement accuracy with robotic guidance system versus image guidance system using propensity score matching. Clin Spine Surg. 2024 ; **37** : E424-32

17) Abel F et al. Robotic-navigated assistance in spine surgery. Bone Joint J. 2023 ; **105-B** : 543-50.

18) Nouri A et al. Degenerative cervical myelopathy : epidemiology, genetics, and pathogenesis. Spine. 2015 ; **40** : E675-93.

19) Su XJ et al. Comparison of accuracy and clinical outcomes of robot-assisted versus fluoroscopy-guided pedicle screw placement in posterior cervical surgery. Global Spine J. 2022 ; **12** : 620-6.

20) Kisinde S et al. Robotic-guided placement of cervical pedicle screws : feasibility and accuracy. Eur Spine J. 2022 ; **31** : 693-701.

21) Beyer RS et al. Spinal robotics in cervical spine surgery : a systematic review with key concepts and technical considerations. J Neurosurg Spine. 2022 ; **38** : 66-74.

22) Shin HK et al. Benefits and pitfalls of O-arm navigation in cervical pedicle screw. World Neurosurg. 2022 ; **159** : e460-5.

23) Yamamoto Y et al. Accuracy of cervical pedicle screw placement with a robotic guidance system via the open midline approach. Neurosurg Focus. 2024 ; **57** : E13.

\* \* \*

Ⅳ. 成人の頚椎変形 ◆ 3. 手術療法の適応と手技, 成績と合併症

# 首下がり症候群に対するタイプ別手術治療戦略*

福原大祐 小野孝一郎**

[別冊整形外科 87：217〜221, 2025]

## はじめに

首下がり症候群（dropped head syndrome：DHS）は, 頭部を支えることができず首を前に傾けた姿勢となり, 前を向けなくなる疾患である. 近年高齢化に伴って増加しており, 前方注視が困難となることで, 歩行, 食事, 着替え, コミュニケーションなどが障害され, 日常生活動作（ADL）, 生活の質（QOL）が著明に低下する[1].

DHSは重症化すると, 顎が胸部に接触する chin-on-chest deformity となり, 長期間放置すると首下がりが不可逆性となり治療困難となるため, 早期に診断し治療を開始することが重要である.

## Ⅰ. DHS の原因

表1に示すような神経筋疾患, 構造的・代謝的要因, 薬剤性や炎症性疾患など, さまざまな原因で起こるとさ

### 表1. DHS の原因

1. 神経筋疾患関連
   - 重症筋無力症：神経筋接合部の異常による筋力低下
   - 筋萎縮性側索硬化症（ALS）：運動ニューロン疾患による進行性の筋力低下
   - 炎症性筋疾患：多発性筋炎や皮膚筋炎など
   - Parkinson 病：筋剛直や運動機能低下
   - isolated neck extensor myopathy（INEM）：原因不明の筋力低下
   - 神経筋接合部障害：ボツリヌス中毒や Lambert-Eaton 筋無力症候群
   - 筋ジストロフィー：Duchenne 型や Becker 型
2. 構造的・代謝的要因
   - 頚椎疾患：頚椎変性, 脊椎すべり症, 脊柱管狭窄症
   - 放射線治療：頚部・胸部への照射が筋力低下を誘発
   - 代謝性筋疾患：甲状腺機能異常（低下症・亢進症）
   - 原発性副甲状腺機能亢進症：カルシウム・リン代謝異常
3. 薬剤関連
   - ステロイド長期使用：筋萎縮および筋力低下
   - 化学療法：悪性腫瘍薬治療の影響
4. 炎症性疾患
   - 全身性強皮症（scleromyositis）：筋炎を伴う筋力低下
   - 全身性エリテマトーデス（SLE）：自己免疫疾患による筋力低下
   - 強直性脊椎炎：頚部可動域の制限
5. 年齢関連
   - サルコペニア：筋量および筋力低下
   - 加齢性変化：頚部アライメントの変化や筋力低下の蓄積
6. その他の内因性疾患
   - 重金属中毒：鉛や水銀による筋力低下
   - 代謝性骨疾患：骨粗鬆症や骨代謝異常

## ▌Key words

dropped head syndrome, cervical kyphosis, spine deformity

*Type-specific surgical treatment strategies for dropped head syndrome
**D. Fukuhara, K. Ono（講師）：日本医科大学付属病院整形外科・リウマチ外科（Dept. of Orthop. Surg., Nippon Medical School Hospital, Tokyo）. [利益相反：なし.]

れている．頚部後方伸筋群の筋力低下がDHS発症の主な原因と考えられてきたが，近年アライメント不良でもDHSが生じることも明らかとなった[1,2]．

## Ⅱ．DHSとアライメント

DHSにかかわるアライメントの指標を以下に示す．

### 1．偏位角度（chin-brow vertical angle：CBVA）
・定義：前額部と顎を結んだ線と垂線のなす角
・意義：前方注視できているかの指標
・正常値：0°～10°．ただし，頚椎固定後など，頚椎可動性がない場合は約10°～20°で患者満足度が高い[3]．
・異常値：大きい値（>20°）は前方注視ができず首下がりとなっていることを示す．小さい値（<0°）は頚椎の過剰な前弯による上方視が示唆される．

### 2．Sagittal vertical axis（SVA）
・定義：C7椎体中心から仙骨（S1）の後縁までの垂直距離
・意義：矢状面バランスの偏位を示す．
・正常値：0～50 mm
・異常値：大きい値（>50 mm）は矢状面バランスの前方偏位を示す．小さい値（<0 mm）は矢状面バランスの後方偏位を示す．腰椎の代償性過前弯で起こることが多い．

### 3．Cervical SVA（cSVA）
・定義：C2外側塊中心からC7椎体後縁までの垂直距離
・意義：胸椎以下に対するC2の前後方向への偏位を示す．
・正常値：10～40 mm
・異常値：大きい値（>40 mm）は矢状面バランスの前方偏位を示す．DHS患者では，cSVA>40 mmの場合，症状の悪化がみられる可能性が高く，矯正手術の適応が検討される．小さい値（<10 mm）は矢状面バランスの後方偏位を示唆する．後弯の過剰矯正や胸椎の代償性変形による可能性が示唆される．

### 4．C2～C7角（cervical lordosis angle）
・定義：C2の椎体下縁とC7の椎体下縁の間の角度
・意義：頚椎の後弯の程度を示す．
・正常値：20°～40°
・異常値：平坦化（0°に近い値）または前弯（負の値）は頚椎後弯不足を示し，疼痛や前方注視障害の原因となる．過剰後弯（50°以上）は隣接椎間への過負荷が生じ，遠位接合部後弯（DJK）などのリスクが増加する．また，過矯正で呼吸障害や嚥下障害が起こることもある[1]．

### 5．Th1スロープ（Th1 slope：TS）
・定義：Th1の水平面に対する傾斜角
・意義：胸椎以下の矢状面アライメントを総合した指標．頚椎の土台の傾きを示す．
・正常値：15°～25°
・異常値：小さい値では頚椎の後弯を確保する必要が少なく，頚椎のみの固定術（short fusion）が適応されることが多い．大きい値であればshort fusionでは頚椎後弯が不足することがあり，頚胸椎の広範囲固定（long fusion）が必要となることがある．

### 6．C2～C7 SVA
・定義：C2外側塊の中心から下ろした垂線とC7の椎体後縁の距離
・意義：C7に対するC2の前方偏位の指標．頚椎の前後バランス
・正常値：0～40 mm
・異常値：大きい値は重心が前方に偏っており，患者は頭部を支えるために後頚部筋群に過剰な負担がかかる．水平視や姿勢が著しく制限されるケースが多い．小さい値は頚椎の過剰な後弯の結果であることが多く，しばしば胸椎後弯を合併する．

### 7．TS minus cervical lordosis（TS-CL）
・定義：TSからC2～C7角を差し引いた値
・意義：頚椎と胸椎以下のアライメントの整合性を評価．腰椎におけるPI-LLに似ているが，TSは固有の値ではなく変化するため，注意が必要である．
・正常値：10°～20°
・異常値：大きい値は頚椎の後弯不足を，小さい値または負の値は頚椎後弯が過剰であることを示す．

### 8．上位胸椎後弯（upper thoracic kyphosis：UTK）
・定義：上位胸椎（通常Th1～Th4またはTh1～Th6）間の後弯角度
・意義：上位胸椎での代償を評価
・正常値：5°～15°
・異常値：大きい値は上位胸椎での代償が大きく，胸椎の代償機能は正常であることが示される．小さい値は上位胸椎の代償機能が低下しており，十分代償ができていないことを示す．

### 9．下位胸椎後弯（lower thoracic kyphosis：LTK）
・定義：下位胸椎（Th5～Th12またはTh7～Th12）の後弯角度
・意義：下位胸椎での代償を評価
・正常値：20°～40°
・異常値：大きい値は下位胸椎での代償が大きいことを示す．小さい値は下位胸椎の代償機能低下を示唆する．

### 10．腰椎前弯（lumbar lordosis：LL）
・定義：腰椎（L1～S1）の前弯角度
・意義：腰椎の前弯角
・正常値：約40°～60°（平均50°）

・異常値：小さい値は腰椎の前弯不足，大きい値は腰椎過後弯を示す．

### 11．骨盤傾斜角（pelvic incidence：PI）

・定義：仙骨上端板と寛骨臼中心を結ぶ線の垂直角
・意義：骨盤の解剖学的特徴を示す固有角度
・正常値：約40°〜60°（平均50°）
・異常値：大きい値では，それに伴いLLが増加する傾向がある．小さい値はLLが小さくなる傾向があり，矢状面バランスがとりにくい．

### 12．PI-LL

・定義：骨盤傾斜角（PI）と腰椎前弯角（LL）の差
・意義：骨盤と腰椎のアライメントミスマッチを評価
・正常値：0°〜10°
・異常値：大きい値はLL不足またはPI過剰により，矢状面バランスが崩れている．小さい値は過剰なLLを示し，過矯正では隣接部位障害のリスクが増加する．

### 13．骨盤傾斜（pelvic tilt：PT）

・定義：寛骨臼中心と仙骨上端板の垂線がなす角度
・意義：骨盤の傾斜を評価
・正常値：約10°〜20°（平均15°）．
・異常値：大きい値は骨盤後傾により重心が後方に偏移し，矢状面バランスが不良である可能性がある．小さい値は骨盤前傾が強調され，腰椎に過剰負荷がかかる可能性がある．

## Ⅲ．DHSの保存療法

DHSの治療は，原因疾患がはっきりしている場合はまず原因疾患の治療を優先する．そのうえで首下がり症状が改善せず，前方注視障害などによって高度なADL障害をきたす症例が手術適応となる．

保存療法の具体的なアプローチとしては，① 姿勢矯正と疼痛緩和のための装具療法，② 可動域（ROM）訓練や筋力トレーニングなどのリハビリテーション，③ 鎮痛薬などを用いた薬物療法，④ 疼痛や筋痙攣に対する神経刺激療法が用いられる[1,4〜7]．

約22％の患者で保存療法が有効であったとの報告があり，その奏効率は高くない．保存療法が奏効しやすい因子としては，発症期間が短い場合，頚椎の変形が可逆的であり，椎体の前方すべりが少ない場合などがあげられる[1]．逆に，保存療法抵抗性の因子としては，症状が進行性である場合や神経学的障害を伴う場合，頚椎の変形が高度で，他動的にも矯正不可能な場合などがあげられる[4]．

## Ⅳ．DHSの評価方法

DHSはいくつかの評価方法がある．Miyamotoら[1]は

脊柱を頚椎，上位胸椎，下位胸椎，腰椎に分類し，各部位の角度からその主座および，各部位の代償機能を判断している．またKudoら[2]はSVAとPI-LLを用いて三つの群に分類している．いずれの場合も，首下がりの直接の原因となっている部分と，それに対する代償の程度を重視している．

前提として，首下がりが起こっている，つまり頚椎は過後弯している．これに対する代償機能としては，胸椎の後弯減弱と，腰椎の前弯増強，骨盤の後傾である．それぞれの代償機能がどの程度働いているかを検討することで，その主座を突き止め，手術部位を決定できる．また，頚椎自体の代償機能についても検討が必要である．

## Ⅴ．DHSのタイプ別手術治療戦略

DHSの分類については本邦からも多くの論文が出ており，世界をリードしている．Hashimoto，Miyamotoら[1,7]はSVAを用いてDHSを分類し，遠藤ら[8]はDHSを頚椎限局型と全脊椎後弯型に分類した．また，Kudoら[2]はSVAとPI-LLを用いてDHSを3群に分類した．それぞれ分類方法は異なるが，基本的にはわるい部分を直していくというのが治療戦略である．わるい部分というのは，代償機能が低下して許容角度が少なく，アライメント異常がある部位である．本稿ではわかりやすく，主に頚椎由来のtype 1と，胸腰椎のアライメント異常が原因となるtype 2に分けて考察する．

### ❶Type 1：頚椎型

頚椎の後弯がDHSの原因となる．頚椎が後弯すると胸腰椎の過前弯により代償するが，限界を超えて代償が効かなくなると首下がりとなる．頚椎型では頚椎の後弯を代償するために，胸椎の後弯が減弱し腰椎が過前弯する．そのため，荷重軸が後方にシフトし，SVA≦0 mmとなる．また，胸腰椎での代償が働いているためTS異常が少ないことが多い．

頚椎の矯正がメインであるため，頚椎のみもしくは頚椎〜上位胸椎の矯正固定術を選択されるのが一般的である．頚椎の後弯を矯正することで，頭部荷重軸を体幹中央付近に矯正し，頚椎と胸腰椎のミスマッチの指標であるTS-CLを改善させる．具体的には，cSVA<40 mm，TS-CL<20°が矯正目標である．胸腰椎の代償機構が正常に働き，グローバルアライメントも改善する．TSが著しく大きい場合は頚椎のみを過矯正すると呼吸障害や嚥下障害を生じることがあるため，胸腰椎の矯正も考慮する．

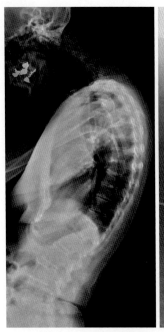 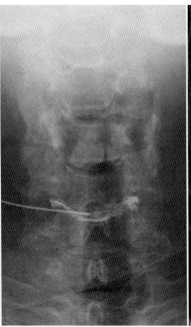 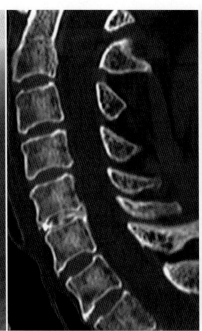 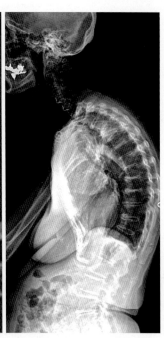

a．術前，前方注視障害　　透視下に椎間板ブロック施行　　椎間板ブロックで一時的に前方注視障害が改善　　c．前方固定術を施行し，前方注視障害が改善

b．椎間板ブロックで一時的に前方注視障害が改善

図1．症例．78歳，女

### ❷Type 2：胸腰椎型

胸腰椎の後弯が首下がりの原因となる．頚椎過前弯で代償するが，後頚部筋群の過大な負荷により代償不能となるとDHSが生じる．胸腰椎の過後弯により荷重軸が前方にシフトするため，SVA>0となる．Type 2はさらに後弯の主座により胸椎型また腰椎型に分類される．胸椎型は腰椎の前弯で代償しPI-LL≦10°となり，腰椎型もしくは胸腰椎混合型は，代償が利かないためPI-LL>10°のミスマッチが生じる．

胸腰椎の矯正がメインであるため，頚椎～下位胸椎もしくは腰椎までの矯正固定術を選択する．PI-LL≦10°である場合は胸椎に病態の主座があるため，頚椎～下位胸椎までの矯正固定術を行う．その際の矯正目標は頭部荷重軸を体幹付近に矯正することであり，具体的にはSVA≦50 mmである．PI-LL>10°の場合は腰椎に異常があるため，頚椎～腰椎までの矯正固定が必要である．その際の矯正目標はPI-LL≦10°，SVA≦50 mmである．しかし，広範囲の矯正固定術は手術侵襲も大きく，合併症の可能性も増大するため，可能であれば固定範囲を短縮すべきである．

また，その他の評価基準にTSがある．TSは頚椎の土台であるので，TSが小さい場合（<30°），つまり土台がそこまで崩れていない症例では短い固定を適応し，TSが大きい（>40°），つまり土台が大きく傾いている症例では胸椎を含む長い固定を適応することで，良好な成績を得たとの報告がある[1]．その際，TS-CL<20°となるように矯正すること，つまり頚椎とその土台のバランスを保つことが目標となる．

体幹コルセットなどで胸腰椎のアライメントを術前に矯正し，首下がりが改善する症例は，頚椎の代償能力があると判断し頚椎は手術せず，胸腰椎のみの手術も検討する．腰椎のみの矯正で首下がりが改善したとの報告もある[9]．

また，頚椎の手術では後方固定術の併用が基本とされているが，筆者は前方固定術のみで首下がりが改善した症例を経験した．頚椎椎間板症によるDHSに対して頚椎前方除圧固定術を施行し，前方注視障害の改善を得た．

## Ⅵ．症例提示

**症　例**．78歳，女．

**主　訴**：6ヵ月前からの頚部痛，前方注視障害（図1a）を主訴に当院を受診した．

**既往歴**：内科的疾患の既往や頚部筋群の萎縮はなかった．

**身体所見**：頚部痛VASは100 mmであった．

**画像所見**：単純X線像，MRIでC5/C6の椎間板変性を認めた．グローバルアライメントは大きな異常を認めなかった．

**治療経過**：C5/C6 椎間板ブロックで一時的に頚部痛が改善し，前方注視可能となった（図1b）が，3ヵ月後に再度首下がり症状が出現した．以上より頚椎椎間板症によるDHSと診断し，頚椎前方固定術（C5/C6，C6/C7）を施行した．

**術後経過**：術後頚部痛はすみやかに改善し，前方注視障害も改善した（図1c）．術後2年で前方注視障害の再発はなく，頚部痛VASは0mmと改善した．本症例のように，グローバルアライメントに大きな異常を認めないにもかかわらず，前方注視障害により重篤なADL障害をきたす症例も存在する．頚椎椎間板症はDHSの原因の一つであり，椎間板ブロックにより確定診断ができれば従来の治療法による侵襲を減らすことができる可能性がある．

## ま と め

1）DHSの手術療法では，病態の主座がどこにあるかを適切に評価し，type別の治療戦略を立てる必要がある．

2）もっとも大切なことは患者のADL改善であり，最小限の手術で最大の効果を得られるような治療戦略が大切である．

## 文　献

1) Miyamoto H et al. Dropped head syndrome：a treatment strategy and surgical intervention. Eur Spine J. 2023；**32**：1275-81.
2) Kudo Y et al. Impact of spinopelvic sagittal alignment on the surgical outcomes of dropped head syndrome：a multi-center study. BMC Musculoskelet Disord. 2020；**21**：382.
3) Suk KS et al. Significance of chin-brow vertical angle in correction of kyphotic deformity of ankylosing spondylitis patients. Spine. 2003；**28**：2001-5.
4) Brodell JD Jr et al. Dropped head syndrome：an update on etiology and surgical management. JBJS Rev. 2020；**8**：e0068.
5) Pijnenburg L et al. In inflammatory myopathies, dropped head/bent spine syndrome is associated with scleromyositis：an international case-control study. RMD Open. 2023；**9**：e003081.
6) Drain JP et al. Dropped head syndrome：a systematic review. Clin Spine Surg. 2019；**32**：423-9.
7) Hashimoto K et al. Radiologic features of dropped head syndrome in the overall sagittal alignment of the spine. Eur Spine J. 2018；**27**：467-74.
8) 遠藤健司ほか．首下がり症候群の病態と分類．脊椎脊髄ジャーナル．2015；**28**：936-41.
9) Kudo Y et al. Dropped head syndrome caused by thoracolumbar deformity：a report of 3 cases. JBJS Case Connect. 2022；**12**：e22. 00280.

＊　　　＊　　　＊

IV. 成人の頚椎変形 ◆ 4. その他

# 頚椎椎弓形成術後後弯変形
## —— 予測と予防の実際*

藤城 高志**

[別冊整形外科 87：222〜228，2025]

## はじめに

頚椎椎弓形成術（cervical laminoplasty：CLP）は，頚椎症性脊髄症（cervical spondylotic myelopathy：CSM），頚椎後縦靱帯骨化症（ossification of posterior longitudinal ligament：OPLL）などの圧迫性頚髄症に対する本邦でもっとも一般的な手術療法である．固定を併用する術式と比較して，CLP は除圧部位の可動性を保持する利点があり，この特性により隣接する部位への障害リスクを抑え，長期的に優れた臨床成績を可能としている[1]．

一方，可動性が温存できるという特性は，頚椎前弯の喪失とそれに続く後弯変形のリスクが潜在する．CLP 後の後弯変形は，頚部痛の増悪や健康関連の生活の質（health-related quality of life：HrQOL）の低下を引き起こすだけでなく，脊髄の除圧効果を損なうことで神経機能の回復にも悪影響を及ぼす．さらに，後弯変形がすすむと首下がり症にいたる例もあり，これに対する治療はきわめて困難である．CLP 後に発生する後弯変形は不可逆的であり，良好な術後成績を得るためにはこの合併症の回避が不可欠であるといえる．

術後後弯変形を予防するためには，その危険因子を考慮した適切な患者選択・手術適応がもっとも重要である．2010 年以降，脊椎矢状面アライメントの理解が深まるにつれて，T1 slope や cervical sagittal vertical axis（cSVA）などの矢状面パラメータが CLP 後の後弯変形の危険因子として注目されるようになった[2,3]．しかし近年では，頚椎 X 線機能撮影から算出される可動域（range of motion：ROM）が，CLP 後の前弯喪失をより鋭敏に予測できるとの報告がなされている．

われわれは，術前 X 線像上での屈曲可動域（flexion ROM：fROM）と伸展可動域（extension ROM：eROM）の相対的指標である Gap ROM を用いて術後後弯変形の予測を行い，CLP の手術適応を決定している[4]．本稿では，CSM に対する CLP 後の後弯変形の概要，gap ROM を用いた後弯変形の予測の実際，および周術期における予防策について詳述する．

## I．CLP 後の後弯変形

CLP は，椎弓切除術と比較して頚椎の骨組織や筋付着部，靱帯後方組織を温存し，後弯変形のリスクを低減する術式として 1980 年代に報告された[5]．以降，さまざまな術式改良が加えられてきたものの，CLP 後の後弯変形を完全に回避することはむずかしい．臨床的に問題となる後弯変形の発生頻度は低いものの，最近のシステマティックレビューでは，CLP 後の頚椎前弯の喪失は約 20％に及ぶと報告されている[6]．

CLP 後の後弯変形の問題は，大きく二つに分類される．まず，頚椎矢状面アライメントの悪化は頚部痛やそれに伴う HrQOL の低下と密接に関係している．Tang らは頚椎後方術後の頚部痛ともっとも関連性の高い矢状面パラメータが頭蓋頚椎のオフセットを示す SVA であると報告しており[7]，後続の研究でも同様の結果が多くみられる．頚椎後弯自体が頚部痛に直接的に影響を与えるとの報告は少ないものの，後弯による矢状面バランスの破綻が SVA の増大を招き，最終的には頚部痛の悪化につながるであろう．もう一つは，脊髄の除圧不良である．CLP は，脊柱管の拡大（直接除圧）と脊髄の後方シフト（間接除圧）の両者によって除圧を達成する．頚椎に後弯変形が生じると，脊髄は後方にシフトできず間接除圧効

## ▌Key words

cervical laminoplasty，cervical spondylotic myelopathy，kyphotic deformity，cervical lordosis，sagittal alignment

*Prediction and preventative measures of kyphotic deformity after cervical laminoplasty
**T. Fujishiro（講師）：大阪医科薬科大学整形外科（Dept. of Orthop. Surg., Osaka Medical and Pharmaceutical University, Takatsuki）．［利益相反：なし．］

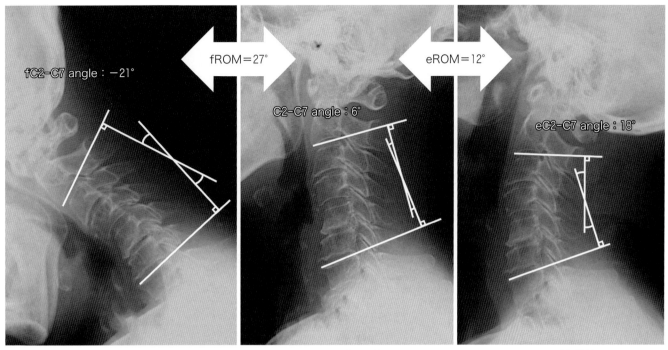

a．fC2-C7 angle（屈曲位でのC2-C7 angle）　b．C2-C7 angle（中間位でのC2-C7 angle）　c．eC2-C7 angle（伸展位でのC2-C7 angle）

図1．Gap ROM．Gap ROM＝fROM－eROM＝15°

果が不十分となる．CLP後の神経機能回復と頚椎アライメントの関係について最初に報告したのはSudaらであり，CSM患者において局所後弯が13°以上ある場合，CLP後の神経機能回復が不良になることを指摘している[8]．本報告に基づき，術前に10°以上の後弯がある症例に対するCLPは適応外とする文献が多い．また，術前に頚椎が前弯位であっても，CLP後に生じた後弯変形についても同様のリスクがある．Sakaiらは，術後10°以上の後弯が認められる症例では日本整形外科学会頚髄症治療成績判定基準（JOAスコア）の改善率が低いことを示しており[3]，本結果はわれわれの研究においても同様である[4]．

## II．Gap ROM：CLP後の後弯変形の予測

近年，CLP後の頚椎前弯喪失を予測する因子として，頚椎X線機能撮影から算出されるROMが注目されている．具体的には，屈曲位と中間位の頚椎前弯の差であるfROMが大きいこと，また伸展位と中間位の頚椎前弯の差であるeROMが小さいことが後弯変形の危険因子であると報告されている（図1）．これらの要因は，頚椎前弯アライメントの維持において重要な役割をはたすposterior neck muscular-ligament complex（PMLC）と密接な関係があると考えられている．Leeらは，eROMが小さいことがリスクであると報告しており，eROMはPMLCによる頚椎前弯アライメントの保持能と比例することから，eROMが小さい例ではこの保持能が低く，術後に前弯を喪失しやすくなると推察している[9]．一方で，FujishiroらはfROMが大きいことがリスクであると指摘している[10]．fROMが大きいことは，頚椎がもともとのアライメントと比して後弯位となりやすいことを意味しており，頚椎アライメント保持のためにPMLCに大きな負荷がかかっており，PMLCに手術侵襲が加わることで術後にアライメントが破綻しやすいと考えている．

Gap ROMはこのfROM/eROMの相対関係を表す指標で，以下の式で求められる（図1）[4]．

"Gap ROM＝fROM－eROM"

Gap ROMが大きい場合は「fROMが大きい/eROMが小さい」ことを示し，逆に小さい場合は「fROMが小さい/eROMが大きい」ことを示す．Gap ROMの利点は，臨床において3枚の単純X線像から容易に計測可能であること，またeROMやfROMを単独で使用するより頚椎前弯の喪失をより正確に予測できる点があげられる．CSM例を対象とした自験例では，Gap ROMの平均値は約15°であり，これが30°以上の場合にはCLP後に10°以上の頚椎前弯喪失が起こる可能性が高く[4]，臨床におけるCLPの適応に際しては注意を要する（図2，3）．

われわれは，術前の頚椎が軽度の後弯位であっても，

Ⅳ. 成人の頚椎変形 ◆ 4. その他

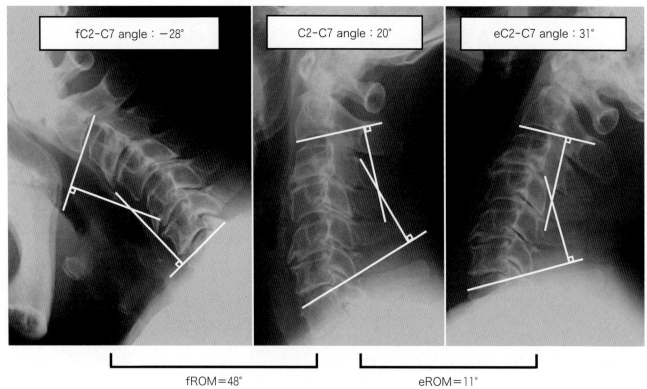

a. 術前

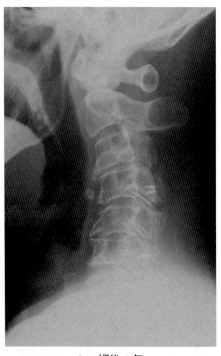

b. 術後1年

図2. 症例1. 66歳, 男. CSM. 術前X線機能撮影像ではGap ROMは37°. 術前頚椎は前弯位であるが, CLP後1年の経過観察時には後弯変形を認める.

Gap ROMが大きくなければ術後の後弯変形リスクは高くないと判断し, CLPを施行している（図4）. また, Isedaらの報告によれば, 術前に頚椎が後弯位であってもGap ROMが0°以下（eROM≧fROM）であれば, 術後に頚椎が前弯位へ回復する可能性が示されており[11], これは臨床における術式選択の参考となるかもしれない（図5）[12].

ただし, Gap ROMは万能な指標ではない. Gap ROM

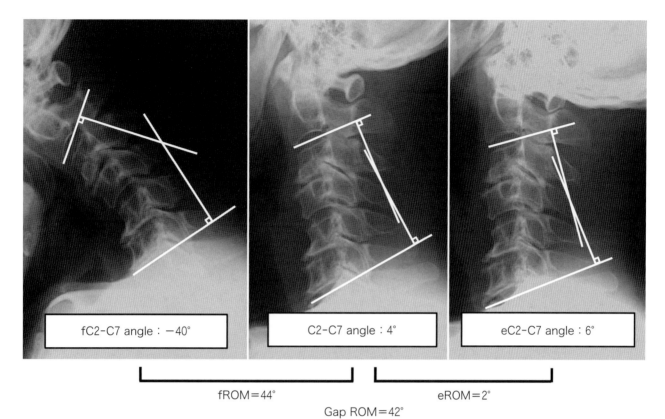

a. 術前

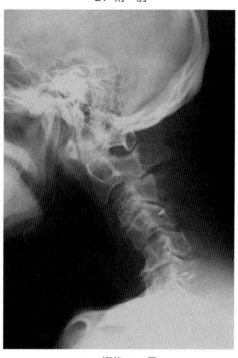

b. 術後3ヵ月

図3. 症例2. 72歳, 男. CSM. 術前X線機能撮影像ではGap ROMは42°. 術前頸椎は前弯位であるが, CLP後3ヵ月で著明な後弯変形を生じている.

はCLP後の頸椎前弯喪失を予測する指標（10°以上のC2-C7 angle喪失）であるが, 術前の矢状面アライメントは個人差が大きいため, Gap ROMが大きいからといって必ずしも後弯変形にいたるわけではない. そのため, 臨床上では, どのような例が術後に頸椎前弯を喪失するのか, またその中でどのような例が後弯変形にいたるのか, 二つの予測因子が必要である. 後者について, 屈曲位での頸椎後弯（fC2-C7 angle）が25°〜30°以上に

IV. 成人の頚椎変形 ● 4. その他

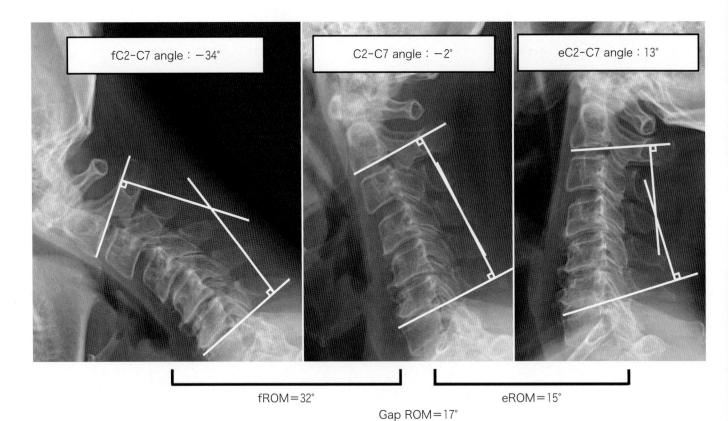

a. 術前

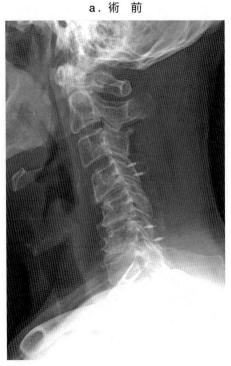

b. 術後1年

図4. 症例3. 67歳, 男. CSM. 術前頚椎アライメントは軽度の後弯位である. Gap ROMは17°. CLP後1年の経過観察時には術前のアライメントは保たれている.

なる症例では, C2-C7 angleが-10°以上の後弯変形に陥る可能性が高い[13]. Gap ROM≧30°とともに本条件を満たす症例は, CLP後に後弯変形に陥る可能性が非常に高く, 手術適応は特に慎重に判断すべきである.

また, CLP後の後弯変形は脊髄の間接除圧効果を損ない, 神経学的回復の妨げとなる. しかし, 術後の頚椎後弯化の予測因子であるGap ROMと術後成績との間には直接的な関連はない[4]. つまり, Gap ROMはCLP後の

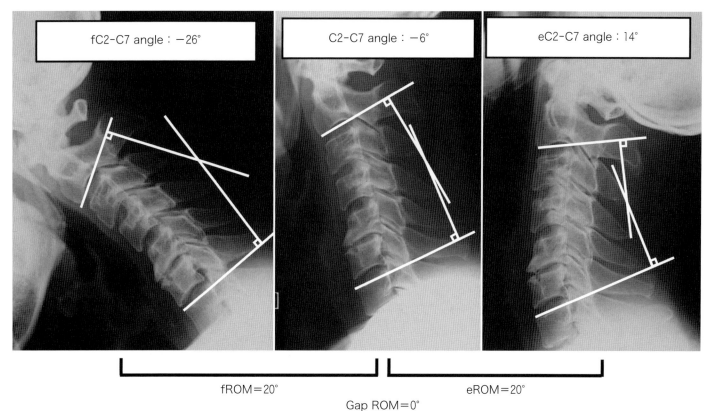

a. 術前

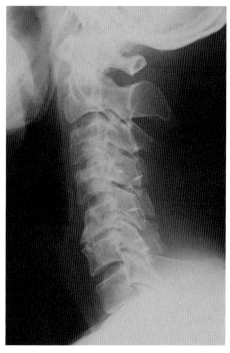

b. 術後1年

図5. 症例4. 54歳, 男. CSM. Gap ROMは0°. 術前頸椎は軽度後弯位であるが, CLP後1年の経過観察時には前弯位に回復している.

頸椎後弯を予測するうえで有用であるが, 臨床成績の予測には直結しない. この理由として, 前述のごとく術前の矢状面アライメントに個人差があるため, 頸椎前弯の喪失が必ずしも後弯変形にいたるわけではないこと, ま たCSMにおける神経学的回復は頸椎矢状面アライメントだけでなく多因子的に影響されることが考えられる.

## Ⅲ．周術期の予防

　術中において，C2棘突起への頚半棘筋の付着部を温存することが術後の頚椎前弯保持に重要であることはよく知られている[14]．また，C3からの除圧が必要な場合，C3では椎弓形成ではなく椎弓切除を行うほうが望ましい．これはC3を椎弓形成すると開大した椎弓が頚半棘筋の走行を妨げるためである．C3椎弓切除については，TakeuchiらがCLP後の軸性疼痛軽減を目的としてはじめて報告したが[15]，近年のシステマティックレビューにおいても，術後の矢状面アライメント保持の観点から有利であるとされている[16]．頚半棘筋とともに，項靱帯も頚椎矢状面アライメントの保持に重要な役割を担っている．項靱帯は頚部の後方筋群をcentralizeし，その生理的な機能を保持する役割がある[17]．術中に項靱帯を周密に再建することも重要であろう．

　術後リハビリテーションについてはどうであろうか．術後の運動療法がCLP後の軸性疼痛に対して運動療法が効果を示すとの報告は散見される[18]．しかし，後弯変形の予防につながるか否かは依然として不明であり，これは今後の研究課題であろう．

## ま　と　め

　Gap ROMを用いたCSMに対するCLP後後弯変形の予測の実際，および周術期における予防策について解説した．

### 文　献

1) Kawaguchi Y et al. More than 20 years follow-up after en bloc cervical laminoplasty. Spine. 2016；**41**：1570-9.

2) Kim TH et al. T1 slope as a predictor of kyphotic alignment change after laminoplasty in patients with cervical myelopathy. Spine. 2013；**38**：E992-7.

3) Sakai K et al. Cervical sagittal imbalance is a predictor of kyphotic deformity after laminoplasty in cervical spondylotic myelopathy patients without preoperative kyphotic alignment. Spine. 2016；**41**：299-305.

4) Fujishiro T et al. Gap between flexion and extension ranges of motion：a novel indicator to predict the loss of cervical lordosis after laminoplasty in patients with cervical spondylotic myelopathy. J Neurosurg Spine. 2021；**35**：8-17.

5) Kurokawa R et al. Cervical laminoplasty：the history and the future. Neurol Med Chir（Tokyo）. 2015；**55**：529-39.

6) Pettersson SD et al. Predictors for cervical kyphotic deformity following laminoplasty：a systematic review and meta-analysis. J Neurosurg Spine. 2022；**38**：4-13.

7) Tang JA et al. The impact of standing regional cervical sagittal alignment on outcomes in posterior cervical fusion surgery. Neurosurgery. 2012；**71**：662-9.

8) Suda K et al. Local kyphosis reduces surgical outcomes of expansive open-door laminoplasty for cervical spondylotic myelopathy. Spine. 2003；**28**：1258-62.

9) Lee SH et al. Does extension dysfunction affect postoperative loss of cervical lordosis in patients who undergo laminoplasty? Spine. 2019；**44**：E456-64.

10) Fujishiro T et al. Significance of flexion range of motion as a risk factor for kyphotic change after cervical laminoplasty. J Clin Neurosci. 2020；**76**：100-6.

11) Iseda K et al. Indication of C2-C7 cervical laminoplasty with muscle and ligament preservation in patients with kyphosis. World Neurosurg. 2023；**175**：e44-54.

12) Fujishiro T et al. Letter to the editor regarding "indication of C2-C7 cervical laminoplasty with muscle and ligament preservation in patients with kyphosis". World Neurosurg. 2023；**176**：258-9.

13) Fujishiro T et al. Greater cervical kyphosis during flexion increases the risk of kyphotic deformity after laminoplasty in patients with cervical spondylotic myelopathy. J Clin Neurosci. 2024；**125**：24-31.

14) Takeshita K et al. Can laminoplasty maintain the cervical alignment even when the C2 lamina is contained? Spine. 2005；**30**：1294-8.

15) Takeuchi K et al. Axial symptoms after cervical laminoplasty with C3 laminectomy compared with conventional C3-C7 laminoplasty：a modified laminoplasty preserving the semispinalis cervicis inserted into axis. Spine. 2005；**30**：2544-9.

16) Yu W et al. Efficacy and safety of laminoplasty combined with C3 laminectomy for patients with multilevel degenerative cervical myelopathy：a systematic review and meta-analysis. Eur Spine J. 2024；**33**：3915-32.

17) Kadri PA et al. Anatomy of the nuchal ligament and its surgical applications. Neurosurgery. 2007；**61**：301-4.

18) Nie C et al. Comparison of time-dependent resistance isometric exercise and active range of motion exercise in alleviating the sensitization of postoperative axial pain after cervical laminoplasty. Musculoskelet Sci Pract. 2022；**62**：102669.

『別冊整形外科』No. 87
脊柱変形 up-to-date

| 2025 年 4 月 20 日　発行 | 編集者 竹下克志 |
|---|---|
| | 発行者 小立健太 |
| | 発行所 株式会社 南 江 堂 |
| | 〠113-8410 東京都文京区本郷三丁目 42 番 6 号 |
| | ☎ (出版) 03-3811-7619 (営業) 03-3811-7239 |
| | ホームページ https://www.nankodo.co.jp/ |
| | 印刷 三報社／製本 ブックアート |

Ⓒ Nankodo Co., Ltd., 2025

定価は表紙に表示してあります.
落丁・乱丁の場合はお取り替えいたします.
ご意見・お問い合わせはホームページまでお寄せください.

Printed and Bound in Japan
ISBN 978-4-524-27787-2

本書の無断複写を禁じます.
JCOPY〈出版者著作権管理機構 委託出版物〉

本書の無断複写は，著作権法上での例外を除き，禁じられています．複写される場合は，そのつど事前
に，出版者著作権管理機構(TEL 03-5244-5088，FAX 03-5244-5089，e-mail: info@jcopy.or.jp)の
許諾を得てください.

本書をスキャン，デジタルデータ化するなどの複製を無許諾で行う行為は，著作権法上での限られた例外
(「私的使用のための複製」など)を除き禁じられています．大学，病院，企業などにおいて，内部的に業
務上使用する目的で上記の行為を行うことは私的使用には該当せず違法です．また私的使用のためであっ
ても，代行業者等の第三者に依頼して上記の行為を行うことは違法です.

## 『別冊整形外科』要旨募集

### 『別冊整形外科』No. 89「脊柱靱帯骨化症 up-to-date」

　脊柱靱帯骨化症の代表である頚椎後縦靱帯骨化症（OPLL）は，1960年に月本によりはじめて剖検例の報告がなされ，本邦を含む東アジアでの罹患が多いため，これまで多くの研究がアジアを中心に行われてきました．1975年に頚椎OPLLが厚生省の特定疾患に指定され，調査研究班が設けられた結果，研究活動が活発化されるとともに組織化された研究も行われるようになりました．

　『整形外科』2018年5月増刊号「脊柱靱帯骨化症研究の進歩」でも特集が組まれていますが，それから7年が経過し，また新しいエビデンスが多数得られてきています．一方でまだ原因は完全に解明されておらず，未解決の問題も多いのが現状です．本号では，OPLLの基礎的な研究，頚椎OPLL，胸椎黄色靱帯骨化症（OYL）に加え難治例の多い胸椎OPLLの臨床，骨化症候群の一部ともとらえられるびまん性特発性骨増殖症（DISH）についても含めたいと思います．「脊柱靱帯骨化症 up-to-date」としてぜひご寄稿いただけましたら幸いです．

### 募集細目（例）

I．基礎的研究
1. ゲノム関連研究
2. ゲノム診断
3. 病理組織学的研究
4. 疾患関連遺伝子，機能解析研究
5. 他遺伝疾患との関連
6. 異所性骨化研究（全般）
7. その他

II．脊柱靱帯骨化（症）の疫学・病態
1. 疫学（手術例レジストリを含む）
2. 発症のメカニズム（自然経過・外傷・その他）
3. 脊髄損傷
4. 転倒の状況
5. 靱帯骨化と肥満・糖代謝異常・成人病関連
6. 靱帯骨化と栄養
7. 靱帯骨化と力学的要素
8. 有限要素解析研究
9. 他遺伝的疾患との関連
10. 後縦靱帯骨化症（OPLL）のバイオマーカー
11. その他

III．画像研究
1. 画像分類
2. 全脊椎骨化画像研究（全般）
3. 各脊柱靱帯骨化の関連
4. OPLLとびまん性特発性骨増殖症（DISH）との関連
5. 骨化形態と臨床症状
6. 脊髄圧迫，輝度変化と臨床症状・日常生活動作（ADL）
7. 脊柱アライメント・バランス
8. 検診関連研究
9. 骨化進展評価
10. 骨密度
11. 動的評価（MRI・CTM）
12. その他

IV．骨化症の評価・診断
1. 脊髄症
2. 神経根症
3. 筋萎縮症
4. 神経障害スコア

5. 患者アウトカム
6. 痛み・しびれの評価（patient and public involvementを含む）
7. Minimal clinically important difference（MCID）
8. 電気生理学的検査（伝導速度・筋電図・脊髄誘発電位・脊髄磁場測定）
9. 拡散テンソル画像評価・functional MRI
10. 機械学習
11. その他

V．治　療
1. 保存療法
　1) 内服治療
　2) 装具療法
　3) 理学療法
　4) 注射・ブロック療法
　5) 脊髄刺激療法
　6) その他
2. 手術療法
　1) 頚椎OPLL
　　①前方法
　　②後方除圧
　　③後方（除圧）固定
　　④術式選択
　　⑤成績不良因子
　　⑥併存症との関連
　　⑦合併症
　　⑧術中モニタリング
　　⑨術中画像支援ツール
　　⑩頚椎症性脊髄症（CSM）との比較
　　⑪筋萎縮症の成績
　　⑫その他
　2) 胸（腰）椎OPLL
　　①前方法
　　②後方除圧
　　③後方（除圧）固定
　　④術式選択
　　⑤成績不良因子
　　⑥合併症
　　⑦術中モニタリング

　　⑧術中画像支援ツール
　　⑨その他
　3) 胸椎黄色靱帯骨化症（OYL）
　　①後方除圧
　　②後方（除圧）固定
　　③術式選択
　　④成績不良因子
　　⑤合併症
　　⑥術中モニタリング
　　⑦術中画像支援ツール
　　⑧その他

VI．術　後
1. 術後評価・アウトカム
2. 術後の転倒
3. 神経障害性疼痛
4. 術後の内服治療
5. 復職状況
6. 術後リハビリテーション（ロボットリハビリテーションを含む）
7. 再発・再手術
8. 術後の骨化進展・縮小
9. 予後予測（機械学習含む）
10. その他

VII．びまん性特発性骨増殖症（DISH）
1. 疫学
2. 画像研究
3. 脊椎関節炎および類似疾患との鑑別
4. DISH関連骨折
　1) 疫学（頻度，骨折タイプ，脊髄損傷）
　2) 保存療法（臨床成績）
　3) 手術療法
　4) 術式（体位，固定方法，スクリュー設置手技，セメントスクリュー）
　5) 手術成績
　6) 合併症
　7) 術式選択
　8) その他
5. DISHと腰椎変性疾患
6. その他

※上記募集細目以外でもぜひご応募ください

『整形外科』編集委員会

　ご応募くださる方は，タイトルおよび要旨（1,000字以内）を，**2025年8月末日**までに下記『整形外科』編集室・『別冊整形外科』係宛にお送りください（**E-mail**でも受け付けます）．2025年9月末日までに編集委員会で採否を決めさせていただき，その後ご連絡いたします．なお，ご執筆をお願いする場合の原稿締め切りは採用決定から2ヵ月後（2025年11月末日），発行は2026年4月予定となります．

送付先：〒113-8410　東京都文京区本郷三丁目42番6号
株式会社南江堂　『整形外科』編集室・『別冊整形外科』係
（TEL 03-3811-7619／FAX 03-3811-8660／E-mail：pub-jo@nankodo.co.jp）

＜『整形外科』編集室＞

# 別冊整形外科 ORTHOPEDIC SURGERY

監修
「整形外科」編集委員

| No. 1 | 救急の整形外科 | ＊品切 |
| No. 2 | 頸椎外科の進歩 | ＊品切 |
| No. 3 | 人工股関節 | ＊品切 |
| No. 4 | 義肢・装具 | ＊品切 |
| No. 5 | プアーリスクと整形外科 | ＊品切 |
| No. 6 | 肩関節 | ＊品切 |
| No. 7 | 対立する整形外科治療法（その1） | ＊品切 |
| No. 8 | 骨・軟骨移植の基礎と臨床 | ＊品切 |
| No. 9 | 対立する整形外科治療法（その2） | ＊品切 |
| No. 10 | 骨・関節外傷に起りやすい合併障害 | ＊品切 |
| No. 11 | 整形外科用器械 | ＊品切 |
| No. 12 | 高齢者の脊椎疾患 | ＊品切 |
| No. 13 | 新しい画像診断 | ＊品切 |
| No. 14 | 慢性関節リウマチとその周辺疾患 | ＊品切 |
| No. 15 | 骨・関節感染症 | ＊品切 |
| No. 16 | 人工関節の再手術・再置換 | ＊品切 |
| No. 17 | 骨・軟部悪性腫瘍 | ＊品切 |
| No. 18 | 先端基礎研究の臨床応用 | ＊品切 |
| No. 19 | 創外固定 | ＊品切 |
| No. 20 | 腰椎部のインスツルメンテーション手術 | ＊品切 |
| No. 21 | 経皮的もしくは小切開からの整形外科手術 | ＊品切 |
| No. 22 | 膝関節の外科 | ＊品切 |
| No. 23 | 外傷性脱臼の治療 | ＊品切 |
| No. 24 | 整形外科疾患の理学療法 | ＊品切 |
| No. 25 | 足の外科 | ＊品切 |
| No. 26 | 肘関節外科 | ＊品切 |
| No. 27 | 整形外科領域における疼痛対策 | ＊品切 |
| No. 28 | 一人で対処する整形外科診療 | ＊品切 |
| No. 29 | 頸部脊髄症 | ＊品切 |
| No. 30 | 整形外科鏡視下手術の評価と展望 | ＊品切 |
| No. 31 | 手関節部の外科 | ＊品切 |
| No. 32 | 小児の下肢疾患 | ＊品切 |
| No. 33 | 骨粗鬆症 | ＊品切 |
| No. 34 | 慢性関節リウマチ | ＊品切 |
| No. 35 | 特発性大腿骨頭壊死症 | ＊品切 |
| No. 36 | 肩関節 | ＊品切 |
| No. 37 | 外傷治療の Controversies | ＊品切 |
| No. 38 | 画像診断技術 | ＊品切 |

| No. 39 | 人工股関節の再置換・再手術の現況 | ＊品切 |
| No. 40 | 整形外科手術の周術期管理 | ＊品切 |
| No. 41 | 四肢骨折治療に対する私の工夫 | ＊品切 |
| No. 42 | 変形性膝関節症および周辺疾患 | ＊品切 |
| No. 43 | 骨・軟部腫瘍の診断と治療 | ＊品切 |
| No. 44 | 私のすすめる診療器械・器具 | |
| No. 45 | 脊椎靱帯骨化症 | |
| No. 46 | 関節不安定性と靱帯再建 | |
| No. 47 | 骨・軟骨移植 | ＊品切 |
| No. 48 | 骨壊死 | ＊品切 |
| No. 49 | 末梢神経障害の基礎と治療戦略 | ＊品切 |
| No. 50 | 脊椎疾患における鑑別診断と治療法選択の根拠 | ＊品切 |
| No. 51 | 整形外科 office-based surgery | ＊品切 |
| No. 52 | 高齢者骨折に対する私の治療法 | |
| No. 53 | 変形性関節症 | |
| No. 54 | 上肢の外科 | |
| No. 55 | 創外固定の原理と応用 | |
| No. 56 | 関節周辺骨折最近の診断・治療 | ＊品切 |
| No. 57 | 股関節疾患の治療 up-to-date | ＊品切 |
| No. 58 | 肩関節・肩甲帯部疾患 | ＊品切 |
| No. 59 | 運動器疾患に対する最小侵襲手術 | ＊品切 |
| No. 60 | 骨粗鬆症 | ＊品切 |
| No. 61 | 難治性骨折に対する治療 | ＊品切 |
| No. 62 | 運動器疾患の画像診断 | |
| No. 63 | 腰椎疾患 up-to-date | |
| No. 64 | 小児整形外科疾患診断・治療の進歩 | |
| No. 65 | 人工関節置換術 | |
| No. 66 | 整形外科の手術手技 私はこうしている | |
| No. 67 | 変形性膝関節症の診断と治療 | ＊品切 |
| No. 68 | 整形外科領域における移植医療 | |
| No. 69 | 足関節・足部疾患の最新治療 | |
| No. 70 | 骨折（四肢・脊椎脊髄外傷）の診断と治療（その1） | ＊品切 |
| No. 71 | 骨折（四肢・脊椎脊髄外傷）の診断と治療（その2） | ＊品切 |
| No. 72 | 高齢者（75歳以上）の運動器変性疾患に対する治療 | |
| No. 73 | スポーツ傷害の予防・診断・治療 | |

---

| No. 74 | しびれ・痛みに対する整形外科診療の進歩 |
| 東京医科歯科大学教授　大川　淳 編集 |

| No. 75 | 整形外科診療における最先端技術 |
| 京都大学教授　松田　秀一 編集 |

| No. 76 | 運動器疾患に対する保存的治療 私はこうしている |
| 自治医科大学教授　竹下　克志 編集 |

| No. 77 | 鏡視下手術の進歩 小関節から脊椎まで |
| 広島大学教授　安達　伸生 編集 |

| No. 78 | 骨粗鬆症と骨粗鬆症関連骨折に対する診断と治療 |
| 東京医科歯科大学教授　大川　淳 編集 |

| No. 79 | 骨・軟部腫瘍のマネジメント（その1） |
| 京都大学教授　松田　秀一 編集 |

| No. 80 | 骨・軟部腫瘍のマネジメント（その2） |
| 京都大学教授　松田　秀一 編集 |

| No. 81 | 骨・関節感染症の治療戦略 |
| 広島大学教授　安達　伸生 編集 |

| No. 82 | 上肢疾患の診断と治療の進歩（新鮮外傷を除く） |
| 自治医科大学教授　竹下　克志 編集 |

| No. 83 | 人工関節における進歩 |
| 横浜市立大学教授　稲葉　裕 編集 |

| No. 84 | バイオ時代におけるリウマチ性疾患の診療 |
| 横浜市立みなと赤十字病院院長　大川　淳 編集 |

| No. 85 | 小児整形外科 up-to-date |
| 京都大学教授　松田　秀一 編集 |

| No. 86 | 整形外科外来診療の工夫 診断，保存療法，外来手術 |
| 広島大学教授　安達　伸生 編集 |

| No. 87 | 脊柱変形 up-to-date |
| 自治医科大学教授　竹下　克志 編集 |

| No. 88 | 成人股関節疾患の診断と治療 |
| 横浜市立大学教授　稲葉　裕 編集（2025年10月発売予定） |

| No. 89 | 脊柱靱帯骨化症 up-to-date |
| 東京科学大学教授　吉井　俊貴 編集（2026年4月発売予定） |

〒113-8410 東京都文京区本郷三丁目 42-6 ／ ☎ 03（3811）7619（編集）・7239（営業）

## 南江堂

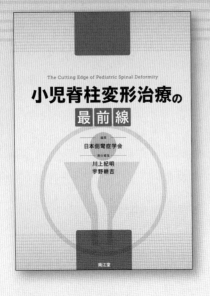

The Cutting Edge of Pediatric Spinal Deformity

# 小児脊柱変形治療の最前線

編集　日本側彎症学会
責任編集　川上紀明　宇野耕吉

■B5判・482頁　2021.11.
ISBN978-4-524-22812-6
定価12,100円（本体11,000円＋税10%）

　小児脊柱変形は，病態・治療・経過が複雑で，脊髄神経機能や呼吸・循環器などへの影響を及ぼすことも多々ある，患者の一生を見守る覚悟がいる疾患である．
　本書では日本側彎症学会の事業として，小児脊柱変形の保存的治療・手術を中心に，最新知見を含め安全に完遂するためのすべてを網羅した．
　コンセンサスのある内容は本文に，技術的なコツは「エキスパートオピニオン」，筆者の哲学や症例紹介は「MEMO」として掲載している．

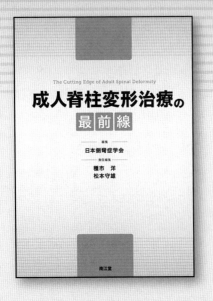

成人脊柱変形に対する積極的な手術的治療を安全に完遂するための知識を集約した一冊。

The Cutting Edge of Adult Spinal Deformity

# 成人脊柱変形治療の最前線

編集　日本側彎症学会
責任編集　種市洋　松本守雄

■B5判・366頁　2017.7.
ISBN978-4-524-25986-1
定価8,800円（本体8,000円＋税10%）

　成人脊柱変形は，小児脊柱変形の遺残に加え，高齢化や脊椎固定術後変形などの変性変化により近年増加しており，痛みや神経障害・消化器症状など患者のQOL・ADL低下の要因となっている．本書では日本側彎症学会の事業として，これら成人脊柱変形に対する積極的な手術的治療を安全に完遂するための知識を集約した．脊柱グローバルバランスの評価や発症機序，病態から，手術適応の判断・治療戦略の立案や実際の手術手技までを網羅した一冊．

NANKODO　南江堂　〒113-8410　東京都文京区本郷三丁目42-6　（営業）TEL 03-3811-7239　FAX 03-3811-7230　www.nankodo.co.jp